名老中医王萍妇科病临证经验选萃

贺 冰◎主编

U0227388

科学技术文献出版社
SCIENTIFIC AND TECHNICAL DOCUMENTATION PRESS
·北京·

图书在版编目（CIP）数据

名老中医王萍妇科病临证经验选萃 / 贺冰主编. —北京：科学技术文献出版社，2024.6（2025.1 重印）

ISBN 978-7-5235-0878-7

Ⅰ.①名… Ⅱ.①贺… Ⅲ.①中医妇科学—临床医学—经验—中国—现代 Ⅳ.① R271.1

中国国家版本馆 CIP 数据核字（2023）第 202269 号

名老中医王萍妇科病临证经验选萃

策划编辑：薛士兵	责任编辑：郭 蓉	责任校对：张 微	责任出版：张志平

出 版 者 科学技术文献出版社

地 址 北京市复兴路15号　　邮编 100038

编 务 部 （010）58882938，58882087（传真）

发 行 部 （010）58882868，58882870（传真）

邮 购 部 （010）58882873

官 方 网 址 www.stdp.com.cn

发 行 者 科学技术文献出版社发行　全国各地新华书店经销

印 刷 者 北京虎彩文化传播有限公司

版 次 2024 年 6 月第 1 版 2025 年 1 月第 2 次印刷

开 本 710×1000 1/16

字 数 201千

印 张 12.5 彩插4面

书 号 ISBN 978-7-5235-0878-7

定 价 48.00元

编委会

主　编　贺　冰

副主编　匡继林　刘慧萍　谭枚秀

编　委　李　岚　徐　佳　范龙龙　张晓红　李　萍

　　　　戴　月　詹燕红　李　琳　朱双全　肖盈盈

　　　　陈淋淋　马本玲　张　翼

主编简介

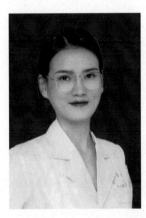

　　贺冰，湖南中医药大学第二附属医院妇科副主任，主任医师，硕士研究生导师，中医妇科教研室副主任，医院首届"青年名医"，第六批全国老中医药专家学术经验继承人，王萍国家名老中医传承工作室负责人。

　　中华医学会妇产科学分会委员，中国民族医药学会妇科专业委员会理事，湖南省女医师协会常务理事，湖南省中医药和中西结合学会心身医学专业委员会副主任委员，湖南省中医药学会妇科分会常务委员，湖南省妇幼保健与优生优育协会妇幼中医药专业委员会委员。全国中医住院规范化培训评估专家，国家执业医师资格考试实践技能考核专家，湖南省医学会医学鉴定专家。

　　从事中医妇科临床及教学工作近20年，具有丰富的临床经验，在妇科常见疾病的临床诊治及女性预防保健方面具有独到的见解，擅长多囊卵巢综合征、子宫内膜异位症、卵巢早衰、生殖系统疾病的中医药治疗及孕前的中药保健、养生养颜。

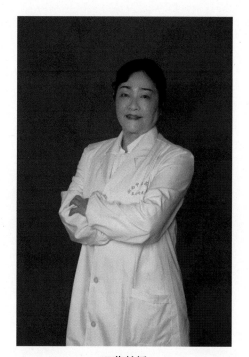

王萍教授

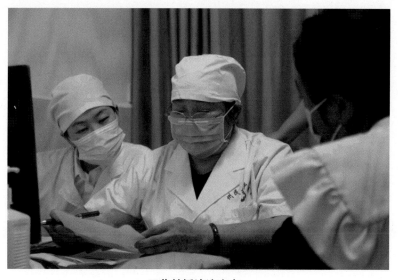

王萍教授诊治患者

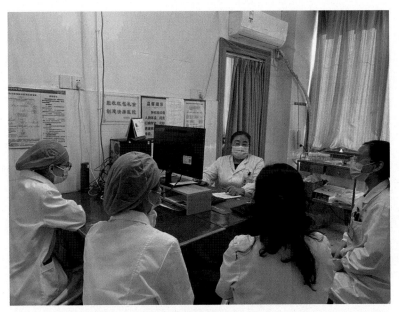

王萍教授给学生授课

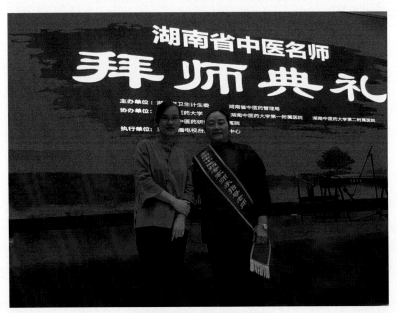

王萍教授与学术继承人合影

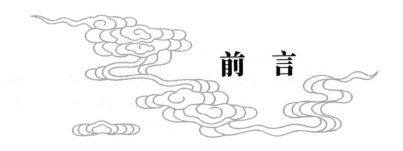

前　言

　　中医药是我国优秀民族文化的伟大创造，是中国古代科学的瑰宝，为中华民族的繁衍生息做出了重大贡献，对世界文明进步产生了积极影响。中医药是世界医学史上传承至今且仍发挥着重要作用的极少数医学文明之一。中医药的存在和传承，本身已被视为文明史上的一个奇迹，这个奇迹在于其有着绵延不断的强大生命力，而其生命力在于临床的有效性。

　　百余年来，中医药的发展曲折坎坷，走了些弯路，但是我们的理性在回归，其中，对名老中医的临证经验传承和学术思想研究的高度重视就是一个很好的证明。名老中医的临证经验传承和学术思想研究，促进了中医学术的发展，提高了临床疗效，成为后人不断学习的活水源头。王萍教授为湖南中医药大学第二附属医院国家临床重点专科——中医妇科学术带头人，中华中医药学会妇科分会第五、第六届常委，第六批全国老中医药专家学术经验继承工作指导老师，湖南省中医药和中西医结合学会第五、第六届常务理事，湖南省中医药和中西医结合学会妇科专业委员会副主任委员。从事临床40年来，王萍教授始终心怀赤子之心，待人和蔼可亲，凭着精湛的医技和高尚的医德，获得患者一致好评，是德艺双馨的现代中医妇科专家。

　　"博采众医，勤研医术"是王萍教授行医40载的生动写照。精读医学经典，勤学医学理论，她说："只有不断学习，常怀仁爱之心，才能做良医"，在学习实践过程中形成了自己特有的理论体系及经验。临床上十分擅长治疗女性月经不调、不孕症、多囊卵巢综合征、绝经综合征、盆腔炎性疾病、子宫腺肌病、痛经等妇科常见病及疑难杂症。她认为多囊卵巢综合征是以肾虚为发病之本，肝气郁滞为重要病机环节，兼以脾虚失运，瘀血、痰湿阻滞冲任，虚实夹杂，自拟补肾疏肝方在临床取得很好的疗效。此外，王萍教授认为，肝阴亏虚、肝之气血逆乱是绝经前后诸证发生的关键，治疗上要滋水涵木、滋肾益肝。

　　"中医的传承、传播应该是每一位中医人必须承担的使命与责任。"王萍教授这样说道。2022年6月21日在湖南长沙举办了王萍名老中医学术经验交流会，推动了中医药传承与创新。本书撷取王萍教授辨证治疗妇产科疾病的临床诊疗经验和学术观点，通过总结大量典型医案，分析其立法思维、独特看法、用药思路、组方特点等，给中青年医师乃至高级中医师诊疗妇产科疾病以帮助。书稿精心撰写付梓，以期进一步推动中医药学术的继承、创新与发展。

名老中医王萍妇科病临证经验选萃编写组

2024年5月22日

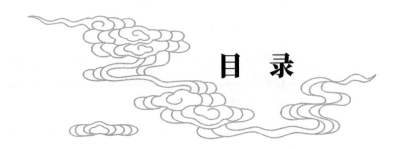

目　录

—— 第一章 ——

医家小传

　　王萍，女，1959年7月出生，祖籍河北邢台。大学本科学历，1982年毕业于湖南中医学院，教授，主任医师，硕士研究生导师，湖南中医药大学第二附属医院国家临床重点专科——中医妇科学术带头人，中华中医药学会妇科分会第五、第六届常委，第六批全国老中医药专家学术经验继承工作指导老师，湖南省中医药和中西医结合学会第五、第六届常务理事，湖南省中医药和中西医结合学会妇科专业委员会副主任委员，湖南省中医药和中西医结合学会心身医学专业委员会副主任委员。擅长治疗月经不调、不孕症、多囊卵巢综合征、绝经综合征、盆腔炎性疾病、子宫腺肌病、痛经等妇科常见病及疑难杂症。从事临床40年来，王萍教授始终心怀赤子之心，待人和蔼可亲，凭着精湛的医技和高尚的医德，获得患者一致好评。王萍教授一直从事中医药临床、教学工作，中医理论知识扎实，培养了无数中医人才，有的已经成为当地有名的中医专家，有的成为各级医疗行政管理部门的骨干。特别是她指导的学术继承人贺冰主任医师，现在为湖南中医药大学第二附属医院的"青年名中医"；刘奇英副主任医师，现任长沙市妇幼保健院中医科主任。王萍教授为人低调，不争名利，她在临床治疗方面突出的成绩和学术成就在"中国知网"等网站、期刊和杂志刊登。

一、幼承庭训，立志从医

　　王萍，1959年出生于湘西山区一个干部家庭，父母均从事医疗卫生系统管理工作。父母对王萍的家教十分严格，"以善为乐，读书便佳"是父母对王萍的教诲。受父母的影响，王萍立志长大以后也要从事医疗行业。她虽从小生活优裕，天资聪慧，但她勤于思考，认真踏实，吃苦耐劳，1976年高中毕业的她响应党的号召，"知识青年上山下乡"去湘西苗寨知青场，在那个艰苦的环境，王萍教授目睹了由于农村长期缺医少药，农民生病也治不起、看病难的现象，十分心疼。在知青场的1年多时间里，她接触了4名已婚女性因为婚后不孕，遭受婆家的嫌弃与不公待遇。这类女性因为缺乏妇科方面的常识和经济困难，只能在当地祈神拜佛求子，条件稍好者到赤脚医生处求医问药，兜兜转转几年还是求子未遂，最后落得孑然一身，孤独终老。王萍教授那时心里就萌生了一个信念——日后要当名妇科医师，要减轻女性同胞们的痛苦！1977年我国恢复了高考制度，她在高考志愿填报那栏果断选择了医学，并被录取到湖南中医学院（现为湖南中医药大学）。湖南中医药大学历史悠久、底蕴深厚，涌现出了一大批学术理论深厚、临床经验丰富的名医。王萍教授在此5年，接受了良好的高等中医教育，全面系统地学习了中医药理论知识，寒暑假期间，王萍教授还会跟师坐诊，临床实践，细心揣摩，认真学习老师的思维方法，总结其临床经验，为日后成为一代名医奠定了理论与实践基础。

二、大医精诚，医者仁心

1982年王萍教授从湖南中医院毕业后，她不忘初心，回到了吉首市人民医院中医科从事临床医疗工作。在这里她完成了职业生涯的第一个飞跃，她顺利晋升成主治医师，扎扎实实、勤勤恳恳地在临床一线奋战，临床技能也得到了很大的提升，业余时间她坚持学习，熟读《傅青主女科》《黄帝内经》（简称《内经》）等中医经典，努力继承老祖宗的学术思想。《大医精诚》曰："凡大医治病，必当安神定志，无欲无求，先发大慈恻隐之心，誓愿普救含灵之苦"，这正是王萍教授临床诊治患者所秉承的原则。她认为"要想在一个领域中做得出色，投入时间和精力只是第一步，关键是内心的信念和热爱，这是每一位想成为一名好医师的临床工作者的必经之路，每一位患者都是帮助我成为一名好医师的老师"，因此临床上她对这些"老师"真诚所待，同时一路上也是收获了不计其数的"掌声"与"鲜花"，让她欣慰不已！有一次，王萍教授在即将结束一天的门诊时，有位35岁的女性患者急匆匆跑进来，说："王萍教授，我是您看过的患者介绍来的，因为火车晚点了，我才到，麻烦您帮我加班看诊一下吧？"王萍教授的学生心疼她，对患者说："明天还有号，您今天先休整一下，明天来就诊吧，教授今天已经很累了。"王萍教授对学生说"人家这么远来，又这么着急，我先看下"，于是又穿着工作服，坐下来，耐心地对着患者"望""闻""问""切"。原来这是一名多囊卵巢综合征患者，婚后 5 年未孕，在当地医院促排卵、输卵管通液治疗后仍未孕，十分焦虑。王萍教授辨证施治后嘱患者下次月经期间复诊，并嘱患者放松心情，给患者树立信心。通过半年的调治，患者成功自然怀孕，患者高兴地打电话向她报喜，并说要送来锦旗以示感谢，王萍教授对患者道："不必破费，安心养胎，就是对我最大的感谢。"王萍教授就是这么急人之所急，需人之所需，但上天还是会在不经意间给予她一些惊喜的回馈，这是她古稀之年仍坚持临床一线的动力。还有一次，王萍教授带着孙子去画画，很远就看到一个中年女子手牵两个七八岁的男孩在向她招手，激动地喊着"王萍教授！王萍教授！"王萍教授走近后看着眼前陌生的女子，女子兴冲冲地道来："您不记得我啦，我是那个二胎开放在您那里调理生了这对双胞胎儿子的传奇人士啦……"王萍教授恍然如梦，想起当时这名女子求子心切，卵巢储备功能减退，还曾被某医院"判了死刑"（不能生育），于是王萍教授一边给她调理已经减退的卵巢功能，一边采用中医特色疗法治疗妇科炎症，同时要她放松心情，不要给自己太大压力，经过 6 个月经周期的治疗，这名女子终于如愿怀孕。可孕早期出现了先兆流产迹象，王萍教授又一边为她保胎一边宽慰她，终于在王萍教授的治疗与鼓励下，这名女子顺利妊娠，产下双胎儿子，英俊又可爱。王萍教授对于一些贫穷的患者，在临床诊疗时，会考虑其经济状况，使用最优的治疗方案及其能承受的药物，避免加重患者的经济负担。王萍教授就是这么一位德艺双馨的妇科专家！

三、博采众医，勤研医术

"博采众医，勤研医术"是王萍教授行医 40 载的生动写照，王萍教授的诊室书柜里，摆着近百本医学著作，像《傅青主女科》《内经》《伤寒论》《妇人良方大全》等著作上写满了字，都是王萍教授平时在一遍又一遍的阅读时留下的笔记和心得。王萍教授博览群书，不断丰富理论知识，同时也不断学习他人临床经验，提升自己的临床诊疗水平。她说"只有不断学习，常怀仁爱之心，才能做良医"，《现代中医名家妇科经验集》《黄绳武妇科经验集》《夏桂成实用中医妇科学》等名医经验集被王萍教授视为珍宝。经过不断努力学习、刻苦钻研，王萍教授在临床诊治中形成了自己特有的理论体系及经验，她认为多囊卵巢综合征是以肾虚为发病之本，肝气郁滞为重要病机环节，兼以脾虚失运、瘀血、痰湿阻滞冲任，虚实夹杂，自拟补肾疏肝方在临床取得很好的疗效。此外，王萍教授认为，肝阴亏虚、肝之气血逆乱是绝经前后诸证发生的关键，治疗上要滋水涵木、滋肾益肝。

王萍教授勤奋好学，积极进取，于 1991 年因工作需要，调入湖南省中医药学校（现为湖南中医药高等专科学校），从事教学、临床工作。在这里王萍教授教学相长，相继主编了全国中医药高职高专卫生部规划教材——《中西医结合妇产科学》《临床医学概要》，以及《中西医结合妇产科学习题集》和《智慧中医入门——巧用单方验方》，分别于 2005 年、2008 年参加统一考评，晋升为中医妇科主任医师及中医学教授，完成了主任医师和教授的聘任，临床及教学生涯进入一个新阶段。王萍教授已主持及参与省级科研项目 10 余项，获得省级中医药科技二、三等奖 5 项；主编、参编专业教材及著作 10 余部，发表学术论文 30 余篇。

四、传道授业，桃李芬芳

王萍教授热爱并献身于中医学事业，懂得中医药的传承发展是关键，而人才培养是核心。她一直积极投入到中医学的教育教学工作中以传道、授业、解惑，2011 年王萍教授调入湖南中医药大学中西医结合学院，从事中西医结合妇产科学的教学；2012 年王萍教授被聘为中西医结合硕士研究生导师，同时在湖南中医药大学第二附属医院从事临床、带教工作。王萍教授把自己的临床经验毫无保留地传授给学生，在她工作之余，也会将自己临床上所收集到的典型案例，以及一些显有成效的治疗方案进行整理、传授；将自己 40 余年的临床思考与感悟通过文字的形式记录下来，供年轻的医学工作者学习。王萍教授与学生的相处模式十分受学生欢迎，亦师亦友，学生们都亲切地称她为"王妈妈""王姐姐"。王萍教授的女儿曾说"妈妈，我不想当您的女儿，我更想当您的学生。您对学生那么和蔼、温柔，您会在她们伤心时整天陪伴她们；在她们迷茫时耐心开导她们……可是，您却总是缺席我成长过程中的重要场合！"王萍教授培养了无数中医人才，她至今仍与学生保持着亲密关系，关心她们的生活、工作动态，倾听学生们的心声。王萍教授的学生曾发表朋友圈道："时间过得好快，听王妈妈讲课那是 20 多年前了，所学知识早就还给老师们了，唯独师恩常在，不能忘。"

"中医的传承、传播应该是每一位中医人必须承担的使命与责任。"王萍教授这样说道。2022 年 6 月 21 日在湖南长沙举办了王萍名老中医学术经验交流会，推动了中医药传承与创新。

一位好老师对学生的影响是长远的，每年的教师节，王萍教授的学生即便再忙、距离再远，都会约定抽时间陪王萍教授过节；每个传统节假日，手机屏幕上跳跃的祝福短信亦是学生对王萍教授想念与感恩的表现。每每谈到学生，王萍教授的脸上都会洋溢着幸福又自豪的微笑。

第二章

医论集锦

一、论绝经综合征

（一）概述

绝经是每个女性生命进程中必然发生的生理过程。绝经严格上定义为停经后 1 年。一般而言，85％的绝经期女性会出现雌激素缺乏的症状，如面红、出汗、失眠、阴道干涩和不适，上述表现多在 5～7 年自行消失，少部分女性可持续 10～15 年。绝经表示卵巢功能衰退，生殖功能终止。女性绝经前后的一段时期，包括从临床上或血中激素水平开始出现绝经趋势的迹象（卵巢功能开始衰退的征兆），一直持续到来过最后一次月经后 1 年，即绝经过渡期加绝经后 1 年。绝经综合征，也被习惯称为更年期综合征，是与绝经相关最常见的疾病，指女性绝经前后出现性激素波动或减少所致的一系列躯体及心理症状。其表现多种多样，涉及人体多个系统、器官，每个个体皆有差异，多发生于45～55 岁。手术绝经的女性，在切除双侧卵巢后 1～2 周即可出现绝经综合征的症状。严重者可影响情绪、工作、睡眠而致生存质量降低。

临床表现如下。①月经变化：月经紊乱，无排卵月经周期增加。②血管舒缩症状：潮热、多汗。潮热是血管舒缩症状最突出的表现，可分轻、中、重 3级。轻：有短暂潮热，不出汗，不影响活动；中：有潮热感觉、出汗，不影响活动；重：潮热感觉非常明显，伴出汗，活动受影响。③心血管系统症状及心血管疾病：心悸、眩晕、胸闷、轻度高血压和假性心绞痛。④精神、神经症状：易激动、烦躁、失眠、焦虑、惊恐、抑郁、多疑等。⑤泌尿生殖道症状：阴道狭窄、干燥可致性生活困难；反复发生阴道感染或尿路感染；盆底支持组织松弛薄弱及萎缩性改变可致尿失禁、子宫脱垂等。⑥绝经后骨质疏松。

影响因素：目前绝经综合征的发病机制尚不十分清楚，多数学者认为与卵巢功能减退引起的内分泌紊乱有关，同时也与社会、心理因素有关。①内分泌因素：卵巢功能衰退，性激素水平降低，下丘脑－垂体－卵巢轴之间平衡失调，造成自主神经中枢功能失调，早期出现血管舒缩症状。潮热是血管舒缩功能不稳定的表现。已知雌激素突然减少、促性腺激素分泌过多是导致潮热的中心原因。有学者认为，血管舒缩症状的严重程度与雌激素水平高低无明显相关性，而可能与雌激素波动的幅度有关。内啡肽及5-羟色胺水平的变化引起神经内分泌功能失调且与情绪变化密切相关。内啡肽的下降亦可能与潮热有关，夜间比白日发生频率高而且症状严重，下丘脑体温调节中枢功能失衡，外周及皮下血管舒张，脉搏加快、汗多，继以中心体温下降。出汗多在胸以上，以颈部、面部潮红为主，为一过性，有11%～67%发生在绝经前，当雌激素水平有波动或仍有高水平时，症状可持续到绝经后，甚至绝经后5～10年仍有潮热发生。②社会、文化因素：近来有研究表明，女性的个体特征、健康状况、神经类型、职业、文化水平、经济环境均与绝经综合征的发病及症状严重程度有关。性格开朗、外向且经常参加体力劳动者较少发生绝经综合征或症状较轻。

（二）中医药研究进展

中医古籍中并没有该病名的记载，现代中医妇科学称之为"绝经前后诸证"，但传统中医的诊断主要根据其症状记载于"百合病""脏躁""不寐"或"郁证"等病中。汉代《金匮要略·妇人杂病脉证并治》提出"脏躁"及"百合病"，文中曰："妇人脏躁，喜悲伤欲哭，象如神灵所作，数欠伸"，另有记载"百合病者，百脉一宗，悉致其病也"。"百合病"的症状与现在临床上可见的情绪病、忧郁症及其他精神综合征相类似，其主要由于肝失疏达、气机不畅，引起情志抑郁或相关的精神性疾病。明代张介宾的《景岳全书·妇人规》记载："妇人于四旬外，经期将断之年，多有渐见阻隔，经期不至者……若素多忧郁不调之患，而见此过期阻隔，便有崩决之兆。"说明了女性40多岁月经将停，如果平素多有情绪抑郁，月经易有紊乱或崩决的先兆。

《素问·上古天真论》有云："女子七岁，肾气盛……六七……面皆焦，发始白；七七，任脉虚，太冲脉衰少，天癸竭，地道不通，故形坏而无子也"，描述了女性生、长、壮、老生命历程中年龄与生命力的关系。肾气的盛衰主宰着天癸的"至"与"竭"，冲任的"盛"与"通"，月经的"行"与"止"。肾者主水，受五脏六腑之精而藏之，脏腑化生的气血内养脏腑，外荣肌肤，是维持生命、产生月经的基本物质，无所不至。七七之年，肾气衰，天癸竭，机体由盛而衰，出现退行性改变，背弓、齿脱、面焦、发白，脏腑气血无源下注胞宫之地，"生殖营养"的阀门关闭，胞宫之地无血而下，月经闭止。中医学认为本病是由肾气渐衰，冲任亏虚，天癸将竭，精血不足，阴阳平衡失调，脏腑气血不相协调导致。治疗以补肾气、调整阴阳为主，滋肾益阴、补肾扶阳，兼顾肾阴肾阳之偏盛偏衰，使二者协调平衡。

临床上医家们大多采用经方及古方加减治疗绝经综合征，常用的方剂有六味地黄丸（汤）、逍遥散、知柏地黄汤、甘麦大枣汤、血府逐瘀汤、桂枝汤、归脾汤、二仙汤、二至丸、左归丸、右归丸等。此外还有很多中成药可用于治疗围绝经期综合征，如和颜坤泰胶囊、更年安胶囊、更年宁心胶囊、坤宝丸、坤宁安丸、立春胶囊等，都有一定疗效。

还有一些医家在中药治疗的基础上采用了中医外治法治疗绝经综合征，也取得了一定的效果。常用的中医外治法包括针灸、刺络拔罐、刮痧疗法等。绝经综合征脏腑气血阴阳失调、枢机不利，针灸疗法有其独特的优势，相对西医治疗而言，具有不良反应率低、大众接受度高等特点，且安全有效，临床应用十分广泛。目前，常用的针灸疗法包括普通针刺、耳穴疗法、腹针疗法、穴位埋线、艾灸等。刺络拔罐疗法是通过刺破体表特定部位，利用罐的吸拔作用放出少量血液或体液达到防治疾病的方法。因《素问·血气形志》有云："凡治病，必先去其血。"《素问·针解》也提到："菀陈则除之者，出恶血也。"刺络拔罐将绝经综合征患者运行不畅之"恶血"放出，疏通经络，调畅气血运转。刮痧疗法也具有提高新陈代谢、抗炎、调节免疫、改善内分泌的作用。

此外，运动疗法、情志疗法、音乐疗法亦是治疗绝经综合征的有效方法，这些方法可通过心理干预释放患者心理压力，增强其战胜疾病的信心，缓解其症状。

（三）王萍教授诊治特色

1. 王萍教授对绝经综合征的认识

王萍教授认为，绝经前后诸证多因肾气衰退，冲任亏虚，肝失濡养，阴阳失调，阴虚阳亢所致。肾为先天之本，肾虚是绝经综合征发病的基础，可表现为肾阴亏损、肾阳亏损、阴阳两亏。随着年龄的增长，人体的肾精肾气逐渐衰少。肾精亏虚，精血同源，精不足则血亦亏，血为气之母，血不足则气亦虚。《素问·阴阳应象大论》曰："年四十，而阴气自半也，起居衰矣。"女子历经经、带、胎、产，阴血耗损，年过七七，肾精亏损，在此生理转折期，机体阴阳失衡，易出现肾阴亏损。由阴虚日久，损及肾阳，亦可出现肾阳亏损。

此外，肝在五行属木，肾在五行属水，水能生木，肝主疏泄，可藏血，肾阴能涵养肝阴，使肝阳不至上亢，肝阴又可滋助肾阴再生。在肝阴和肾阴之间，肾阴是主要的，只有肾阴充足才能维持肝阴和肝阳之间的动态平衡。五行所说的水为母，木为子，水能涵木。若肾水不能涵养肝木，使得肝脏不能及时疏泄是导致本病的根本原因。肝藏血，肾藏精，精血相互滋生。在正常的生理状态下，肝血依赖肾精的滋养，肾精又依赖肝血的不断补充，肝血与肾精相互滋生，相互转换，故称精血同源，阴液互养。若肾阴亏虚，则肝失所养，肝肾阴虚，精血生化不足，进而其藏血和疏泄的功能也会失调，阴虚阳亢，最终出现一系列的围绝经期的症状。

2. 辨证论治

王萍教授认为肾虚是本病的根本原因。但亦与肝、脾两脏相关。

（1）肾阴亏损证：肾阴素虚，精亏血少，绝经前后，天癸渐竭，精血衰少；或忧思不解，积念在心，营阴暗耗；或房事所伤、多产，精血耗伤，肾阴更虚；真阴亏损，冲任衰少，脏腑失养，遂致绝经综合征。临床常表现出一系列以肾阴虚为主的症状，常见腰酸耳鸣、精神涣散、记忆力下降、月经紊乱、潮热、汗出、烦躁易怒、眩晕、血压高、手足心热、失眠等。王萍教授认为凡40～60岁或卵巢切除术后的患者，无论舌脉及兼夹症如何，但见一分潮热汗出，必有一分肾阴虚。治以滋肾养阴，佐以潜阳。方用左归丸合二至丸加减。若出现崩漏、月经过多则减川牛膝，以防其活血引血下行；若烘热汗出或盗汗明显、五心烦热，加浮小麦、麻黄根、龙骨、牡蛎、五味子、地骨皮、白薇以滋阴收涩止汗；对于烘热汗出过多者王教授临床更喜用知柏地黄汤或当归六黄汤加味；若月经先期量多，或崩或漏，加墨旱莲、地榆炭、茜草炭滋阴止血；若皮肤瘙痒，加蝉蜕、防风、白鲜皮等以润燥祛风止痒。中成药可予六味地黄丸、左归丸合二至丸等。

（2）肾阳亏虚证：素体肾阳虚衰，绝经前后，肾气更虚；或房事不节，损伤肾气；命门火衰，冲任失调，脏腑失于温煦，遂致绝经综合征。临床症见潮热、汗出、失眠、疲乏懈怠、抑郁、手足冷、肢体浮肿、食少、便溏或便秘、夜尿多、舌淡胖、苔白腻、脉沉细等。治以温肾扶阳。方用右归丸加仙茅、淫羊藿、巴戟天。若月经量多，崩中漏下，加补骨脂、赤石脂、鹿角霜以温阳固冲止血；若便溏，去当归，加肉豆蔻、补骨脂、炒白术以温涩健脾止泻；若浮肿，下肢沉重，苔厚腻，加茯苓、泽泻、苍术等健脾祛湿化痰。中成药可选金匮肾气丸。

（3）阴阳两亏证：肾藏元阴而寓元阳，若阴损及阳，或阳损及阴，真阴真阳不足，不能濡养、温煦脏腑，冲任失调，遂致绝经综合征。临床症见乍寒乍热，烘热汗出，月经紊乱、量少或多，头晕耳鸣，健忘，腰背冷痛；舌淡，苔薄，脉沉弱。治以滋阴补肾，调补冲任。方用二仙汤合二至丸加减。若腰背冷痛较重，加川椒、桑寄生、续断、狗脊、杜仲补肾强腰；若浮肿便溏，加茯苓、炒白术、泽泻、白扁豆健脾祛湿；若耳鸣、潮热，加山茱萸、熟地黄、制首乌滋肾益阴；若畏寒肢冷、带下清稀，加补骨脂、鹿角霜温补肾阳。中成药可选金匮肾气丸等。

（4）肝肾阴虚证：肾阴虚累及肝阴，肝肾阴虚，阴不制阳，肝阳上亢，临床可见经断前后，月经紊乱，经色鲜红，烘热汗出，眩晕耳鸣，目涩，急躁易怒，胁痛，口干口苦，腰膝酸痛，失眠多梦，健忘，阴部干涩，或皮肤干燥、痛痒，溲黄便秘。舌红，少苔，脉弦细数。治以滋养肝肾，育阴潜阳。方用杞菊地黄丸加减。若口苦咽干，五心烦热，加黄连、天花粉、地骨皮以滋阴清热生津。若头目眩晕，加天麻、钩藤、石决明、夏枯草等平肝息风；兼有大便秘结、口干，加麦冬、肉苁蓉以养阴润燥。中成药可予杞菊地黄丸等。

临床中部分患者兼脾虚湿蕴、湿热或血瘀等证。因日常饮食调护不当，久则损及脾胃致脾虚湿热或脾虚湿蕴。脾虚湿热者常症见带下量多色黄，皮肤瘙痒，大便黏滞不畅，舌淡红、胖大，苔黄白腻；脾虚湿蕴者常症见疲乏困倦，口中渴，不欲饮，纳欠佳，脘痞腹胀，大便溏，舌淡胖、苔白腻。因气血亏虚、脉道不充、血行迟滞、气滞、阳虚寒凝等因素均可导致血瘀，血瘀者常症见胫前皮肤干燥，或身有痛处，口干不欲饮，舌质偏暗，舌下脉络瘀紫，应兼顾治之。脾虚湿蕴者，合二陈汤、香砂六君子汤等方加减；脾虚湿热者，合三仁汤、连朴饮等方加减；血瘀者，辨证佐当归、丹参、莪术、黄芪等活血化瘀。对于肾水不济、不能交通心肾，临床症见心烦失眠、心悸，甚至头晕健忘、腰酸乏力者，予天王补心丹加减，方中熟地黄、玄参、天冬等滋阴生津，酸枣仁、柏子仁、远志、五味子养心除烦安眠。

（四）特色验方

王萍教授认为，绝经前后诸证多因肾气衰退，冲任亏虚，肝失濡养，阴阳失调，阴虚阳亢所致。肾虚是导致绝经前后诸证发生的基础，而女子以血为用，经历经、孕、产、乳的过程，更易引起阴液精血的耗损，故围绝经期女性的肾虚以肾阴亏虚多见。肾主生殖，肾阴津不足，失于濡养则可出现阴道干涩、尿道不适的症状。肾主骨生髓，肾气肾阴不足，骨髓亏虚，则出现腰膝酸软、健忘等症状。肾之阴阳失调，阴虚而阳亢，阴虚则热，故出现烘热汗出等症状。肾阴亏虚，肝失濡养，水不涵木，故肝阳上亢，扰动心神，而见烦躁易怒、头痛失眠。故王萍教授认为，肝阴亏虚，肝之气血逆乱是绝经前后诸证发生的关键。肝藏血，肾藏精，肝肾同源，精血互生，肝阴与肾阴相互滋养，当肾阴虚不能滋养肝木，阴不敛阳，则肝阴不足，肝阳偏亢，甚至虚风内动，故出现绝经前后诸证。

此病病机以肝肾阴虚多见。基于"乙癸同源"理论，自拟滋肾益肝方以滋水涵木，滋肾养阴，调补冲任，调和阴阳。滋肾益肝方药物组成：盐菟丝子15 g，枸杞子15 g，生地黄10 g，墨旱莲10 g，女贞子10 g，桑椹10 g，郁金10 g，首乌藤10 g，炒酸枣仁10 g，石斛10 g，银柴胡6 g，浮小麦10 g，山茱萸10 g，甘草5 g。

方中盐菟丝子、枸杞子为君药，菟丝子滋补肝肾、益精养血；枸杞子滋补肝肾，为平补肾精肝血之品，二者重用滋补肝肾。墨旱莲滋补肝肾、凉血止血；女贞子补肾养阴、滋肝明目；生地黄养阴清热、凉血生津；桑椹补益肝肾之阴津、补血润燥，四药为臣，合而为用，共奏补益肝肾、滋阴清热、凉血养血之效。石斛强阴补五脏、生津除虚热；银柴胡退热理阴；浮小麦固表止汗、补益中气而除虚热，三者共用，滋阴而祛虚火；首乌藤滋养肝肾、止虚汗出、助益睡眠；炒酸枣仁养心益肝、安神定志、敛汗生津，二者合用，养肝安神。郁金行气解郁、清心利胆、凉血活血。山茱萸滋补肾气、填精益髓、收涩固脱。以上诸药均为佐药，除滋阴清热外，另兼调理气血、养肝安神。使以甘草健脾和中、解毒清热、缓急止痛、调和诸药。诸药合用，使肝肾阴虚得以滋益，肝脏气血得以调和，滋水涵木则阴平阳秘，诸症得除。

围绝经期女性情绪波动较大，多与肝气不调、久而郁结有关，气行则血畅，故常加合欢皮等疏肝解郁、调理气血之药。另外，肾阴虚于下则肝阳亢于上，阳气偏盛则可见虚热汗出之症，阳亢于上则可见头痛之症，故在临证中应适当加入清虚热、止汗出之药，如生龙骨、牡蛎等。

二、论卵巢早衰

（一）概述

女性的卵巢功能下降是一种逐渐递进、循序发展的过程，其中包含卵巢储备功能减退、早发性卵巢功能不全和卵巢早衰3个状态。卵巢早衰是人们熟知的类卵巢整体功能受损的疾病，包括卵巢储备不足及无排卵，临床特点包括以下4个方面：①年龄＜40岁；②闭经2～3个月；③性激素异常，卵泡刺激素检测每次（间隔至少1个月）均＞40 IU/L；④伴随不孕、不同程度的围绝经期症状、泌尿生殖系统症状为典型临床表现。卵巢早衰是以卵巢原有功能受损，雌激素水平降低，卵泡数量降低、质量欠佳，排卵障碍为特征的妇科疾病，是早发性卵巢功能不全发展的终末阶段。同时还要排除其他导致闭经的原因如妊娠、多囊卵巢综合征等。一般正常健康女性绝经年龄为44～54岁，平均49岁，绝经年龄＜40岁的，在统计学上认为是小概率事件，在临床上就可被认为是病理性的。流行病学资料显示，卵巢早衰的发生率约为1%，中国的发生率为0.5%，30岁前发生率为0.1%，20岁前只有0.01%。由于其病因复杂、发病机制尚未完全明确，目前仍无理想疗法。

临床症状：①月经改变：随着卵巢功能逐渐衰退，会先后出现月经周期缩短、经量减少、周期不规律、月经稀发、闭经等。②生育力低下或不孕：生育力显著下降，自然流产和胎儿染色体畸变的风险增加。③雌激素水平降低：可有潮热出汗、生殖道干涩灼热感、性欲减退、骨质疏松、骨痛、骨折、情绪和认知功能改变、心血管症状和心律失常等。

（二）中医药研究进展

中医上本无"卵巢"这一名词，但古籍中提到过"胞脉"一词，并意为子宫上的脉络，和现代医学联系应与"卵巢"相关。卵巢早衰在中医古籍中未有独立的病名记载，根据其发病特点可归属于"经闭""年未老经水断""血枯""经水早断"等范畴。《素问·上古天真论》云："……七七，任脉虚，太冲脉衰少，天癸竭，地道不通，故形坏而无子也。"《傅青主女科》曰："经水出诸肾，而肝为肾之子，肝郁则肾亦郁矣，肾郁而气必不宣""其郁而不能成胎者，以肝木不舒……则胞胎之门必闭……"因此，从脏腑论治，多责于肾、肝、脾三脏。肾主生殖，藏先后天之精，为先天之本；肝藏血，主疏泄，为气血运行之枢；脾为气血生化之源，为后天之要；肾、肝、脾三脏均与女性生殖功能密切相关。三脏虚损，功能失调，体内呈现"虚""瘀"之状，气血失衡，肾–天癸–冲任–胞宫轴功能紊乱，故而经水早断。"早衰"一词最早出现在《内经》中，岐伯曰："能知七损八益……则早衰之节也。年四十，而阴气自半也，起居衰矣"，强调"早衰"以40岁为界限，这是此概念首次被提出。

卵巢早衰的发病复杂，病因多样，有自身的肾精、气血不足等，亦有外邪侵袭、情志不遂及生活因素（房劳所伤、多产等），综合病因导致发病。究其病机，肾阴不足、天癸亏耗、冲任二脉受损是卵巢早衰发生的主要病机，其次为肝气郁结，还包括血脉瘀阻、脾气亏虚、痰浊阻滞等。《医学正传》亦曰："月经全借肾水施化，肾水既乏，则经血日以干涸。"历代医家均认为，肾为先天之本，藏先天之精，肾精生血乃月经的物质基础，且肾精能化，肾气促使天癸充盈，即认为本病病位在肾。《傅青主女科》中记载"夫经水出诸肾，而肝为肾之子，肝郁则肾亦郁矣……肝肾之郁既开，而经水自有一定之期矣"，说明虽肾为主，但肝郁对于经水的影响也尤为明显。李东垣《脾胃论》云："百病皆由脾胃衰而生。"卵巢功能的衰竭也与脾胃关系密切。脾胃为中土，为仓廪之官，主运化，为后天之本、气血生化之源。若脾胃虚弱，不能将每日摄入的水谷化为精微，则易气血生化不足，导致血海枯竭。血瘀也是卵巢早衰发生不可忽视的病因之一。《灵枢·五音五味》指出"今妇人之生，有余于气，不足于血，以其数脱血也……"故女性疾病常见血瘀证。此外，心神失养也可导致卵巢功能的衰退，《妇人大全良方》中记载"积想在心，由心而及五脏，五脏劳损，经水先闭"，指心理因素易影响月经；且胞脉者，属心络于胞中，表明心与女性生理有密切关系，故当压力增加、思虑过度郁而化火，心火上炎，损及胞脉胞宫，可造成卵巢功能衰退。鉴于此，中医学认为卵巢早衰的病因主要有肾虚、肝郁、脾虚、血瘀、心神失养。

中医药对卵巢早衰患者的治疗以口服中药、针灸治疗为主。根据病因及临床辨证特点，以补肾、助阳、调肝等为主要治则。中药治疗卵巢早衰以补肝肾、益气血为主。不同的医家在临床治疗时根据自己不同的侧重点，临床遣方用药根据辨证论治，在主要方药的基础上加减以达到个体化治疗。代表药物为仙子益真胶囊、滋癸益经汤、滋肾育胎丸、毓麟珠等。针灸治疗的现代应用广泛，且治疗方法多样，除单纯针刺疗法、单纯电针疗法外，穴位埋线因操作简单、穴位刺激持久亦备受关注；艾灸疗法中雷火灸、衬垫灸、热敏灸等疗法常配合调补冲任的中药汤剂使用，可增强患者机体的代谢功能并通畅气血，进而改善卵巢早衰患者的卵巢功能。耳穴疗法是针灸学的重要组成之一。耳穴与脏腑经络关系密切，各脏腑组织在耳郭均有相应的反应区，刺激耳穴中一些特定的穴位可以调节人体生理功能和气血的运行，同时可缓解卵巢早衰患者自主神经功能紊乱引起的不适症状。耳穴贴压疗法常作为辅助疗法配合中药方剂等治疗卵巢早衰，根据辨证论治结果选取耳穴，弥补西药的不足，与中药方剂配合使用，可达到更好的治疗效果，并可减少药物治疗的不良反应。

（三）王萍教授诊治特色

1.王萍教授对卵巢早衰的认识

肾藏精气，精为化血之源，直接为胞宫的行经、胎孕提供物质基础。肾气的盛衰，直接关系到肾－天癸－冲任－胞宫轴的功能状态，肾气充足，天癸成熟，冲任血海充盈，月经才能按期而至，故有"经水出诸肾"之说。肾主生殖，肾阴是卵子生长发育的物质基础，若肾阴不足，则不能滋养孕卵生长成熟。肾阳是卵子排出的内在动力，若肾阳不足，则不能鼓动卵子顺利排出。卵巢早衰是天癸早竭的表现，也是肾精亏损的体现。肾精不足及肾阴阳失衡所致的肾气亏损是本病发生的根本原因。卵巢早衰主要是天癸早竭，主要表现为继发性闭经。其次，脾为后天之本，气血生化之源，脾虚则生化无源，无以濡养先天之肾精，肾精匮乏则经水无源而致月水停闭。脾之功能关系到精血的生成、气血的生化运行及水液输布，是本病发生的关键。其次，卵巢早衰意味着衰老提前，生育能力下降，易引发焦虑、抑郁等负面情绪，不良的精神刺激加重肝郁程度，肝气失疏，冲任受阻，经水不畅，则会出现月经过少，直至经水停闭，故无子也。此外，卵巢早衰与血瘀关系密切。卵巢早衰病程久，中医认为"久病多瘀"，在漫长的病程中正气逐渐耗伤，气血不行，瘀血内生则脉道不通。此外，肝郁气机不畅、痰湿日久不化等均会导致气血运行障碍，加重血瘀程度。常常因虚致瘀，因瘀致虚。瘀阻脉络是本病贯串始终的病理状态。因此，王萍教授认为瘀阻脉络，肾气生化受阻、肾阳鼓动不利及肝之疏泄失常，病情愈发加重。临床治疗以补肾填精为主，兼以疏肝、健脾、活血，调理冲任，恢复月经周期，改善临床症状。

2. 辨证论治

王萍教授认为该病病因病机错综复杂，但以肾虚为根本病机，兼夹肝郁、脾虚及血瘀，临床以兼夹证多见，个体差异较大。

（1）肾虚证：肾藏精，主生殖，为先天之本。肾精肾气充盛，天癸始至，任脉与太冲脉通畅充盛，月经方能来潮。若肾虚则天癸不至或不盛，冲任虚衰，胞脉失养，血海空虚致月经乏源，终致不孕。治法为补肾生精填髓。代表方：左归丸、肾气丸。常用药物：熟地黄、山药、枸杞子、山茱萸、川牛膝、鹿角胶、龟板胶、菟丝子等。若情志异常酌加合欢皮、首乌、柴胡；腰膝酸冷、小便清长酌加淫羊藿、仙茅、巴戟天；冷痛较甚酌加花椒、吴茱萸、干姜。

（2）肝郁证：女子以肝为先天，肝藏血，主疏泄。肝气条达则血行通畅，月经可按时来潮；若长期情志不畅，肝气郁滞，气郁久而化火，耗伤气血，气血亏虚则难以填补肾精、滋润冲任、下养胞宫胞脉；或肝失疏泄致脾胃气机升降失调，脾失健运，气血生化乏源，胞宫胞脉失养，最终导致月经稀发甚至闭经。治法：疏肝理气解郁。代表方：柴胡疏肝散、丹栀逍遥散。常用药物：柴胡、芍药、川芎、枳壳、香附、乌药、茯苓、栀子、牡丹皮等。若经血量少、色暗红，酌加桃仁、红花、丹参；若胸胁胀满，酌加川楝子、郁金、陈皮；若咽干口燥、五心烦热，酌加生地黄、地骨皮、玄参。

（3）脾虚证：脾为后天之本，主运化，为气血生化之源。脾气健运，生化有源，气血旺盛而经调；若脾气虚弱，化源不足，气血不足，冲任亏虚，血海不能按时满溢，则致月经后期、闭经而不能受孕。治法：补气健脾养血。代表方：补中益气汤、四物汤。常用药物：人参、白术、茯苓、当归、升麻、柴胡、熟地黄、芍药、川芎、炙甘草等。心悸失眠酌加远志、合欢皮、酸枣仁；疲乏无力酌加黄芪、白术、山药；腰腹冷痛、小便频数可酌加益智仁、续断、桑寄生。

（4）血瘀证：肾气虚、肾阴虚、肾阳虚或肝气郁结，均可致血行不畅、瘀血阻脉的病理性改变。若瘀血内阻，一方面影响气血运行使脏腑功能失常；另一方面若瘀血阻于胞宫冲任，血海不能如期满溢，月经稀发渐至闭经，可致不孕。治法：活血调经通脉。代表方：桃红四物汤。常用药物：苏子、枳壳、乌药、桃仁、红花、熟地黄、川芎、白芍、当归等。血红色鲜酌加仙鹤草、侧柏叶、血余炭；自汗酌加浮小麦、五味子、牡蛎；潮热心烦酌加麦冬、玄参、天花粉。

3. 特色验方

王萍教授治疗卵巢早衰，主要以补肾健脾、疏肝宁心为治法。方药：补肾健脾调冲汤。药物组成：熟地黄15g，白芍15g，川芎10g，石斛10g，山药15g，白术10g，莲子10g，香附10g，郁金10g，茯苓15g，菟丝子10g，当归15g，桑椹10g，甘草6g。方中熟地黄，其性微温味甘，归肝肾经，滋阴养血，填补精髓，为补肾阴和养血之要药。白芍味酸性寒，补血养肝，养血敛阴，柔肝木而缓脾土，柔肝缓急以解腹中之痛；川芎辛温，乃血中之气药，上行头目，下行血海，具有行气活血化瘀、调肝理脾之功效，配伍白芍一散一收，与肝体阴用阳相符。石斛、桑椹滋补肾阴，共用可以补益肝肾，令肾精充沛，清降虚火，养阴补血，加强熟地黄滋阴补血的功效；山药健脾益气，以后天补先天，补而不滞。白术健脾燥湿，补益中焦脾土，使气血生化有源；莲子调补心脾；香附、郁金取其辛散之意以疏肝解郁；茯苓具有利水渗湿、健脾补中、宁心安神之效，白术、茯苓配伍可健脾以疏肝；菟丝子补肾固精、温补肾阳。临床用药常补肾阴与补肾阳联合使用，调和肾中阴阳，正所谓"善补阳者，必于阴中求阳，则阳得阴助而生化无穷；善补阴者，必于阳中求阴，则阴得阳升而泉源不竭"。当归活血补血，助白芍补养肝血止痛，甘温活血，使其补而不滞。甘草调和诸药。诸药合用共奏补肾健脾、疏肝宁心之功。

三、论子宫内膜异位症

（一）概述

子宫内膜异位症（简称"内异症"）是指具有生长功能的子宫内膜组织出现在子宫腔被覆内膜及宫体肌层以外的其他部位所引起的一种疾病。本病多发于25～45岁，是育龄期女性常见病，发病率高达10%～15%，常伴有痛经、月经不调、不孕，其中约50%的患者伴有原发或继发不孕，对患者的身心健康和生活质量造成严重影响。

（二）中医药研究进展

中医书籍中没有内异症病名的记载，但有类似的描述，中医各医家对于内异症的病因病机有不同的认知，但瘀血内阻是其公认的病理基础，也是贯串内异症发生发展过程的重要枢纽。

1. 中医各家论述

《柳选四家医案》曰："痛经数年，不得孕育，经水三日前必腹痛，腹中有块凝滞。"瘀血内阻是该病基本病机，常兼气滞、气虚、肾虚、痰湿等，病因错综复杂，与脏腑功能失调、阴阳失衡、气血功能紊乱、情志失常及感染邪毒等因素有关。瘀血阻滞胞络胞脉导致冲任血脉不通、气机失调，胞宫藏泻气血功能失常，表现为月经失调；冲任瘀阻不通，故经行疼痛时作；瘀阻胞宫胞脉，气郁不通，血行不利，日久成癥瘕；癥瘕使两精相合受阻，表现为不孕症。

唐容川《血证论》所言："既然是离经之血，虽清血、鲜血，亦是瘀血。""血不归经为血瘀。"异位内膜的脱落、出血等同于中医学所谓的"离经之血"，其主要病因是血室为瘀血所占，经血归经不能而逆流于胞宫之外，停留于局部，日久不能吸收而成"瘀血"；同时强调内异症病程迁延，病灶长期不消而必致虚致瘀；凡能影响任通冲盛，致使胞宫气血运转不利或失于荣养的因素均可导致该病的发生。认为气滞血瘀是内异症发生发展的重要病因病机，气血同病，导致气机郁滞、血行瘀阻，治宜理气通滞、活血化瘀。内异症的主要辨证虽为血瘀，但肾、肝、脾、胃及心神功能的失调都与血瘀的形成有关，尤以肾阴阳失调为主，临证治疗中将活血化瘀与行气止痛、补阳消癥、益气宁心等治法相结合。寒凝血瘀证内异症的基本病机是肾虚血瘀、伏寒伤肾、致瘀损络，伺机而发，治宜温肾散寒、祛瘀止痛，兼顾温心阳、通心脉、安心神。瘀血内阻，久从热化，瘀之有形之邪阻遏气机，气滞则水停，内外湿热相夹，胶结难解；治疗上，非经期以化瘀散结消癥、解毒利湿为本，经期治以行气止痛、化瘀止血为首要。

血瘀肾虚是本病的基本病机。内异症疼痛多位于下腹部及腰骶部，可放射至阴道、会阴、肛门或大腿，常于月经来潮前1～2日开始，经期第1天最剧，以后逐渐减轻并持续整个月经期。中医学认为，本病的主要病机为经血不循常道，离经之血蓄积胞宫而成瘀，阻滞胞脉，不通则痛。

《妇人大全良方》中论述："若经道不通，绕脐寒疝痛彻，其脉沉紧，此由寒气客于血室，血凝不行，结积血为气所冲，新血与故血相搏，所以发痛。"本病多由外邪入侵、情志内伤、素体因素或手术损伤等原因，导致机体脏腑功能失调，冲任损伤，气血失和，致部分经血不循常道而逆行，以致"离经"之血瘀积，留结于下腹，阻滞于冲任、胞宫、胞脉、胞络而发病。瘀血阻滞，不通则痛，则见痛经。认为禀赋不足或房劳多产或宫腔手术损伤肾气，肾阴肾阳不足，血失温煦或内热灼血，均可致瘀。宿瘀内结，凝滞胞宫、胞脉；或肾气不足无力推动血行，则致经血流行不畅而作痛。

2. 分期论治

急则治其标，缓则治其本。内异症与月经周期密切相关，病证表现有明显的周期性，应顺应月经周期、肾阴肾阳的转化和气血盈亏规律分期治疗。经期急则治标，应迅速缓解、消除疼痛，控制症状；非经期应标本兼顾，消除异位病灶。经期认为内异症痛经因宿瘀内结，阻滞胞宫、胞脉、胞络而致经行腹痛。据"不通则痛"理论，此时应给予活血化瘀、因势利导。内异症"离经之血"致瘀血阻络，《血证论》中指出："瘀之为病，总是气与血胶结而成，须破血行气以推除之。"故在经行之际，胞宫泻而不藏，据"不通则痛"理论，王萍教授强调治疗应以化瘀通经、理气止痛为要，促进经血的排出，以便及时有效地缓解疼痛。然内异症引起的痛经，多数却因经血越多，腹痛越甚，缘此病系宿瘀内结，随化随下，经血虽畅，可瘀仍未清，瘀滞胞宫，疼痛不减。遣方用药中善用当归、川芎、赤芍、丹参、桃仁、红花、延胡索、乌药、泽兰、川牛膝、香附等，于经前3～5天开始服用，连服7～10剂。该方系桃红四物汤加减而成，其中桃红四物汤去熟地黄，白芍易为赤芍，增强养血活血、通经止痛之功；丹参能祛瘀生新而不伤正，《本草纲目》谓其"能破宿血，生新血"，《本草便读》中云丹参"功同四物，能祛瘀以生新……善疗风而散结，性平和而走血"；泽兰养血活血、化瘀调经；乌药温肾散寒、行气止痛；香附、延胡索理气行滞、活血止痛；川牛膝活血祛瘀通经、引血下行。疼痛剧烈者，酌加全蝎、地龙、土鳖虫以解痉通络止痛；伴有下腹冷痛者，加肉桂、吴茱萸温经通脉、散寒止痛；经前乳房胀痛、下腹胀痛者，加柴胡、木香、枳壳等疏肝行气、畅通气机，气行则血行，血行则通而不痛；腰骶痛甚者，加川续断、盐杜仲、鸡血藤等补益肝肾、强健筋骨、扶正固本；伴有恶心呕吐，加姜半夏、砂仁降逆止呕；有包块者，加三棱、莪术、水蛭活血破瘀消癥；月经量多、经期延长者，去川芎、桃仁，加墨旱莲、仙鹤草、黄芪、红参、益母草、贯众炭、三七粉等以祛瘀止血、补虚固本。非经期胞宫藏而不泻，呈现肾阴长阳生的动态变化，气血渐复至盛，治疗宜补肾逐瘀、扶正祛邪，正确处理扶正祛邪的关系。瘀血壅阻，积聚日久，多种病理机制相互影响，相互转化，故在平时治疗仍需辨证求因治本，各有侧重的调治。血瘀肾虚是内异症引起痛经的基本病机，宿瘀内结，积久不化，月积成癥，按"血实宜决之"治则，经净后宜消癥散结、化瘀治本，给予自拟消癥饮，药用黄芪、桂枝、牡丹皮、皂角刺、赤芍、连翘、茯苓、丹参、香附、延胡索、薏苡仁等为基本方加减化裁，方中桂枝、茯苓、牡丹皮、赤芍活血化瘀、通络消癥；皂角刺、丹参、连翘活血消肿；香附、延胡索理气止痛，取气行则血行之意；黄芪、薏苡仁益气健脾，扶正固本。如为巧克力囊肿或结节明显，可加生牡蛎、鸡内金、鳖甲破血祛瘀、软坚散结；如小腹坠胀隐痛不适，可加乌药、川楝子、广木香行气止痛。部分患者经净后仍觉腰骶酸痛，小腹绵绵作痛，且体倦乏力，此多为邪实正虚，王师认为此时应扶正祛邪，治宜益气补肾、活血散结，常给予紫石英、淫羊藿、巴戟天、黄芪、当归、川芎、熟地黄、白芍、香附、丹参、砂仁、川牛膝等为基本方加减化裁。紫石英、淫羊藿、巴戟天补肾温阳止痛；黄芪补气以行血，四物汤养血和血，气充血沛，复其濡养，自无疼痛之患；砂仁善于调理脾胃气滞，以防补药滋腻；香附、丹参、川牛膝理气活血、祛瘀通滞；亦可加入血竭、土鳖虫以加强祛瘀散结、活血定痛之效。此方正寓前人"养正积自除"之意，而又无祛邪伤正之嫌。

中医病因病机以痰瘀胶结、阻塞胞宫为要：肾藏精，主生殖，又为冲任之本，与胞宫相系。故患有本病之人多病情缠绵，或先天不足，肾精亏少，冲任与胞脉失养；久病必虚，肾气亏虚，气化失司，血行迟滞，水湿不化，加重瘀阻痰凝，终致不能摄精成孕；久病必瘀，瘀阻致使脏腑失调，津液布散失司，内湿壅盛，久聚成痰，痰瘀互结为癥，阻滞冲任胞脉，故无以摄精成孕。正如《诸病源候论》中所记载："积气结搏于子脏，致阴阳血气不调和，故病结积而无子"，提出瘀血阻塞胞宫脉络可致不孕。不同医家对本病的病因认识各不相同，但皆与"瘀"关系密切，包括"肾虚成瘀""寒凝成瘀""痰湿成瘀""气滞成瘀"。辨证分期治疗：中医学认为月经的产生受肾－天癸－冲任－胞宫轴的调控，与西医下丘脑－垂体－卵巢轴的调节作用有异曲同工之处。结合女性在月经周期中肾阴阳转化和气血盈亏的变化规律在治疗该病时可予以"分期"治疗。诸多医家在患者的黄体期、卵泡期给予中药干预治疗，促进卵子的发育与着床，为患者妊娠提供契机。以瘀为本对内异症性不孕进行分期辨治，以活血化瘀为主，在经行期进行活血化瘀，促进血肿或包块的吸收；经间期和经后期以补肾温阳、活血通络促进排卵；经前期温肾活血、疏肝理气以利着床。排卵期应在补肾的基础上活血行气促进排卵；排卵后治以疏肝理气、活血通瘀，助孕卵着床。《傅青主女科·种子》："疝瘕碍胞胎而外障，则胞胎缩于疝瘕之内，往往精施而不能受"，提出疝瘕阻滞胞脉，卵子与精子不能相合，最终不能摄精受孕。《景岳全书·妇人规》："瘀血留滞作癥，惟妇人有之。其证则或由经期，或由产后，凡内伤生冷，或外受风寒……妇人久癥宿痞，脾肾必亏，邪正相搏，牢固不动，气联于子脏则不孕。"根据其临床特点将其归属于中医学的"癥瘕""痛经""不孕症"等范畴。病位主要在胞宫，发病与气血冲任失调有关，其基本病机是血瘀，并与寒凝、气滞、肾虚等因素有关。气血运行不畅，瘀血阻络，损伤冲任胞脉，血不循经，而致瘀血积聚于少腹，阻滞日久而形成内异症病灶。瘀血阻胞脉，气血运行不畅，不通则痛，则发为痛经；瘀阻胞宫，氤氲之时则两精不能相结合，而致不孕。《血证论》有言："凡治血者，必先以去瘀为要。"

随着研究的不断发展，西医学对该病的认识从"种植学说""经血逆流学说"到"在位内膜决定论"，并认为氧化应激、遗传、免疫、炎症及生活环境因素等也是发病的重要因素。内异症的盆腔解剖结构异常、卵巢功能失调、免疫功能异常和炎症刺激等方面通过影响卵泡发育和成熟、排卵、受精、子宫内膜容受性、胚胎着床和发育等导致不易受孕。中、重度内异症导致严重粘连，影响输卵管拾卵和输送受精卵功能，影响受孕。

对于内异症的治疗，目前西医的主要治疗方法是非激素类药物治疗、激素类药物治疗及手术治疗，西药治疗具有一定的不良反应，而手术创伤可能有医源性扩散种植的风险。中医治疗内异症可以根据患者具体情况，辨证施治，具有不良反应小、临床疗效明显且远期疗效稳定的优势，是内异症患者长期管理和治疗的新选择。

（三）王萍教授诊治特色

1. 王萍教授对子宫内膜异位症的认识

王萍教授认为内异症多因人体感受外邪或体内正气不足、抵抗力下降，导致气血不和，运行失常，脏腑气血不达，病久冲任胞宫受损，机能下降，藏泻失常，经血不循常道，逆行于胞宫之外，形成瘀血，从而阻滞冲任所致。王萍教授指出，内异症为具有活力的子宫内膜在性激素的影响下脱落于非宫腔的位置，继而产生"离经之血"，《血证论》有曰："然既是离经之血，虽清血、鲜血，亦是瘀血。"因此，内异症的病机以血瘀为主，主要为经血不行常道，脱出胞宫，留为瘀血，进而阻滞冲任，发为内异症。

关于病位，王萍教授认为其与肝关系密切，主要病位在肝，与心、脾、肾三脏相关。首先，肝主藏血，可贮藏血液、调节血量，通过滋养人体脏腑、器官从而保障生理功能。血为气之母，若肝血不足，则气不能行；气为血之帅，气不行则致血瘀，导致气血失和，难以推动胞宫血运，长期胞宫失于濡养，经脉闭阻不通，发为内异症。其次，肝主疏泄，通过调达气机，推动全身气血运行。若疏泄失常，则气机运行不畅，全身气血津液运行受阻，气滞血瘀，从而影响胞宫，进而造成内异症。从经络循行角度分析，肝脏通过冲脉和足厥阴肝经与内异症产生密切联系。肝为血海，与冲脉息息相关，冲脉循行起于胞中，是全身气血运行的重要位置，而足厥阴肝经环绕阴部，上抵小腹。可见，冲脉与肝经在经络循行上与女性盆腔关系密切，又与肝息息相关，因此认为肝在内异症中起重要作用。

在内异症中，心、脾、肾三脏也有着不可忽视的作用。肾藏精，与肝同源，肾精不足时，易累及肝血，精血亏虚，不能濡养胞宫、温煦卵巢，导致卵子不能正常排出，从而造成不孕，发为内异症。心主血脉，运行全身血液，若心血、心气不足，血液不充盈脉道，心气无力推动血行，则气血运行受阻，血液瘀滞胞宫，导致内异症。脾主统血，为后天之本，能运化水谷，为气血生化之源，而肝主疏泄，能将脾运化的血液分散到全身四肢百骸，若肝失疏泄，气机不畅，可致脾失健运，反之脾运不利又可影响肝的疏泄，导致瘀血停滞，出现胸胁闷痛、肠鸣泄泻等肝脾不和之症。肝失疏泄，气血运行不利，进而发展为血脉瘀滞，留阻胞宫则发为本病。

2.辨证论治

王萍教授认为经期或产后体虚，加之外感风寒，或内伤生冷，或怒气伤肝，或忧虑伤脾，或劳倦过度，均可导致气血运行受阻，瘀血阻滞，日久渐发为癥瘕和不孕。以活血化瘀为治疗原则，根据辨证结果，分别以理气行滞、温经散寒、清热除湿、补气养血、补肾、化痰等治法。同时注意辨病与辨证相结合，月经不调或不孕要配合调经、助孕；以痛经为主重在祛瘀止痛；癥瘕结块要散结消癥。

（1）辨证论治：①肾虚血瘀证，肾气是机体元气之根，肾虚则无力运行，气血运行不畅，胞脉失于濡养，蓄而成瘀，阻滞冲任胞宫，形成肾虚血瘀。肾虚是根本病机，肾主藏精，是人体生长发育和生殖之根。肾气受损，冲任失司，则精血匮乏。卵子受肾阴滋养、肾阳温煦，肾气虚则有碍于卵泡的生长发育，最终导致不孕。②寒凝血瘀证，中医认为肾为先天之本，主生殖，肝肾同源，肝经寒凝，则气滞血阻，肾气亏虚，寒凝瘀滞胞宫而不孕。治疗应以温补散寒、活血化瘀为主。③气虚血瘀证，素体脾虚，气虚无力运血，血行不畅，瘀滞冲任胞宫故无法摄精成孕。④痰瘀互结证，脾虚水湿内生，聚湿成痰，运化无力，则血滞成瘀，痰湿与瘀血互结胞宫、冲任而不孕。

（2）从肝论治，兼顾整体：①疏肝解郁，活血化瘀。女子以肝为先天，且情绪变化较大，故易致肝气不疏，血行不畅，瘀血停滞；且肝在志为怒，若性情不畅，肝气不疏，郁久化热，热灼血液，留而成瘀；瘀血留滞日久，易损伤冲任胞宫，导致内异症。因此，应疏肝解郁、活血化瘀。王萍教授常用柴胡、郁金、香附等药疏肝解郁，用当归活血，瘀甚时予莪术、水蛭破血逐瘀。②养血柔肝，调畅三焦。肝体阴而用阳，依靠血液滋养，肝藏血不足，则肝经失去濡养，不荣则痛，从而发展为内异症之小腹疼痛和痛经症状。王萍教授常常加用养血柔肝的药物，如当归、川楝子等，临床常用自拟归芍汤加减治疗内异症之痛经，常用药物组成为当归、川楝子、芍药、莪术、香附、乌药、白芍、郁金、熟地黄。③以肝为本，兼顾他脏。内异症病位以肝为主，但治疗时也应同时兼顾心、脾、肾三脏。若肾精不足，则应予补肾活血，顺应月经周期，在月经前期补肾养血，月经间期温经通络，月经后期养血活血，临床上王萍教授常用当归、巴戟天、黄精等补肾养血之药治疗；若心血不足，不能推动血液的运行，致使血液瘀滞，病久留阻胞宫，故王萍教授治以养心补血，临床常用酸枣仁、远志等药；对于脾失健运、统血失常者，临床常选白术、党参等益气健脾之品治疗。

3. 特色验方

王萍教授在治疗内异症的时候尤其注意气机的通达，认为气不畅则血不行。《素问》与《难经》分别有曰"三焦者，决渎之官，水道出焉""三焦者，原气之别使也，主通行三气"，表明三焦与气血津液运行关系紧密，气血运行无阻则肝血自足，胞宫得以濡养，因此内异症也应尤其注重上、中、下三焦气机的条畅。

辨证以肝郁血瘀为主，治法以疏肝解郁、活血化瘀为主。自拟气滞方加减，具体用药：当归10g，白术10g，白芍10g，益母草10g，党参10g，土茯苓15g，土贝母6g，香附10g，郁金10g，柴胡10g，远志15g，莪术10g，水蛭3g，三棱10g，土鳖虫10g，甘草5g。方中柴胡疏肝解郁，郁金、香附行气止痛，柴胡配伍郁金、香附可增强疏肝解郁之功，白芍与香附、郁金合用，其柔肝养血、收敛止痛效果更佳，四药同用共奏疏肝解郁、行气活血、柔肝缓急之功效；方中三棱、莪术、水蛭、土鳖虫可破血逐瘀、通经止痛；又加用白术、党参健脾益气，远志养心补血，当归、益母草补肾养血，土茯苓配合土贝母消癥散结。全方从肝论治，共奏疏肝解郁、活血化瘀之功，又兼顾补心、健脾、益肾，是功专力宏而不失整体论治的系统治疗方法。

四、论多囊卵巢综合征

（一）概述

多囊卵巢综合征是青春期及育龄期女性最常见的妇科内分泌疾病之一，以持续无排卵、雄激素过多和卵巢多囊样改变为主要特征，常伴有胰岛素抵抗和肥胖。临床表现有月经紊乱、肥胖、多毛、痤疮、黑棘皮症、不孕等。中医学将其归属于"不孕症""月经过少""月经后期""闭经""癥瘕"等范畴。

（二）中医药研究进展

近年来，中医许多专家学者在中医理论的基础上，通过临床与实验研究，对多囊卵巢综合征的中医病因病机进行了深入探索。认为肾、肝、脾失调为发病之本，痰湿瘀阻滞为发病之标，病位涉及冲任、胞宫，病性属虚实夹杂，已得到中医学界的广泛认同。肾藏精，主生殖，既为天癸、冲任之本，又为气血、五脏之根。《素问·上古天真论》曰："女子七岁，肾气盛，齿更发长。二七而天癸至，任脉通，太冲脉盛，月事以时下，故有子"，可见，月经的产生与正常是肾气–天癸–冲任–胞宫相互调节，并在脏腑、气血、经络协同作用下，胞宫按期藏泻的结果。多囊卵巢综合征临床主要表现为月经失调、不孕、肥胖、痤疮多毛、黑棘皮症等，其发病机制与肾虚关系至为密切。

《医学正传·妇人科》所言："月经全借肾水施化，肾水既乏，则经血日以干涸。"此外，肾阴亏虚，阴虚生热，热扰冲任、胞宫，又可致月经先期、经期延长、一月再行、崩漏、不孕，甚或痤疮多毛等。中医辨证，关注皮肤色泽的变化。五色主病提示，黑色主肾虚、水饮、瘀血。然则，不难推断多囊卵巢综合征的黑棘皮症与肾虚、瘀血、痰饮有关。总而言之，肾虚为多囊卵巢综合征发病之本。临床上肾气、肾精、肾阴、肾阳四者之亏虚，既可单独出现，也可相兼而见，如肾阴阳两虚、肾精气不足、或肾气阴亏虚等。肝对胞宫的生理功能有重要的调节作用。一方面肝之经脉通过冲、任、督与胞宫紧密相连；另一方面，肝体阴而用阳，既能贮藏有形之血，又可疏泄无形之气，直接影响胞宫之行经。若素性忧郁，或七情内伤，或他脏病变伤及肝木，则肝的功能失常。如肝气郁结，则血为气滞，冲任不畅；肝之阴血不足，则冲任亏虚，血海不盈，均可致月经后期、月经量少、闭经、不孕等。若肝郁化火，或肝经湿热，火热之邪或下扰冲任血海而致崩漏、经期延长等，或上炎脸面胸背而致痤疮红赤。月经正常与否亦与脾胃功能密切相关。脾为后天之本，气血生化之源，主运化，主升清，主统血；冲为血海，"冲脉隶于阳明"。脾气虚弱，首先不能化水谷为营血，冲脉不足，血海亏虚；其次不能运化水湿，湿聚成痰，痰湿阻滞冲任、胞宫，从而导致月经后期、月经过少、闭经、不孕等病证；再次，脾气亏虚，中气下陷，血失统摄，冲脉不固，则又可出现月经过多、经期延长、崩漏等。总之，多囊卵巢综合征的发病涉及肾、肝、脾等多个脏腑，与肾关系最密切。此三脏在生理上互相协调，在病理上互相影响。湿、痰、瘀阻滞为发病之标，多囊卵巢综合征的发病，无论是从其临床证候审证求因，抑或对病因病机推断，都与痰饮、瘀血关系密切。众所周知，50%以上的多囊卵巢综合征患者表现为肥胖。中医认为"胖人多痰"，痰湿阻滞冲任，血不得下，则月经过少、闭经，甚至不孕。如明代《万氏女科》提出"瘦人经水来少者，责其血虚少也……肥人经水来少者，责其痰碍经隧也"。《女科切要》云："肥白妇人，经闭而不通者，必是湿痰与脂膜壅塞之故也。"癥瘕的发病多因正气虚弱，气、血、痰、湿、食日久搏聚不散而成。

综上所述，肾、肝、脾失调为多囊卵巢综合征发病之本，痰、湿、瘀阻滞为发病之标。虚、热、郁、痰、湿、瘀等互为因果，交织为患。如肾虚，阴虚生热、阳虚生寒，寒和热均可凝炼津液生痰成瘀；肝郁气滞，气滞血瘀；脾虚生湿，湿聚成痰。反而言之，痰、湿、郁、瘀蕴久又可化热或损伤肝、脾、肾。总之，多囊卵巢综合征发病复杂，但中医认为其病机以肾虚血瘀为主，并贯串疾病始末。

（三）王萍教授诊治特色

王萍教授认为多囊卵巢综合征的发病主要是肝、脾、肾三脏功能失调，并有虚实之分，本虚标实，虚实夹杂。虚者以肾虚和脾虚为主，实者多以肝郁、痰湿、血瘀、湿热为主。卵子的发育成熟与肾精充盛、肾阳鼓动密切相关，本病肾精亏虚、肾阳虚衰，无力启动氤氲之气则卵子发育迟缓，优势卵泡难以形成；肾阳不足，不能温煦下焦，津液凝聚成痰湿；冲任失养，精血无从而生，血海难以充盈，可导致闭经、月经稀少。故王萍教授认为肾虚是本病发生的根本，重者进一步影响女子受孕状态。

1. 王萍教授对多囊卵巢综合征的认识

王萍教授认为肥胖型多囊卵巢综合征病机以痰湿阻滞为主，兼有肾虚，女子不孕，多为月经不调所致，故调理月经周期乃女子受孕之紧要。《女科切要》云肥人闭经"必是痰湿与脂膜壅塞之故"，《傅青主女科》言肥胖不孕是湿盛之故。痰湿凝聚，脂膜易壅塞，从而导致患者体胖多毛，卵巢增大。肥胖之人，因平素过食膏粱厚味，饮食不节，脾胃受损，运化失调，导致痰湿内生，冲任气血受阻，血海难以充盈，故闭经或月经失调。《景岳全书·妇人规》中记载："经脉不调者，其病皆在肾经"，可见肾气的盛衰对女性生理至关重要；肾主人体水液代谢，肾气充盛，则水液代谢功能正常。反之，水液停聚为痰，痰浊壅塞胞宫，气血运行不畅，轻则月事不调，重则不孕。此外，情志因素也是引起多囊卵巢综合征患者不孕的病因，多囊卵巢综合征患者更容易受到情绪障碍的困扰，女子以肝为先天，肝失疏泄，气机失调，则月经紊乱。生活方式的改变也是诱发本病的重要因素，饮食不节易损伤脾胃功能，可聚湿生痰、化热；劳逸失度同样影响脏腑功能，可导致脾胃功能活动减退，出现食少、肢困、肥胖臃肿等，久则气血津液运行失常导致水湿痰饮内生及气滞血瘀等病变。

王萍教授认为，肾虚血瘀为青春期多囊卵巢综合征的主要病机。《傅青主女科》谓："经本于肾""经水出诸肾"，肾精、肾气旺盛，肾阳温煦鼓动有力，月经方能如期来潮，由于先天禀赋不足，或后天劳逸失调伤肾，则导致肾中精气亏虚，阴阳失调，精血乏源，而致月经量少、后期，甚至闭经，从而产生妇科疾病。正如《医学正传·妇人科》云："月经全借肾水施化，肾水既乏，则经血日以干涸……渐而至于闭塞不通。"而无论是肾阴虚还是肾阳虚，都将发生因虚致瘀，冲任气血瘀滞，使月经稀发，甚至闭经。故青春期多囊卵巢综合征患者临床多表现为月经后期、月经稀发，甚至闭经，《诸病源候论》中云："月水不通，久则血结于内生块，变为血瘕，亦作血癥。"经血不能按月以时下，瘀血内停，日久成癥。肾虚血瘀为本病发病的主要病机。

2. 辨证论治

（1）辨证论治：多囊卵巢综合征中月经不调主要表现有四种：一是月经延后，或闭经；二是经期延长，或淋漓难尽；三是一月再行，类似排卵期出血；四是月经量时多时少。临证辨证时需着重辨别月经的期、色、量、质的异常及伴随月经周期而出现的明显症状，以此来判断病情的寒热虚实。一般而论，月经延后，闭经，经量少，多为虚为滞；经期长，经量多，或淋漓不尽，多属虚、瘀、热；经量时多时少，多有气郁；色淡红，质清稀，多为气虚血亏；色淡暗，质稀薄，多为肾虚；色深红，质稠，多为血热；色紫暗，有块，多为血瘀；量少，色淡黏腻，多为痰湿。辨胖瘦多囊卵巢综合征中，肥胖者多属痰湿，病位在脾肾，临证常见倦怠纳少、带下量多等；消瘦者多有虚火，病位在肝肾，临证常见痤疮红赤、性毛浓密等。

针对多囊卵巢综合征的病因病机，其临证组方以补肾活血为主，依据辨证兼以健脾利湿、化痰理气、疏肝清热、软坚散结之法。其中补肾健脾药物可选用熟地黄、菟丝子、桑椹、枸杞子、山茱萸、鹿角霜、覆盆子、淫羊藿、仙茅、巴戟天、紫石英、党参、黄芪、白术、山药、莲子等；活血化瘀药物宜选用活血不伤血、活血并能通经之品，如当归、丹参、鸡血藤、赤芍、益母草、牛膝、桃仁、红花、泽兰等；利湿化痰药物可选用泽泻、车前子、薏苡仁、瞿麦、瓜蒌、半夏、南星、土茯苓、土贝母、白芥子等；疏肝清热药物可选用柴胡、香附、月季花、玫瑰花、牡丹皮、白芍、栀子等；软坚散结常选用浙贝母、夏枯草、鳖甲、鸡内金、牡蛎等。临床施治过程中，除了应遵循以上基本的立法组方用药规律外，因多囊卵巢综合征具有起病多因性、表现多态性，其月经不调既可表现为延后、量少、闭经，也可表现为崩漏、经期延长，故临床需注意辨证与辨病结合以施治。临床表现为月经延后、闭经者，其近期治疗目的为调整月经周期，故立法宜通补。虚者以补为主，结合通行；实者以通为主，结合补益。补以补益气血肝肾为主，通以行气活血、化痰祛瘀为要。临床表现为崩漏、经期延长者，其近期治疗目的为固崩止漏，故立法宜调止。气虚不摄者宜益气摄血，可用固本止崩汤、固冲汤等；热迫血行者，宜清热凉血，可用清热固经汤、安冲清补汤等;瘀血阻滞者,宜化瘀止血,可用桃红四物汤合失笑散加减。

(2)分类辨治:多囊卵巢综合征的治疗,首先应当依据患者有无孕求而分为两类,并据此拟定合理的治疗方案。青春期少女、无孕求的育龄期女性、生育后保健者,治疗重在调经,以调整月经周期为目的;生育期求子嗣者,治疗以调经助孕、预防围生期并发症为目的。

(3)分证论治:多囊卵巢综合征临床大致可分为四证。①肾虚证:症见月经延后,或停闭不潮,经量少,色暗淡质稀,或经量多、淋漓不尽,或婚久不孕,神疲乏力,腰酸膝软,头晕耳鸣,夜尿频多,面色晦暗。治宜补肾益气、调理冲任,方选归肾丸、当归地黄饮等。肾阴虚者治宜滋阴补肾,方选左归丸加减;肾阳虚者治宜温补肾阳,方选右归丸加减。②气滞血瘀证:症见月经延后,甚或闭经不孕,经前或经期小腹胀痛,经血量少,行而不畅,血色紫暗有块,块下痛暂减,胸胁胀满,乳房胀痛,舌紫暗或有瘀点,脉沉弦或涩而有力。治宜行气活血、化瘀通经,方选血府逐瘀汤、膈下逐瘀汤加减。③痰湿阻滞证:症见月经推后,稀发,量少,甚则停闭,不孕,带下量多,色白、质黏、无臭,形体肥胖,胸闷呕恶,舌淡胖,苔白腻,脉滑。治宜燥湿健脾、化痰理气,方用苍附导痰丸或启宫丸加减。④肝郁化火证:症见月经或先或后,量或多或少,经来或淋漓不尽,经前烦怒,胸乳胀痛,形体消瘦,痤疮红赤,舌红苔黄,脉弦数。治宜疏肝清热、方选丹栀逍遥散或龙胆泻肝汤等加减。

(4)分期调治:中医认为月经具有周期性、节律性,是肾阴阳消长、气血盈亏规律性变化的体现。其行经期、经后期、经间期、经前期四个不同时期具有各自的生理特点。临证治疗多囊卵巢综合征,常须根据月经周期的变化,而有所宜忌。周期第1~4天为行经期,血海由满而溢,"重阳则开",在阳气的转化下推动经血的排出,子宫表现为"泻而不藏",呈现"重阳转阴"特征;周期第5~13天为经后期,此期血海空虚逐渐恢复,子宫"藏而不泻",呈现阴长的动态变化,阴长是指肾水、天癸、阴精、血气等渐复至盛,呈"重阴"状态;周期第14~15天为经间期,为氤氲之时,此时肾之阴精发展到重阴转阳、阴盛阳动的转化时期,正是种子之时候;周期第15~28天为经前期,是肾阳增长,阴盛阳生,阳气渐趋充旺至"重阳"时期,此时阴阳俱盛,以备种子育胎。若已受孕,精血聚以养胎,月经停闭不行;如未受孕,阳盛则开,去旧生新,血海由满而溢泻,月经来潮,又进入下一周期。经期血室正开,宜和血调气，或引血归经，过寒过热、大辛大散之剂宜慎；经后血海已泄，阴血偏虚，宜立滋肾养血、充养冲任之法，待阴血渐复，则在滋阴之中佐以温阳益气，以促进阴阳的转化，此期总的原则宜予调补，勿滥攻；经间期阳气渐长，宜立阴阳双补法，使阴阳气血俱旺；经前期肾阳增长，阳气易于偏盛，肝气易于郁结，血海满盈，阴血易于瘀滞，治当补肾助阳、行气疏肝、活血调经为主。此期注意疏导，勿滥补。对于无正常月经周期的多囊卵巢综合征患者，临床可采用中药人工周期疗法，遵循滋肾养血—活血化瘀—补肾助阳—活血化瘀的序贯立法原则。对于有孕求的患者，治疗重点抓住经期与经后期：经期因势利导，调理气血，疏通胞宫脉络；经后填精益血，补益肝肾，助卵养巢。多囊卵巢综合征的治疗可从多方面着手，除中药内服外，尚可配合针灸、药膳，或者中西医结合疗法。生活方式干预为多囊卵巢综合征患者的一线治疗，尤其是对超重或肥胖的患者。患者应该终身注意限制热量摄入，适量体格锻炼，改变不良生活习惯，如熬夜、久坐等，减少精神应激，保持乐观、积极向上的生活态度，树立战胜疾病的信心。

对于月经不调者，重点在于调经，以恢复正常月经周期；对于月经稀发甚至闭经者，应采用"虚则补而通之，实则泄而通之"；对于有生育要求者，重在调经种子。视周期规律加减用药，根据月经周期中阴阳消长、气血盈亏的改变，月经期为经血下泻之时，气血以通为顺，应因势利导治以活血化瘀，可酌加当归、桃仁、红花等。经后期（卵泡期）血海空虚，冲任失养，此期为阴血长养阶段，当补肾滋阴，以促进卵泡生长发育，可加覆盆子、淫羊藿、巴戟天、桑椹、山药、石斛、葛根等。经间期（排卵期）乃种子的关键时期，此期因阴血旺盛，重阴转阳，阴盛阳动，故宜补肾活血，进一步促进卵泡发育及排卵，酌情加红花、三七、炮山甲等促进排卵。经前期（黄体期）肾中阴精与阳气皆旺盛，宜补阴阳、充黄体，助孕安胎，酌加淫羊藿、巴戟天、桑椹、女贞子、墨旱莲等。

3. 特色验方

（1）王萍教授治疗青春期多囊卵巢综合征，主要以补肾活血、逐瘀通经为治法，自拟补肾活络方：熟地黄15g，当归15g，淫羊藿10g，菟丝子20g，川芎10g，白芍10g，紫石英10g，路路通20g，川牛膝20g，桃仁10g，红花10g，杜仲10g，续断10g，狗脊10g，甘草6g。《内经》云："肾者主蛰，封藏之本，精之处也"，指出肾藏精，主生殖，为先天之本，在促使女性月经来潮的过程中有着重要作用。方中运用熟地黄、菟丝子、淫羊藿补肾填精；选用当归、川芎、桃仁、红花补血活血、行气止痛；佐以白芍养血敛阴；川牛膝活血通经，引血下行；甘草健脾和中，兼调和诸药。以上诸药共用，补肾活血，祛瘀生新，则诸症得除。根据女性的特征，运用补肾活血调经的原则，帮助患者尽快建立和完善肾气 – 天癸 – 冲任 – 胞宫生殖轴，促使月经正常来潮。用药处方上因人而异，并进行加减用药：经闭不至者，加大血藤、莪术；烦躁、乳房胀痛者，加柴胡、郁金、香附、川楝子；腰痛甚者，加杜仲、续断、狗脊；肾阴虚者，加女贞子、墨旱莲。处方：熟地黄 15 g，当归 15 g，淫羊藿 10 g，菟丝子 20 g，川芎 10 g，白芍 10 g，紫石英 10 g，路路通 20 g，川牛膝 20 g，桃仁 10 g，红花 10 g，杜仲 10 g，续断 10 g，狗脊 10 g，甘草 6 g。方中熟地黄、菟丝子滋补阴血、填精益髓，以助内膜之长养；路路通、川牛膝补益肝肾、活血通经、引血下行；桃仁、红花活血通经、祛瘀止痛。女子以血为本，以气为用，气行则血行，二者互根互用。治疗该病注重心身兼顾，青春期少女正处于身体和心理发育的关键时期，心智尚不健全，易受外界因素的影响，而青春期多囊卵巢综合征表现出肥胖、多毛、男性化等特征，对其造成严重的心理负担，使其产生强烈的自卑感、孤独怪癖，甚至厌世。因此在诊治过程中会向患者及其家属详细解释本病的常见病因、调理方法、远近目标及远期并发症等，使其了解该病的相关知识，以利于其对本病有正确的认识并积极治疗。

（2）王萍教授认为痰湿阻滞所致的月经不调（多囊卵巢综合征）的发生，与肾、肝、脾三脏关系非常密切，肾主精、主孕育生殖，脾主水湿运化，肾为水，脾为土，脾肾虚者，水湿痰浊内生，脾肾功能失调，气血运行不畅，进一步加重痰湿内盛，进而导致冲任失调，发为月经失调、不孕等。痰湿阻滞与脾的运化功能紊乱有关，脾是人体水液代谢的主要场所，脾虚不能运化水湿，则水湿内生，出现水肿等症状。王萍教授博采众长，融会贯通，结合多年临床经验，认为肥胖型多囊卵巢综合征痰湿阻滞证患者，多由于熬夜、不良饮食习惯加之运动少、情志内伤等因素，损伤脾肾，功能失调，变生痰浊，阻于冲任，气血运行不畅而致本病的发生。

补肾化痰与调整月经周期为主要治法，自拟化痰调经方治疗本病。化痰调经方组成：苍术 20 g，香附 10 g，法半夏 9 g，陈皮 9 g，枳壳 9 g，山楂 10 g，决明子 9 g，紫石英 9 g，菟丝子 20 g，枸杞子 15 g，丹参 10 g，石斛 15 g，甘草 6 g。方中重用苍术、菟丝子补肾燥湿化痰，共为君药。法半夏、陈皮、枳壳功善健脾行气，奏气顺则痰消之意；紫石英温肾补阳、暖胞宫、调冲任，与枸杞子配伍，兼补肾阴肾阳。以上诸药一方面使肾气充盛，精血得生，血海充盈；另一方面理气燥湿化痰。丹参活血调经，为妇科调经之要药，以畅通气血，促进痰瘀的排出；香附疏肝解郁；山楂善消油腻肉食，决明子降脂润肠通便；甘草健脾和中，调和诸药。全方配伍使痰湿得化，瘀除络通，脾肾兼顾。现代中药药理学研究证实法半夏具有抗炎作用；苍术具有调节免疫、抗炎、降糖、神经保护等作用；枳壳有兴奋子宫的作用；山楂、决明子可调脂减重；丹参具有抗炎和雌激素样作用；枸杞子具有降糖、调节免疫、抗衰老等作用；紫石英具有兴奋卵巢、促进卵巢分泌的作用，影响卵泡刺激素、黄体生成素的表达，改善排卵障碍；菟丝子有雌激素样作用，可调节生殖内分泌功能，促进卵泡发育成熟及排卵，恢复月经周期。王萍教授临证过程中视病情衷中参西，若患者多毛、痤疮，表明雄激素过高，则联合炔雌醇环丙孕酮片治疗；胰岛素抵抗者，予口服二甲双胍；监测无排卵者，加氯米芬、来曲唑促排或适时助孕。王萍教授重视生活方式干预疗法，包括饮食、运动等多种途径，认为减轻肥胖可改善多囊卵巢综合征患者月经紊乱、多毛、痤疮等症状，对纠正胰岛素抵抗和辅助不孕治疗也有一定作用。临证中王萍教授告知患者要积极配合治疗，改善饮食结构与生活作息，积极开展有氧锻炼，避免精神过度刺激，保持心情舒畅，控制不利因素，从而有利于治疗。研究表明，对于合并胰岛素抵抗、肥胖型多囊卵巢综合征患者如能均衡饮食、增加有氧运动、维持适当的体重指数、作息规律，则有助于降低不孕的风险。予化痰调经方加减治疗。处方：苍术20 g，法半夏15 g，陈皮10 g，薏苡仁30 g，决明子10 g，熟地黄20 g，当归20 g，淫羊藿15 g，紫石英15 g，菟丝子10 g，川牛膝20 g，路路通20 g，白术30 g，川芎6 g，甘草6 g。

（3）王萍教授主要以补肾疏肝、健脾养血为治法，治疗多囊卵巢综合征肾虚肝郁证患者收获良好的疗效。基本药物组成：熟地黄15 g，淫羊藿15 g，菟丝子15 g，女贞子15 g，山茱萸15 g，石斛15 g，当归15 g，川芎6 g，山药10 g，茯苓10 g，柴胡6 g，香附6 g，郁金6 g，甘草6 g，白芍10 g。

上述方中药以补肾为主，辅以疏肝健脾养血，归肾、肝、脾经，熟地黄补肾益阴，滋补真阴益精水，柴胡调达肝气而疏郁结，因肝肾同源，肾虚不能滋肝木，肝失条达则郁，故治郁先调气，调气则治肝，共为君药，滋补肾阴、疏肝理气。山茱萸补养肝肾，菟丝子、女贞子补肝肾，淫羊藿补肾阳，配入补阴方中，而有"阴中求阳"之意，与君药相配，使补肾功效更显；配伍行气之药，气行则血行，使邪无所依，香附疏肝解郁，理气宽中，调经止痛，为妇科调经之要药；郁金活血止痛，行气解郁。上六味共为臣药以助君药之力。当归补血行血，为血中之气药，川芎活血行气，乃妇科活血调经之要药，白芍苦能补阴，和当归与柴胡、香附、川芎相伍，养肝之体，利肝之用，且防诸辛香之品，耗伤气血；石斛滋肾阴；山药善于健脾，茯苓善于利湿，二者共用健脾助运，意在补后天以资先天。以上六味药共为佐药。甘草为使药，功以健脾和中、调和诸药。全方补肾以生津，又疏肝解郁，共奏补肾疏肝、健脾养血之功，使肾气盛，精血充，肝气条达，经血如期而至。

研究证实，熟地黄能增强人体免疫力，具有抗氧化、抗衰老、抑制肿瘤生长、促进造血等功能。菟丝子通过对下丘脑–垂体–性腺轴的作用调节生殖内分泌；菟丝子黄酮，对因心理应激所造成的卵巢内分泌功能下降有显著改善作用。现代药理研究证实，淫羊藿苷可以促进神经突触生长、抗神经元损伤、抗氧化应激、抗炎、抗抑郁等，还能有效调节血脂水平、保护心血管系统。女贞子可以通过机体内分泌免疫网络系统调节人体免疫功能，改善内环境。山茱萸提取物具有显著降糖作用。石斛可以增强人体免疫力，缓解糖尿病及其并发症。当归具有调节免疫、抗炎、镇痛、抗动脉硬化等功能；另外，当归有兴奋和抑制子宫两种作用。白芍的有效成分具有调节情绪、抗氧化等作用，可以提高人体免疫力。山药具有调节免疫、降血脂、降血糖、抗氧化、抗衰老、改善胃肠功能等作用，还能提高组织对胰岛素的敏感程度，改善胰岛素信号传导。茯苓具有免疫调节、抗氧化、抗炎、保肝等作用。香附主要含有挥发油类成分，有轻度雌激素样活性，香附醇提取物，具有抗菌、抗炎、抗肿瘤等作用。郁金具有抑制中枢神经、降血脂、抗氧化、抗炎、保肝等作用。柴胡有抗抑郁、降血脂、抗炎、镇痛、抗肿瘤等药理作用。川芎挥发油具有改善血液、血流变，镇痛、镇静、抗炎、降压等多种作用。甘草具有抗病毒、抗炎、抗过敏、抗变态反应、抗肿瘤及免疫调节等作用。

第三章

药对举隅

一、月经病

（一）闭经

1. 熟地黄—女贞子

熟地黄甘，微温，入肝、肾经。可滋阴，补血。用于治疗阴虚血少，腰膝痿弱，劳嗽骨蒸，遗精，崩漏，月经不调，消渴，溲数，耳聋，目昏。女贞子补肝肾，强腰膝，明目乌发。治阴虚内热，头晕，目花，耳鸣，腰膝酸软，须发早白，目暗不明。

现代药理研究：熟地黄能改善体内醛固酮水平，有助于滋阴补肾。女贞子有抗炎、抗菌、抗病毒作用。

用药经验：王萍教授常将两药相须为用，共奏补肾滋阴之功效，用于治疗肝肾亏虚之闭经、月经后期等症。两药均可滋阴，熟地黄滋阴之力较女贞子强，但较为滋腻；女贞子其性平和，补阴而不腻滞。王萍教授认为"是药三分毒"，何为毒，即药物在不合时宜时被使用，或药性相佐或相制，或机体状态使药性发挥不出来，又或炮制方法、入药方法不对，从而遏制药性或增加其毒性。王萍教授在用此药时据症化裁，因证用药，使无伤身尔。正如《医学正传》云："生地黄能生血脉，然胃气弱者，服之恐损胃不食。熟地黄补血养血，然痰火盛者恐泥膈不行。"或云："生地酒炒则不妨胃，熟地姜炒则不泥膈，此皆得用地黄之精微者。"丹溪云："多服调治，反致胸膈痞闷，饮食少进，上吐下泻，气喘呕血，日渐危迫，去死几近。此皆因血药伤其冲和胃气，安得谓无害耶？大抵血虚固不可专补其气，而气虚亦不可过补其血。所贵认证的真，量剂佐助，庶几不失于偏损也。"《本草新编》："女贞子……多服，补血祛风，健身不老。近人多用之，然其力甚微，可入丸以补虚，不便入汤以滋益。与熟地、枸杞、南烛、麦冬、首乌、旱莲草、乌芝麻、山药、桑椹、茄花、杜仲、白术同用，真变白之神丹也。然又为丸则验，不可责其近效也……夫女贞子功缓，入在汤剂中，实无关于重轻，无之不见损，有之不见益。若必欲入汤剂，非加入一两不可，然而过多，则又与胃不相宜。盖女贞少用则气平，多用则气浮也。"

常用量：熟地黄常用量为 9～15 g，女贞子常用量为 6～12 g。

用药禁忌：湿热重、脾虚、伤寒患者不宜食用熟地黄。女贞子是脾胃虚寒泄泻及阳虚者忌服。

2. 丹参—香附

丹参性微寒而缓，功善活血祛瘀，祛瘀生新而不伤正，主治血行不畅、瘀血阻滞所致月经不调、经行腹痛、经闭不行、产后瘀滞腹痛等症，亦常用于其他瘀血病证。香附辛、微苦、微甘，主入肝经，以疏肝解郁、调经止痛见长，主治肝经郁结之胁肋胀痛、乳房胀痛、月经不调等症。

现代药理研究：丹参能加强心肌收缩力、改善心脏功能，能扩张冠状动脉、扩张外周血管、抗血栓形成、改善微循环、促进组织的修复与再生，丹参还有一定的镇静、镇痛、抗炎、抗过敏作用。香附挥发油有雌激素样作用，香附水煎剂可明显增加胆汁流量、促进胆汁分泌，并对肝细胞有保护作用，有镇痛作用。

用药经验：王萍教授常将两药合用，用于气滞血瘀证之闭经。时珍曰："《妇人明理论》云四物汤治妇人病，不问产前产后，经水多少，皆可通用。惟一味丹参散，主治与之相同。盖丹参能破宿血，补新血，安生胎，落死胎，止崩中带下，调经脉，其功大类当归、地黄、芎䓖、芍药故也。"《本草蒙筌》云："香附，味苦、甘，气微寒。气浓于味，阳中阴也。无毒……若理气疼，醋炒尤妙。乃血中气药。凡诸血气方中所必用者也。快气开郁，逐瘀调经。除皮肤瘙痒外邪，止霍乱吐逆内证。炒黑色禁崩漏下血，调醋末敷乳肿成痈。宿食可消，泄泻能固。驱热长毛发，益气充皮毛。久服利人，疏利之剂。亦当解悟，又引血药至气分而生血，故因而称曰妇人要药也。"在治肝郁气滞之月经不调、经闭痛经时，常与柴胡、川芎、当归等同用，疏肝理气以调经。王萍教授以香附之辛遏丹参之寒，香附疏肝理气，丹参活血祛瘀，以发挥行气活血、化瘀调经之功效。

常用量：丹参常用量为 10 ～ 15 g，多酒制以增强活血化瘀之功；香附常用量为 6 ～ 10 g，多醋制以增加疏肝止痛之用。

用药禁忌：无瘀血者慎服丹参。凡气虚无滞、阴虚血热者忌服香附。

3. 三棱—莪术

三棱苦平辛散，入肝脾血分，功专破血祛瘀，为血中气药；莪术苦平温香，入肝脾气分，功专行气散积，为气中血药。

现代药理研究：三棱具有较强的抗血小板聚集及抗血栓作用，能降低全血黏度，有明显的镇痛作用；三棱提取物及挥发油对肺癌、胃癌细胞有抑制作用。莪术挥发油制剂对多种癌细胞既有直接破坏作用，又能通过免疫系统使特异性免疫增强而获得明显的免疫保护效应，从而具有抗癌作用；能抑制多种致病菌的生长，有明显的抗胃溃疡作用；可抑制血小板聚集，促进微动脉血流恢复，完全阻止微动脉收缩，明显促进局部微循环恢复；对体内血栓形成有抑制作用。

用药经验：王萍教授常将二者配伍使用，以行气破瘀、化瘀通经，用于血瘀经闭效果良好。《药品化义》云："蓬术味辛性烈，专攻气中之血，主破积消坚，去积聚癖块，经闭血瘀，扑损疼痛。"《本经逢原》云："三棱，肝经气分药也。能破血中之气，散血结，通肝经积血，主寒癖结块，破产后恶、血结腹痛，通月水，堕胎。"细核二药之区别，化血之力三棱优于莪术，理气之力莪术优于三棱。因二者功用颇同，且效力峻猛，均难久服。在治经闭腹痛、腹中痞块时，王萍教授常配伍当归、香附等行气活血；治血瘀经闭、痛经时，常配伍当归、红花、牡丹皮等活血化瘀。

常用量：莪术常用量为 6 ～ 9 g，三棱常用量为 5 ～ 10 g，二者多以醋制增强祛瘀止痛之功。

用药禁忌：体虚、血枯经闭及孕妇禁服三棱。孕妇禁用莪术。

4. 桂枝—川芎

桂枝辛、甘，温，入肺、心、膀胱经。功善发汗解肌，温通经脉，助阳化气。川芎辛温香燥，走而不守，既能行散，上行可达巅顶；又入血分，下行可达血海。活血祛瘀作用广泛，适宜瘀血阻滞的各种病证；可治头风头痛、风湿痹痛等症。昔人谓川芎为血中之气药，殆言其寓辛散、解郁、通达、止痛等功能。

现代药理研究：桂枝所含桂皮油能扩张血管，改善血液循环，促使血液流向体表，从而有利于发汗和散热；有解热、降温作用；有镇痛、抗炎、抗过敏、增加冠状动脉血流量、改善心功能、镇静、抗惊厥、抗肿瘤等作用。川芎嗪能扩张冠状动脉，增加冠状动脉血流量；扩张脑血管，降低血管阻力，显著增加脑及肢体血流量，改善微循环；降低血小板表面活性，抑制血小板凝集，预防血栓的形成。

用药经验：王萍教授喜将二药合用，用于寒凝血瘀所致的闭经。桂枝温通经脉，川芎引经入血海，用于寒凝血瘀所致闭经事半功倍。桂枝辛散温通，具有温通经脉、散寒止痛之效，故可用治寒凝血滞诸症。《本草纲目》称"桂性辛散，能通子宫而破血"，若女性寒凝血滞、月经不调、经闭痛经，桂枝既能温散血中之寒凝，又可宣导活血药物，以增强化瘀止痛之效，王萍教授常配伍当归、吴茱萸等温经通脉。川芎性善行窜，《本草汇言》称其能"下调经水，中开郁结"，善通达气血，为妇科活血调经要药。治瘀滞痛经闭经、月经不调，王萍教授常配伍赤芍、桃仁、牛膝等药活血祛瘀；治寒凝血瘀之经行腹痛、闭经，常配伍当归、吴茱萸、桂心等药温通经脉。

常用量：桂枝常用量为 3 ～ 10 g，川芎常用量为 3 ～ 10 g。

用药禁忌：热病高热、阴虚火旺、血热妄行者禁服桂枝。阴虚火旺、上盛下虚及气弱之人忌服川芎。

5. 苍术—法半夏

苍术苦温燥烈，有燥湿、化浊、止痛之效。用于脘腹胀痛，泄泻，水肿，风湿痹痛，脚气痿躄，风寒感冒，雀目。法半夏辛温，可燥湿化痰、降逆止呕。

现代药理研究：苍术醇有促进胃肠运动作用，对胃平滑肌也有微弱收缩作用；小剂量是镇静作用，大剂量则呈抑制作用；有降血糖作用，同时具排钠、排钾作用。法半夏有一定的祛痰作用；可抑制呕吐中枢而发挥镇吐作用，能显著抑制胃液分泌，水煎醇沉液对多原因所致的胃溃疡有显著的预防和治疗作用；有促进胆汁分泌作用；具有较广泛的抗肿瘤作用；还有镇静催眠、降血脂作用。

用药经验：王萍教授喜将二药相须使用，用于因痰湿阻闭或脾失健运。痰湿内生，壅阻冲任，气血运行受阻，血海不能满溢而导致的闭经效果尤显。苍术苦温燥烈，适用于湿阻中焦、脾失健运所致诸症；法半夏味辛性温，善燥除湿浊而化痰饮，为燥湿化痰、温化寒痰之要药，尤善治脏腑湿痰。王萍教授临床治痰湿经闭多用苍术、法半夏化痰除湿，配合白术、茯苓健脾祛湿，临床反馈疗效甚佳，还可改善带下量多、色白质稠。《药品化义》云："苍术，味辛主散，性温而燥，燥可去湿，专入脾胃，主治风寒湿痹，山岚瘴气，皮肤水肿，皆辛烈逐邪之功也。统治三部之湿，若湿在上焦，易生湿痰，以此燥湿行痰；湿在中焦，滞气作泻，以此宽中健脾；湿在下部，足膝痿软，以此同黄柏治痿，能令足膝有力；取其辛散气雄，用之散邪发汗，极其畅快。"

常用量：苍术常用量为 3～9g，法半夏常用量为 3～9g。

用药禁忌：阴虚内热、气虚多汗者忌服苍术。一切血证及阴虚燥咳、津伤口渴者忌服法半夏，孕妇慎服法半夏。

（二）崩漏

1. 熟地黄—山药

熟地黄甘温质润，补阴益精以生血，为养血补虚之要药；山药性平，健脾止泻、养阴益肺、益肾固精，为健脾补肾之要药。

现代药理研究：山药能抑制胃排空运动及肠管推进运动，增强小肠吸收功能，帮助消化，保护胃黏膜；能降血糖；能提高非特异性免疫、特异性细胞免疫和体液免疫功能；具有抗氧化、抗衰老作用；具有抗刺激、麻醉镇痛和抗炎抑菌等作用。

用药经验：王萍教授善于两者合用增强健脾补肾填精之功效，用于脾肾亏虚、固摄无力之崩漏。熟地黄甘温质润，补阴益精以生血，《珍珠囊》云"大补血虚不足"，为治疗血虚证之要药；入肝肾，善于滋补阴血，为治疗肝肾阴虚证之要药，古人谓其"大补五脏真阴""大补真水"，能补益肝肾、益精填髓。山药甘平，既能补脾益肾，又兼收涩之性，古人称其"气轻性缓，非堪专任"，常配伍人参、白术补气，做辅助药用。治月经不调、崩漏时，王萍教授常与当归、白芍、川芎等药同用；若为血虚崩漏下血，常配伍阿胶、艾叶等养血止血药物。

常用量：熟地黄常用量为 9～15g，山药常用量为 10～30g。

用药禁忌：脾胃虚弱、气滞痰多、腹满便溏者禁服熟地黄。湿盛中满或有实邪、积滞者禁服山药。

2. 山茱萸—牡蛎

山茱萸酸涩收敛，微温而不热，以涩精气为主，补益肝肾。牡蛎味咸软坚，质重潜阳，性涩收敛。

现代药理研究：山茱萸可促进细胞免疫、体液免疫功能，具有抗休克作用；能增强心肌收缩性，提高心脏效率，扩张外周血管，明显增强心脏泵血功能，促血压升高；有抗炎、抑菌、抗癌、利尿、抗实验性肝损伤作用；具有增强小鼠体力和抗疲劳、耐缺氧和增强记忆力的作用。牡蛎有镇静、抗惊厥、抗癫痫、镇痛、抗肝损伤、增强免疫、抗肿瘤、抗氧化、抗衰老、抗胃溃疡等作用；牡蛎多糖具有降血脂、抗凝血、抗血栓等作用。

用药经验：王萍教授常用此药对，使二药相互促进，增强固脱之力，用于肾虚不固之崩漏等症。山茱萸入下焦，能补肝肾、固冲任以止血。《景岳全书》记载山茱萸：味酸涩，主收敛，气平微温，阴中阳也。入肝肾二脏。能固阴补精，暖腰膝，壮阴气，涩带浊，节小便，益髓兴阳，调经收血。牡蛎有收敛固摄功用，可用于多种滑脱不禁之症。《药性论》谓牡蛎：主治女子崩中。止盗汗，除风热，止痛，治温疟。在治疗女性肝肾亏损、冲任不固之崩漏时，王萍教授常配伍熟地黄、白芍、当归等药；脾气虚弱、冲任不固而漏下不止者，常与莲子、芡实、龙骨等药同用。

常用量：山茱萸常用量为 6 ～ 12 g，牡蛎常用量为 9 ～ 30 g。

用药禁忌：凡命门火炽、强阳不痿、素有湿热、小便淋涩者忌服山茱萸。

3. 仙鹤草—海螵蛸

仙鹤草苦、涩，性平，收敛止血，广泛用于各种出血之症，如吐血、尿血、便血、崩漏、咯血、衄血，以及赤白痢疾、劳伤脱力、痈肿、跌打、创伤出血等。海螵蛸性咸涩，微温，归肝肾经，收敛止血、涩精止带、制酸止痛、收湿敛疮。常用于吐血衄血，崩漏便血，遗精滑精，赤白带下，胃痛吞酸；外治损伤出血，湿疹湿疮，溃疡不敛。

现代药理研究：仙鹤草具有抗炎、抗肿瘤、镇痛等作用；还有降糖、降压等作用。海螵蛸能促进溃疡面愈合；还有抗肿瘤、抗放射及接骨作用。

用药经验：王萍教授常将二药合用，取其收敛固涩之力，用于各种证型所致的崩漏。仙鹤草味涩收敛，功能收敛止血，能广泛用于全身各部位出血，因其药性平和，大多出血而无瘀滞者，无论寒热虚实皆可用之，《滇南本草》记载仙鹤草："治妇人月经或前或后，赤白带下，面寒腹痛，日久赤白血痢。"海螵蛸能收敛止血，《神农本草经》言："味咸，微温。主治女子漏下赤白经汁，血闭，阴蚀，肿痛，寒热，癥瘕，无子。"王萍教授常将二药与茜草、棕榈炭、五味子同用治崩漏。治血热妄行之崩漏下血时，常配伍生地黄、侧柏叶、牡丹皮等药；治虚寒性崩漏下血时，多配伍党参、炮姜、艾叶等药。

常用量：仙鹤草常用量为 6 ～ 12 g，海螵蛸常用量为 5 ～ 10 g。

用药禁忌：非出血不止者不宜用仙鹤草。阴虚多热人群不宜多服海螵蛸，海螵蛸久服易致便秘。

4. 龙骨—牡蛎

龙骨甘、涩，微寒，归心、肝经，平肝潜阳、镇静安神、收敛固涩；用于治疗惊痫癫狂，怔忡健忘，失眠多梦，自汗盗汗，遗精淋浊，吐衄便血，崩漏带下，泻痢脱肛，溃疡久不收口。牡蛎味咸，微寒，归肝、肾经，平肝潜阳、软坚散结、收敛固涩。

现代药理研究：龙骨有使中枢抑制和骨骼肌松弛的作用；能调节机体免疫功能，有利于消除溃疡和促进伤口的恢复；有镇静、催眠、抗痉厥、促进血液凝固、降低血管通透性等作用。牡蛎有镇静、抗惊厥、抗癫痫、镇痛、抗肝损伤、增强免疫、抗肿瘤、抗氧化、抗衰老、抗胃溃疡等作用；牡蛎多糖具有降血脂、抗凝血、抗血栓等作用。

用药经验：王萍教授取其二药相近功效，相须为用，因二药均有收敛固涩的作用，用于血不归经之各种崩中漏下效果甚好。龙骨味涩能敛，有收敛固摄之功，宜用于多种正虚滑脱之症，《药性切用》记载龙骨：甘涩咸平，入手足少阴、手阳明、足厥阴。涩精敛汗，收脱安神。《药性论》曰其：逐邪气，安心神，止冷痢、皮下脓血、女子崩中带下，止梦泄精、夜梦鬼交，治尿血，虚而多梦纷纭加而用之。牡蛎煅后有与煅龙骨相似的收敛固涩作用，《药性论》称其：主治女子崩中。止盗汗，除风热，止痛，治温疟。治崩漏时，王萍教授将二药常与山茱萸、山药等药同用；治疗气虚不摄、冲任不固之崩漏，常配伍黄芪、海螵蛸、五倍子等。

常用量：龙骨常用量为 15 ～ 30 g，牡蛎常用量为 9 ～ 30 g。

用药禁忌：湿热，实邪者忌服龙骨。

5. 黄芩—侧柏叶

黄芩苦，平，归肝、胆、三焦经，清热燥湿、凉血安胎、泻火解毒。主治温热病。因其入肺经，善于清泻肺火；同时可以治疗暑湿、湿热痞满、黄疸泻痢等，善于清肺、胃、胆及大肠之湿热，尤其善于清中上焦湿热；还可治疗疮痈肿毒、血热吐衄，以及其他出血症状；同时它有清热安胎之功，可以治疗血热胎动不安、肾虚有热胎动不安等。侧柏叶苦、涩，微寒，归肺、肝、大肠经，可凉血止血。

现代药理研究：黄芩有抑菌作用，具有显著抗过敏、解热作用；还具有镇静、保肝、利胆、降压、降脂、抗氧化等作用。侧柏叶有抑菌、镇咳祛痰作用，有舒张支气管平滑肌、缓解支气管痉挛作用，且可部分阻断乙酰胆碱作用；有一定的止血作用。

用药经验：王萍教授取黄芩善清泄三焦湿热，侧柏叶之凉血止血之功效，合用二者于肝经有热之崩漏。黄芩苦寒，炒炭能清热泻火、凉血止血，《神农本草经》云："黄芩，味苦，平。主诸热，黄疸，肠澼，泄利，逐水，下血闭，恶疮，疽蚀，火疡。"侧柏叶善清血热，又味涩，兼能收敛止血，为治各种出血证之要药，尤以血热者为宜，《名医别录》曰："主治吐血，衄血，利血，崩中，赤白，轻身，益气。"治血热妄行之崩漏下血时，王萍教授常将二药与大黄、芍药等同用。

常用量：黄芩常用量为 3 ～ 10 g，侧柏叶常用量为 6 ～ 12 g。

用药禁忌：脾肺虚热者忌黄芩。侧柏叶多食倒胃，忌多服。

6. 血竭—茜草

血竭具有活血止痛、化瘀止血、生肌敛疮等功效，用于跌打损伤、外伤出血、疮疡不敛等，既能活血止痛，又能化瘀止血。茜草凉血活血，祛瘀，通经，止血而不留瘀，用于热证出血、经闭腹痛、跌打损伤。

现代药理研究：血竭有止血、抗血栓形成、改善微循环、增加血流的作用，有明显的止痛、抗炎、加速伤口愈合的作用。茜草具有止血、祛痰镇咳、抗菌作用。

用药经验：王萍教授常将二者合用，用于冲任瘀阻、血不归经之崩漏不止，效力益甚。血竭既能散瘀又能止血，有止血不留瘀的特点，适用于瘀血阻滞、血不归经的出血，尤宜外伤出血，河间云"血竭除血痛，为和血之圣药"。茜草味苦性寒，善走血分，既能凉血止血，又能化瘀止血，可用于血热妄行或血瘀脉络之出血证，对于血热夹瘀之出血尤为适宜，《本草发挥》：洁古云"味苦寒，阴中之阳。去诸死血"。治血热崩漏时，王萍教授常将二者与生地黄、生蒲黄等药同用凉血止血；治气虚不摄之崩漏下血，常配伍黄芪、白术、山茱萸等药。

常用量：血竭常用量为 1 ～ 2 g，茜草常用量为 6 ～ 10 g。

用药禁忌：无瘀血者慎服血竭。脾胃虚寒及无瘀滞者慎服茜草。

（三）绝经综合征

1. 女贞子—墨旱莲

女贞子、墨旱莲两药均味甘、性凉，入肝、肾二经，治阴虚内热，头晕，目花，耳鸣，腰膝酸软，须发早白。可滋补肝肾，明目乌发。用于眩晕耳鸣、腰膝酸软、须发早白、目暗不明。墨旱莲凉血，止血，补肾，益阴。治吐血，咯血，衄血，尿血，便血，血痢，刀伤出血，须发早白，白喉，淋浊，带下，阴部湿痒。

现代药理研究：墨旱莲有缓解心绞痛、降低血压的作用，可增强机体非特异性免疫和细胞免疫功能，而对体液免疫无明显的促进作用，具有抗纤维化的保肝作用。墨旱莲对金黄色葡萄球菌、福氏痢疾杆菌有一定的抑制作用。墨旱莲还有一定的抗癌活性。

用药经验：王萍教授取女贞子补益肝肾之力强于墨旱莲，补而不腻；墨旱莲清热凉血之力优于女贞子，并有止血之效。两药相须，相互促进，同补肝肾之阴，用于肝肾阴虚之围绝经期综合征。女贞子味甘、性凉，功善滋补肝肾，又兼清虚热，补中有清，《本草备要》称其"益肝肾，安五脏，强腰膝，明耳目，乌髭发，补风虚，除百病"。墨旱莲甘寒，长于补肝肾之阴，又能凉血止血，《得配本草》记载其"入足少阴经血分。凉血滋阴。疗脏毒，退肾热。灸疮发洪血不止者，敷之立已。血凉，诸病皆除"。王萍教授常将二药与生地黄、知母、地骨皮同用，治疗阴虚内热之潮热心烦。

常用量：女贞子常用量为 6～12 g，多酒制增强补肝肾之功；墨旱莲常用量为 6～12 g。

用药禁忌：脾胃虚寒泄泻及阳虚者忌服女贞子。脾肾虚寒者慎服墨旱莲。

2. 当归—川芎

当归具有补血活血、调经止痛、润肠通便之功效，常用于血虚萎黄、眩晕心悸、月经不调、经闭痛经、虚寒腹痛、风湿痹痛等症。川芎具有活血行气、祛风止痛的功效，临床常用于血瘀气滞所导致的痛经、经闭及产后血瘀腹痛、跌打损伤等疾病，常与当归、芍药、红花等配伍使用。

现代药理研究：当归有明显的抗血栓作用，还有增强机体免疫、抑制炎症后期肉芽组织增生、抗脂质过氧化、抗肿瘤、抗菌、抗辐射等作用。

用药经验：王萍教授取当归性柔而润，专能补血；川芎辛散，入肝经，行气活血，为气中之血药。二药伍用，互制其短而展其长，活血、养血、行气三者并举。当归之润可制川芎之燥，川芎之燥又可制当归之腻，使瘀祛而不伤气血，血补而不致气滞血瘀。二药相须为用，用于气血不和之围绝经期综合征。当归甘温质润，长于补血，为补血之圣药，又善活血行滞止痛，为妇科补血活血、调经止痛之要药，《药性论》云："补女子诸不足。此说尽当归之用矣。"川芎辛香行散，温通血脉，既能活血祛瘀，又能行气通滞，为"血中气药"，其性善行走窜，《本草汇言》称其能"下调经水，中开郁结"，善通达气血，为妇科活血调经要药。王萍教授用二药治绝经前后诸证，证属血虚者，常配伍熟地黄、白芍等补血活血药；兼血瘀者，常配伍桃仁、红花等活血调经药；证属冲任虚寒、瘀血阻滞者，常配伍白芍、桂枝、吴茱萸等药；证属肝郁气滞者，常配伍柴胡、白芍、白术等药；证属肝郁化火、热迫血妄行者，常配伍牡丹皮、栀子、柴胡等药；证属气血两虚者，常配伍人参、白术、熟地黄等药。

常用量：当归常用量为 6～12 g，川芎常用量为 3～10 g。

用药禁忌：湿阻中满及大便溏泄者慎服当归。阴虚火旺、上盛下虚及气弱之人忌服川芎。

3. 柴胡—郁金

柴胡苦，平，可透表泄热、疏肝解郁、升举阳气，治肝郁气滞、胸胁胀痛、脱肛、子宫脱落、月经不调。郁金辛、苦，寒，可用于治疗失心发狂、吐血、尿血、黄疸型肝炎、胸胀、胆结石、胆囊炎、失眠、健忘、记忆力减退、心烦、抑郁等，对女性月经不调、经期黑血、经期疼痛、经期延后都有很好的缓解和治疗作用。

现代药理研究：柴胡有镇静及延长睡眠时间的作用；有解热镇痛、抗惊厥、抗炎、抗菌、抗病毒作用；有护肝利胆作用；有降血脂、抗溃疡及明显的溶血作用；有增强免疫功能的作用。郁金有抑制血小板聚集的作用，能抗心律失常，对多种细菌有抑制作用，也有一定的抗炎止痛作用。

用药经验：王萍教授常将两药合用于肝气郁结所致的气血瘀滞证之围绝经期综合征。取柴胡善疏泄肝气而解郁结，又可启动相火；郁金疏肝解郁的同时，又能入血分而行血中之滞。两药相须为用，行气活血，长于疏泄。柴胡辛行苦泄，善调达肝气、疏肝解郁，《日华子本草》称其"味甘，补五劳七伤，除烦，止惊，益气力，消痰，止嗽，润心肺，添精，补髓，天行温疾，狂热乏绝，胃胁气满，健忘"。郁金辛散苦泄，既能活血祛瘀以止痛，又能疏肝行气以解郁,善治气滞血瘀之证,《本草分经》记载其"上行入心包、心、肺,凉心热,散肝郁,破血下气。治经水逆行,气血诸痛。耗真阴"。治疗证属肝失疏泄、气机阻滞之月经不调、绝经期诸症,常配伍香附、川芎、白芍等药;治疗肝郁化热、迫血妄行之月经不调、绝经期诸症,常配伍生地黄、牡丹皮、栀子等药。

常用量:柴胡常用量为 3 ~ 10 g,多醋制增强疏肝解郁之功;郁金常用量为 3 ~ 10 g。

用药禁忌:肝阳上亢、肝风内动、阴虚火旺及气机上逆者忌用或慎用柴胡。阴虚失血及无气滞血瘀者忌服郁金,孕妇慎服郁金。

4. 酸枣仁—珍珠母

酸枣仁其性平,味酸、甘,归肝、胆、心经,具有养心益肝、宁心安神、敛汗生津的功效。其味甘入心、肝经,能滋养心肝的阴血,用于虚烦不眠、惊悸多梦,其味酸能敛而有收敛止汗之功,也可以用于治疗体虚多汗。珍珠母用于惊悸失眠,目赤翳障,视物昏花,肝阳上亢之头痛眩晕、耳鸣等。

现代药理研究:酸枣仁有催眠、镇静作用,有镇痛、降体温作用,还有改善心肌缺血、提高耐缺氧能力、降血压、降血脂、增强免疫功能、抗血小板聚集、抗肿瘤等作用。珍珠母有延缓衰老、抗氧化、抗肿瘤、抗肝损伤、镇静、抗惊厥、抗过敏、抗溃疡、提高免疫功能等作用,还有镇静、抗惊厥作用。

用药经验:王萍教授常将二药合用于失眠、烦躁等绝经综合征。酸枣仁味甘,能养心阴、益肝血而宁心安神,为养心安神之要药,尤宜心肝阴血亏虚、心失所养之虚烦不眠,《开宝本草》称"烦心不得眠,脐上下痛,血转久泄,虚汗,烦渴。补中益肝气,坚筋大骨,助阴气,令人肥健"。珍珠母质重,入心经,有安神定惊之功。治疗围绝经期心失所养所致虚烦不眠、惊悸多梦,王萍教授常配伍知母、茯苓、川芎等药。

常用量:酸枣仁常用量为 10 ~ 15 g,珍珠母常用量为 10 ~ 25 g。

用药禁忌:凡有实邪郁火及患有滑泄症者慎服酸枣仁。胃寒患者尽量不要用珍珠母。

二、带下病

1. 山茱萸—牡蛎

山茱萸酸涩收敛,微温而不热,具有补益肝肾、收涩固脱等功效。用于眩晕耳鸣、腰膝酸痛、阳痿遗精、遗尿尿频、崩漏带下、大汗虚脱、内热消渴，以涩精气、止脱汗为主，是平补肝肾阴阳的要药。牡蛎味咸软坚，质重潜阳，性涩收敛。

用药经验：王萍教授取山茱萸补肾固涩之功效，配伍牡蛎性涩收敛之效，二药相互促进，增强固脱之力，常用于肾虚不固之带下过多等症。山茱萸味涩性温，既可固冲，又可止带，《本经逢原》云山茱萸"滑则气脱，涩以收之，山茱萸止小便利，秘精气，取其酸涩以收滑也。甄权治脑骨痛，疗耳鸣，补肾气，兴阳道，坚阴茎，添精髓，止老人尿不节，治面上疮，能发汗，止月水不定。详能发汗，当是能敛汗之误，以其酸收，无发越之理。仲景八味丸用之，盖肾气受益，则封藏有度，肝阴得养，则疏泄无虞，乙癸同源也。命门火旺，赤浊淋痛，及小便不利者禁用"。牡蛎煅后，有收敛固涩之功，《济生拔粹》称"牡蛎咸耎痞积，又治带下，温疟疮肿。为软坚收涩之剂"。王萍教授常将二药配伍山药治疗带下证，证属肾虚、带脉失约日久者，常配伍鹿角霜、芡实等药。

常用量：山茱萸常用量为 6 ～ 12 g，牡蛎常用量为 9 ～ 30 g。

2. 山药—白扁豆

山药性平，健脾止泻、养阴益肺、益肾固精；对于脾虚食少、久泻久痢、消化不良等症状有一定的调理效果。山药具有补肾涩精的作用，能够缓解肾虚遗精、小便频数、神疲乏力的症状。此外，山药入肺，可以润肺止咳，缓解肺虚喘咳的症状。白扁豆性温，清暑化湿、补脾止泻、解毒和中，治暑湿吐泻、脾虚呕逆、食少久泻、水停消渴、赤白带下、小儿疳积。

现代药理研究：白扁豆具有抑制痢疾杆菌和抗病毒作用，对食物中毒引起的呕吐、急性胃炎等有解毒作用，尚有解酒、河豚及其他食物中毒的作用，具有抗氧化、增强免疫的作用。

用药经验：王萍教授取两者健脾化湿之功效，常将二药合用，用于脾虚湿盛之带下过多、外阴瘙痒效果显著。山药甘平，能补脾气、益脾阴，又兼涩性，能止泻、止带，《得配本草》云："入手足太阴经血分，兼入足少阴经气分。补脾阴，调肺气。治虚热干咳，遗精泄泻。游风眼眩，惊悸健忘。生者捣敷疮毒，能消肿硬。"白扁豆甘温而气香，甘温补脾而不滋腻，芳香化湿而不燥烈，有健脾养胃、化湿和中之功，适用于脾虚湿滞之食少、便溏和泄泻，以及脾虚湿浊下注的白带过多，唯其"味轻气薄，单用无功，必须同补气之药共用为佳"《得配本草》云白扁豆"入足太阴经气分。调和脾胃，通利三焦，化清降浊，消暑除湿。治霍乱，疗呕逆，止泄泻，解消渴"。王萍教授常将二药配伍人参、白术、茯苓等健脾化湿药，治疗脾虚湿盛之带下过多疗效甚好。

常用量：山药常用量为 10～30 g，白扁豆常用量为 9～15 g。

用药禁忌：患寒热病者、患冷气人、患疟者不可食白扁豆。

3. 苍术—黄柏

苍术辛烈温燥，善祛风胜湿、健脾止泻，对于风寒感冒导致的鼻塞、流清涕、恶寒、吐稀白痰、头痛等症状有一定的调理效果。苍术归脾经，还可以起到燥湿健脾的作用，适用于治疗风湿痹痛、脘腹胀满、水肿、泄泻等病证。黄柏苦寒沉降，清热燥湿、泻火解毒，善清下焦湿热。

现代药理研究：苍术小剂量是镇静作用，大剂量则呈抑制作用，有降血糖作用，同时具有排钠、排钾作用。黄柏对金黄色葡萄球菌、大肠杆菌、痢疾杆菌、伤寒杆菌、结核杆菌、溶血性链球菌等有一定抑制作用；对白色念珠菌、絮状表皮癣菌、犬小孢子菌等皮肤致病性真菌具有较强的抑制作用；对流感病毒、乙型肝炎表面抗原也有抑制作用；并有抗溃疡、利胆、抗心律失常、降压、镇静、降血糖等作用。

用药经验：王萍教授常将二药合用，一温一寒，互制互用，并走于下，清热燥湿止带功效显著，用于湿热下注的带下证。苍术苦温燥湿以祛湿浊，辛香健脾以和脾胃，《雷公炮制药性解》云："苍术，味甘辛，性温，无毒，入脾、胃二经，主平胃健脾，宽中散结，发汗祛湿，压山岚气，散温疟。"黄柏苦寒沉降，长于清泄下焦湿热，《神农本草经》称其"主五脏、肠胃中结热，黄疸，肠痔，止泄痢，女子漏下，赤白，阴阳伤，蚀疮"。王萍教授常将二药与龙胆草、黄芩、栀子等药同用，治带下过多，证属湿热下注之带下黄浊臭秽、阴痒，常配伍山药、芡实、车前子等药。

常用量：苍术常用量为 3～9 g，黄柏常用量为 3～12 g。

用药禁忌：脾胃虚寒、胃弱食少者忌服黄柏。

4. 山药—芡实

山药味甘、性平，归肺、脾、肾经，可滋肾益精，益肺止咳，降低血糖，健脾益胃、助消化，聪耳明目，延年益寿，主治脾胃虚弱、倦怠无力、食欲不振、痰喘咳嗽、腰膝酸软等症。芡实入脾、肾经，具有益肾固精、补脾止泻、除湿止带的功效，对治疗腰膝痹痛、遗精、小便不禁、大便泄泻、腰酸体倦、体寒肾虚等病证有辅助效果。

现代药理研究：芡实主含蛋白质、脂肪、碳水化合物、钙、磷、铁、硫胺素、核黄素、尼古酸、抗坏血酸等。芡实能明显地消除慢性肾小球肾炎所致的尿蛋白；芡实具有收敛、滋养作用。

用药经验：王萍教授取二者健脾补肾、除湿止带之功效，常将二药合用，用于脾虚湿盛之带下。山药甘平，能补脾气，益脾阴，又兼涩性，能止泻、止带，《得配本草》云："入手足太阴经血分，兼入足少阴经气分。补脾阴，调肺气。治虚热干咳，遗精泄泻。游风眼眩，惊悸健忘。生者捣敷疮毒，能消肿硬。"芡实甘涩收敛，能益肾健脾、收敛固涩、除湿止带，为治疗带下证之佳品，《本草备要》云："固肾益精，补脾去湿。治泄泻带浊，小便不禁，梦遗滑精，同金樱膏为丸，名水陆二仙丹。"治疗脾肾两虚之白浊带下，王萍教授常配伍党参、白术、山药等药；治疗湿热带下则宜与黄柏、车前子等清热利湿药同用。

常用量：山药常用量为 10 ~ 30 g，芡实常用量为 9 ~ 15 g。

用药禁忌：大小便不利者禁服芡实，食滞不化者慎服芡实。

5. 龙骨—牡蛎

龙骨甘、涩，微寒，归心、肝经，平肝潜阳，镇静安神，收敛固涩；牡蛎味咸，微寒，归肝、肾经，平肝潜阳、软坚散结、收敛固涩。二药功效相近，均能平抑肝阳，重镇安神，收敛固涩。相须为用，固涩之力更甚，具固涩止带功效。

现代药理研究：龙骨水煎剂有使中枢抑制和骨骼肌松弛的作用，能调节机体免疫功能，有利于消除溃疡和促进伤口的恢复。龙骨有镇静、催眠、抗痉厥、促进血液凝固、降低血管通透性等作用。

用药经验：王萍教授常将二药合用，取其固涩重镇之力，用于带下过多。龙骨性收涩，煅后外用有收湿、敛疮、生肌之效，《雷公炮制药性解》云："龙骨，味甘，性平，无毒，入肾经。主丈夫精滑遗泄、妇人崩中带下，止肠风下血，疗泻痢不止。得五色具者佳。其齿主惊痫狂疾。俱畏干漆、蜀、椒、理石、石膏。"牡蛎煅后有收敛固涩作用，可用于多种滑脱不禁之症，《本草纲目》云："化痰软坚，清热除湿，止心脾气痛，痢下，赤白浊，消疝瘕积块，瘿疾结核。"治疗带下证，常配伍山茱萸、山药等药。

常用量：龙骨常用量为 15 ~ 30 g，牡蛎常用量为 9 ~ 30 g。

6. 补骨脂—白扁豆

补骨脂辛、苦，温，归肾、脾经，有温肾助阳、纳气平喘、温脾止泻、外用消风祛斑的作用，本品苦辛温燥，能温肾助阳。白扁豆味甘，入脾、胃经，是一味补脾而不滋腻、除湿而不燥烈的健脾化湿良药。

现代药理研究：补骨脂具有强心和扩张冠状动脉、增加冠状动脉血流量的作用；有显著增强机体免疫功能的作用；有抗衰老作用。

用药经验：王萍教授喜将二者合用，用于脾肾阳虚湿盛所致的白带量多等症。补骨脂补而兼涩，善于补肾助阳，《开宝本草》谓其"主五劳七伤，风虚冷，骨髓伤败，肾冷精流，及妇人血气堕胎"。白扁豆甘温而气香，归脾、胃经，甘温补脾而不滋腻，芳香化湿而不燥烈，有健脾养胃、化湿和中之功，适用于脾虚湿浊下注的白带过多，《神农本草经疏》云："扁豆禀土中冲和之气，其味甘，气香，性温、平，无毒。入足太阴、阳明经气分，通利三焦，升清降浊，故专治中宫之病，和中下气，消暑降浊，故专治中宫之病，和中下气，消暑除湿而解毒也。孟诜：主霍乱吐利不止，及呕逆，久食头不白。日华子云：补五脏。苏主女子带下，解酒毒、河豚鱼毒。"因白扁豆味轻气薄，故常配伍人参、白术、茯苓等补气健脾。

常用量：补骨脂常用量为 6 ~ 10 g，白扁豆常用量为 9 ~ 15 g，多炒用以增强健脾化湿之功。

用药禁忌：阴虚火旺者忌服补骨脂。患寒热病者、患冷气人、患疟者不可食白扁豆。

7. 茯苓—山药

茯苓性平，归心、脾经，可利水渗湿、健脾和胃、养心安神；用于脾虚食少、便溏泄泻、惊悸失眠、心神不安等病证，缓解水肿尿少、小便不利等症状。山药具有补肾固精、益气养阴、补益脾肺的功效，治脾虚泄泻、久痢、虚劳咳嗽、消渴、遗精、带下、小便频数等症。

现代药理研究：茯苓有利尿、镇静、增强免疫功能，还具有抗溃疡、抗菌、降血糖、松弛离体肠管及杀灭钩端螺旋体的作用。

用药经验：王萍教授认为带下多责之脾肾，脾肾功能失常，健运失司，感受湿热、湿毒之邪，发而为病，固喜用健脾固涩之品，茯苓、山药乃健脾补肾之经典药对，合用可用于脾肾虚之带下过多等症，常为其处方用药的根本。茯苓味甘而淡，药性平和，能健脾渗湿，《药性赋》称："其用有六：利窍而除湿，益气而和中，小便多而能止，大便结而能通，心惊悸而能保，津液少而能生。"山药甘平，能补脾气，益脾阴，又兼涩性，能止泻、止带；能补肾气，滋肾阴，兼收涩之性，《得配本草》云其"入手足太阴经血分，兼入足少阴经气分。补脾阴，调肺气。治虚热干咳，遗精泄泻。游风眼眩，惊悸健忘。生者捣敷疮毒，能消肿硬"。治疗上常配伍人参、白术等补气健脾药，以健脾利湿止带。

常用量：茯苓常用量为 10 ～ 15 g；山药常用量为 10 ～ 30 g，多麸炒增强其补脾健胃之功。

三、妊娠病

1. 续断—桑寄生—菟丝子

续断味苦、辛，性微温，入肝、肾经。补肝肾、强筋骨、续折断、止崩漏，可用于治疗肝肾不足，腰膝酸软，风湿痹痛，跌仆损伤，筋伤骨折，肝肾不足，崩漏经多，胎漏下血，胎动不安。桑寄生味甘、微苦，性平，入肝、肾经，具有祛风湿、补肝肾、强筋骨、安胎的功效。常用于治疗风湿痹痛，腰膝酸痛，关节不利，筋骨痿软等，常与独活、细辛、秦艽、杜仲等同用；崩漏经多，胎动不安，胎漏下血，常与续断、阿胶、当归等配伍应用；肝肾不足，头晕，常与杜仲、牛膝、白芍、夏枯草等同用。菟丝子味辛、甘，性平，入肝、肾、脾经。补益肝肾，固精缩尿，安胎，明目，止泻。可用于治疗肝肾不足，腰膝酸软，阳痿遗精，遗尿尿频，目昏耳鸣，肾虚胎漏，胎动不安，脾肾虚泻。

现代药理研究：续断中维生素 E 含量较大，对子宫和胚胎发育有所促进，对妊娠小鼠子宫有显著的抑制收缩作用。菟丝子主要活性成分是黄酮类物质，可助阳和提高性活力，具有雌激素样活性，影响下丘脑－垂体－性腺轴，临床证实具有固精安胎与性激素样作用。桑寄生有抗病毒、镇静、保胎功效。

用药经验：《本经逢原》言续断"为妇人胎产崩漏之首药"，《药性论》称桑寄生，可固守胎儿，专治妊娠漏血者。续断、桑寄生、菟丝子，出自《医学衷中参西录》之寿胎丸，王萍教授遵从中医经典，临床三药相须为用，补肝肾、固冲任、安胎元，并体现阴中求阳、阳中求阴的治肾法则，临证加减，治疗妊娠早期胎漏、胎动不安等颇效。王萍教授认为胎漏、胎动不安主要与肾虚、冲任不固有关。肾气盛则"任脉通，太冲脉盛，月事以时下，故有子"，若肾气衰，"任脉虚，太冲脉衰少，天癸竭，地道不通，故形坏而无子"。肾失闭藏，开阖失司，可导致崩漏、带下。肾不系胎则胎动不安甚至堕胎。因此，肾为冲任之本，肾气充则冲任脉盛，濡养、维系胎元，使胎元健固。肾为先天之本，肾主生殖，主藏精，胞胎所养皆赖先天肾精滋养和肾气的强固。《妇人大全良方》云："夫人以肾气壮实，冲任荣合，则胎所得，如鱼处渊。"肾之精气充盛是胎孕的物质基础，肾气充盛，胞有所系，则胎自安。

常用量：续断15 g，桑寄生15 g，菟丝子30 g。

用药禁忌：续断、菟丝子虽为平补之品，但偏于补阳，故阴虚火旺、大便燥结、小便短赤者不宜服用。

2. 吴茱萸—川黄连

吴茱萸辛、苦，大热，有小毒，归肝、脾、胃、肾经。善于散寒止痛，还能疏肝解郁、降逆止呕、制酸止痛、疏肝暖脾，善解厥阴之滞、消阴寒之气。川黄连苦寒，归心、脾、肝、胆、大肠经，清热燥湿，泻火解毒。用于治疗湿热痞满、呕吐、泻痢，高热神昏，心火亢盛；善于清泻胃火，治疗胃热呕吐吞酸、胃火牙痛、消渴。

现代药理研究：吴茱萸具有芳香健胃作用，能祛除肠内积气及抑制肠内异常发酵，增加消化液分泌，抑制胃肠蠕动而解痉、止吐，并有镇痛、抗胃溃疡、降血压、兴奋子宫、抗血栓形成、杀虫、抗菌、升高体温、保肝、利胆、抑制中枢神经系统、改善心血管系统功能、抗血栓、抗缺氧等药理作用。川黄连及小檗碱均有抗实验性胃溃疡、抑制胃液分泌、保护胃黏膜的作用。

用药经验：妊娠恶阻的主要发病机制是冲气上逆、胃失和降，有胃虚、肝热、痰湿之别。王萍教授认为呕吐的核心病机在于中焦气机逆乱、升降失常，以"逆"为主态，寒、热、虚、实均可影响气机升降，引发呕吐。因此在治疗上当以理燮中焦、和胃降逆为基本原则，恢复气机升降。王萍教授认为吴茱萸辛热，川黄连苦寒，前者能温脾暖胃，后者能清热燥湿、泻火解毒，但苦寒易伤脾胃，二者常常配伍使用，有辛开苦降反佐之妙用，以川黄连之苦寒泻肝经横逆之火，以和胃降逆，佐以吴茱萸之辛热，同类相求，引热下行，以防邪火格拒之所应，共奏清肝和胃制酸之效，两药一寒一热，相反相成，临床常合用两药，主要治疗妊娠早期肝火犯胃所致呕吐吞酸。

常用量：吴茱萸5 g，川黄连5 g。

用药禁忌：吴茱萸辛热燥烈，易耗气动火，不宜多服久服，阴虚火旺者忌服，孕妇慎用。川黄连大苦大寒，脾胃虚寒者忌用，不能过量久服。

3. 半夏—生姜

生姜辛、微温，归肺、脾、胃经，功效发汗解表、温中止呕、温肺止咳、解鱼蟹毒、解药毒。适用于外感风寒、头痛、痰饮、咳嗽、胃寒呕吐、鱼蟹中毒；在遭受冰雪、水湿、寒冷侵袭后，急以姜汤饮之，可增进血行，驱散寒邪。生姜能制半夏、厚朴之毒，发散风寒，益元气，大枣同用。辛温，与芍药同用，温经散寒，呕家之圣药也。辛以散之，呕为气不散也。此药能行阳而散气。半夏辛、温，有毒，归脾、胃、肺经。燥湿化痰，降逆止呕，消痞散结。可用于治疗咳喘痰多，痰饮眩悸，风痰眩晕，胃气上逆，呕吐反胃，胸脘痞闷，梅核气。

现代药理研究：半夏可抑制呕吐中枢发挥镇吐作用，能显著抑制胃液分泌，水煎醇沉液对多原因所致的胃溃疡有显著的预防和治疗作用。能升高肝脏内酪氨酸转氨酶的活性，还有促进胆汁分泌作用。生姜能促进消化液分泌，保护胃黏膜，具有抗溃疡、保肝、利胆、抗炎、解热、抗菌、镇痛、镇吐作用，其醇提取物能兴奋血管运动中枢、呼吸中枢、心脏。生姜水浸液对伤寒杆菌、霍乱弧菌、阴道滴虫均有不同程度的抑杀作用，并有防止吸虫卵孵化及杀灭血吸虫作用。

用药经验：王萍教授认为妊娠恶阻病机根本在于中焦失和、冲气逆胃，治疗以健运中焦、平冲降逆为本，吴茱萸、半夏、紫苏、生姜等为安胎止呕常用药，其中半夏虽属妊娠禁忌，但因其疗效显著，为高频止呕药，且其配伍生姜能降低生殖毒性。王萍教授对于妊娠恶阻患者呕吐症状严重时，常采用生姜、半夏合用，半夏、生姜性味相同，均辛温燥散，具降逆、止呕、和胃、化痰之功。两药配伍，协同为用。半夏降逆止呕为主，生姜化水止呕为辅，且又具温中化饮之功，相互协同而增强和胃止呕之效。另外，半夏为有毒之品，生姜可制半夏之毒，属相畏配对，制其所短，展其所长，可更好地发挥和胃降逆作用。《金匮要略》中以二药组成的生姜半夏汤和小半夏汤可治痰饮内停、呕吐、反胃等。王萍教授强调用药时须遵循"有故无殒"的原则，特别注重半夏的用量，中病即止，"衰其大半而止"，不宜多用，防止半夏动胎之弊，且半夏内服一般炮制后用。

常用量：半夏 3～9 g，生姜 10 g。

用药禁忌：生姜助火伤阴，热盛或阴虚内热者忌服。半夏性温燥，阴虚燥咳、有滑胎病史的妊娠恶阻患者应慎用。

4. 茜草炭一三七

茜草味苦、性寒，归肝经，具有凉血通经、化瘀止血的功效，临床主要用于吐血、衄血、崩漏、外伤出血、瘀阻经闭、关节痹痛、跌仆肿痛。茜草炭是由中药茜草经炒炭炮制而成，临床主要用于治疗由瘀血阻滞而引起的吐血、崩漏、外伤出血等出血证。三七甘、微苦，温，归肝、胃经，可散瘀止血、消肿定痛。三七功善止血，又能祛瘀，有止血不留瘀、化瘀不伤正的特点。清代医家张锡纯著的《医学衷中参西录》载三七"诸家多言性温，然单服其末数钱，未有觉温者。善化瘀血，又善止血妄行，为血衄要药。病愈后不至瘀血留于经络，证变虚劳"。

现代药理研究：茜草有明显的促进血液凝固和抗炎作用，茜草炭的作用强于茜草。三七素具有缩短凝血时间、提高血小板数量、促进血小板聚集的作用，三七皂苷具有抑制血小板黏附与聚集，并抑制其释放血栓素的作用，还具有抗炎、抗肿瘤、神经保护等作用。

用药经验：王萍教授指出胎漏、胎动不安是妊娠期间最常见的出血疾病之一，其病因病机为冲任气血失调、胎元不固。常见病因为肾虚、气虚、血虚、血热、血瘀、湿热。临床辨证治疗以补肾、健脾、安胎为主。王萍教授认为胎漏为血溢脉外而不归经，胞宫必有瘀血，旧血不去则新血不生，难以滋养胚胎，容易使胚胎生长发育受限，故临床对于妊娠早期阴道流血日久，B超提示宫腔积血日久不消之证，常使用茜草炭、三七化瘀止血，茜草炭既能凉血止血，又能化瘀止血，三七温通苦泄，能散瘀止血，有"止血神药"之称。《中药大辞典》载："三七功用补血，去瘀损，止血衄，能通能补，功效最良，是方药中之最珍贵者。三七生吃，去瘀生新，消肿定痛，并有止血不留瘀血，行血不伤新的优点；熟服可补益健体。"故二药均具有止血而不留瘀、化瘀而不伤新血之特点。临床合用二药化瘀止血，但三七用量要少，且阴道流血减少、症状消失后，应及时停用，以免伤及胎儿。

常用量：茜草炭 10 g，三七 1～3 g。

用药禁忌：阴虚血热之出血慎用。

5. 马齿苋—车前草

马齿苋味酸、性寒、质滑，归肝、大肠经。有清热解毒、凉血消肿之功，可用于治疗湿热淋证。《本草纲目》云马齿苋"散血消肿，利肠滑胎，解毒通淋，治产后虚汗"。车前草味甘、性寒，归肝、肾、肺、小肠经，功善清热利尿通淋，祛痰，凉血，解毒。适用于热淋涩痛，水肿尿少，暑湿泄泻，痰热咳嗽，吐血衄血，痈肿疮毒。

现代药理研究：马齿苋对大肠杆菌、伤寒杆菌、金黄色葡萄球菌有一定的抑制作用，素有"天然抗生素"之称。马齿苋含有大量的钾盐，有良好的利水消肿作用；其所含钾离子还可直接作用于血管壁上，使血管壁扩张，阻止动脉管壁增厚，从而起到降低血压的作用。车前草不仅有一定利尿作用，可使人的水分排出增多，并增加尿素、尿酸及氯化钠的排出，而且具有明显的祛痰、抗菌、降压效果。它能作用于呼吸中枢，有很强的止咳作用。能增进气管、支气管黏液的分泌，而有祛痰作用。

用药经验：对于妊娠期小便淋痛患者，因妊娠期服药的局限性，以防使用西药伤胎，王萍教授临床常使用中药治疗，既能解决患者痛苦，也能避伤胎之嫌。经过多年临床经验，王萍教授常以马齿苋、车前草为对，治疗妊娠期小便淋痛，认为马齿苋清热解毒，偏入血分；车前草清热利尿，偏入气分，两药合用，增强其清热利湿、利尿通淋的作用，且兼有凉血止血之功，并常配伍使用玉米须、鱼腥草、车前子，加强利水通淋之功，并以防苦寒伤脾，常佐以健脾之品，强调治疗以清润为主，不宜过于通利，以免损伤胎元，必要时佐以固肾安胎之品。以此法临床治疗妊娠期小便淋痛疗效显著。

常用量：马齿苋 10 g，车前草 10～15 g。

用药禁忌：脾胃虚寒、肠滑作泄者忌用。

四、妇科杂病

1. 乳香—没药

乳香辛、苦，温，归心、肝、脾经。活血行气止痛，消肿生肌。用于胸痹心痛，胃脘疼痛，痛经经闭，产后瘀阻，癥瘕腹痛，风湿痹痛，筋脉拘挛，跌打损伤，痈肿疮疡。没药辛、苦，平，归心、肝、脾经。散瘀定痛，消肿生肌。没药的主治功效与乳香相似，常相须为用，治疗跌打损伤、瘀滞疼痛、痈疽肿痛。

现代药理研究：乳香提取物有较强的抗炎消肿作用，具有广谱抗菌作用。没药水煎剂和挥发油有抗菌和抗炎作用；没药油脂部分具有降脂、防止动脉粥样斑块形成的作用；没药提取物有显著的镇痛作用；没药挥发油能抑制子宫平滑肌收缩。

用药经验：王萍教授认为血瘀是慢性盆腔炎的根本病理改变，该病临床的主要表现为下腹部坠胀疼痛、腰骶部伴有酸痛感，并在劳累或性交之后加重，疲乏无力，给身心健康带来了严重影响，降低生活质量。乳香辛温香窜、行气活血，兼能舒筋、通经舒络而止痛；没药是散瘀而活血，消肿定痛。乳香偏于行气，没药偏于散血生肌，两药合用，相得益彰，共奏活血祛瘀、消肿止痛、敛疮生肌之效。如《医方集解》曰："乳香活血，能去风伸筋，没药能散瘀血，生新血，二药并能消肿止痛，故每相须而行。"《医学衷中参西录》亦曰乳香、没药"二药并用，为宣通脏腑、流通经络之要药。故凡心胃胁腹肢体关节诸疼痛，皆能治之。"结合其现代药理研究，王萍教授常临床合用两药，治疗盆腔炎性疾病后遗症之痛证，颇有疗效。

常用量：乳香、没药均为 10 g。

用药禁忌：孕妇及胃弱者慎用。

2. 延胡索—川楝子

延胡索辛散温通，归肝、脾、心经，既能活血，又能行气，且止痛作用显著，为活血行气止痛良药。李时珍谓其"能行血中气滞，气中血滞，故专治一身上下诸痛"。川楝子苦寒清泄，入肝、小肠、膀胱经，疏肝泄热，行气止痛，杀虫。本品既能清肝火，又能行气止痛，为治肝郁气滞疼痛之良药。

现代药理研究：延胡索甲素、乙素和丑素有镇痛、催眠、镇静和安定作用，还有一定的抗菌、抗炎、抗肿瘤作用和提高抗应激能力。川楝子对金黄色葡萄球菌、多种致病性真菌有抑制作用，尚有抗炎、镇痛、抗氧化、抗癌等作用。

用药经验：王萍教授认为川楝子及延胡索均有行气止痛之效，《本草求真》言延胡索，不论是血是气，积而不散者，服此力能通达，以其性温，则于气血能行能畅，味辛则于气血能润能散，所以理一身上下诸痛，往往独行功多。然此既无益气之情，复少养营之义，徒仗辛温攻凝逐滞，虚人当兼补药同用，否则徒损无益。妇人痛经、癥瘕腹痛及盆腔炎所致腹痛临床均较为常见，严重困扰了患者的生活及工作，王萍教授临床常两药合用，二者皆入肝经有理气止痛之功，但川楝子苦寒泄热；延胡索辛散温通，擅行气活血，两药相伍为用，增强行气止痛之功，治疗女性气滞血瘀证之痛经、子宫内膜异位症、癥瘕、盆腔炎等症，颇有疗效。

常用量：川楝子 10 g，延胡索 10 ～ 15 g。

用药禁忌：川楝子苦寒有毒，不宜过量或持续服用，脾胃虚寒者慎用。

3. 蒲公英—徐长卿

蒲公英甘、苦，寒，归肝、胃经，清热解表，消肿散结，利湿通淋。用于治疗痈肿疔疮、乳痈、肺痈、肠痈、瘰疬、湿热黄疸、热淋涩痛，功善解毒消肿。徐长卿辛，温，归肝、胃经，祛风除湿，止痛止痒。用于治疗风湿痹痛，胃痛胀满，牙痛，腰痛，跌仆伤痛，痛经，风疹，湿疹。

现代药理研究：徐长卿有明显的镇静、镇痛、抗菌、抗炎作用，对肠道平滑肌有解痉作用。蒲公英具有抑菌、抗肿瘤、抗氧化、抗炎、利尿、抗过敏、抗血栓、降血糖、降血脂、保肝、利胆、免疫促进等作用。

用药经验：王萍教授认为慢性盆腔炎多与痰湿内阻、气滞血瘀有关，部分患者常同时出现大便不畅、小腹隐痛等症状，对于大便秘结者，应以通腑缓泻为宜，且蒲公英能利尿通淋，可通利下焦湿邪，使得邪有出路。故在治疗盆腔炎过程中，特别注重患者大便情况。王萍教授临证中，常将徐长卿与蒲公英同用，治疗湿热瘀结型慢性盆腔痛，此药对，一苦寒一辛温，既可预防蒲公英的苦寒伤胃，又能减缓徐长卿的温燥伤阴。临床常配伍金银花、紫花地丁、大血藤、败酱草等，以增强其疗效。

常用量：徐长卿 10 g，蒲公英用 10～15 g。

用药禁忌：徐长卿孕妇慎用，蒲公英泄泻者慎用。

4. 重楼—连翘

重楼味苦，性微寒，有小毒，归肝经。有清热解毒、消肿止痛、凉肝定惊之功效，常用于疔疮痈肿，咽喉肿痛，蛇虫咬伤，跌仆伤痛，惊风抽搐。连翘其苦，微寒，归肺、心、小肠经，具有清热解毒、消肿散结、疏散风热之功，《本草正义》中记载连翘"能散结而泄化络脉之热"，《日华子本草》谓连翘"能通小肠，排脓，治疮疖，止痛，通月经"，本品苦寒，长于清心火、解毒疮，又能消散痈肿结聚，故前人有"疮家圣药"之称。

现代药理研究：重楼有止血、抗肿瘤作用，尚有抗菌、抗炎、收缩子宫、保护血管内皮细胞作用。连翘水煎液有广谱抗菌作用，对多种革兰阳性及阴性菌有明显的抑制作用，连翘酯苷、连翘苷等有抗氧化作用，其乙醇提取物对肿瘤细胞有抑制作用；其甲醇提取物有抗炎和止痛作用，还有抗过敏活性等作用。

用药经验：王萍教授常用重楼和连翘治疗湿热瘀毒型的盆腔炎。王萍教授认为湿热瘀毒型的盆腔炎患者多见于经期、产后、堕胎后或手术后血室正开之时，摄生不慎，或房事不洁，造成邪毒内侵，客于胞宫，滞于少腹，如一味固涩止血，则闭门留寇，导致炎症迁延难愈。重楼—连翘药对既能清热解毒，又有散结化瘀之功，故能凉血止血、消肿止痛，又可引邪外透。临证中常与茜草、花蕊石、蒲黄炭等合用。王萍教授也用此药对治疗慢性盆腔炎附件区增厚，或有盆腔包裹性积液或输卵管积液。

常用量：连翘 10～15 g，重楼 10～15 g。

用药禁忌：重楼有小毒，切记中病即止，当月有妊娠计划者慎用，体虚、无实火热毒者及孕妇均不宜服用。脾胃虚寒及气虚脓清者不宜使用连翘。

5. 郁金—丹参

郁金味辛、苦，性寒，行气解郁、凉血破瘀。治胸腹胁肋诸痛，失心癫狂，热病神昏，吐血，衄血，尿血，血淋，女性倒经，黄疸。《神农本草经疏》云：郁金本入血分之气药，其治已上诸血证者，正谓血之上行，皆属于内热火炎，此药能降气，气降即是火降，而共性又入血分，故能降下火气，则血不妄行。丹参味苦，性微寒，归心、肝经。活血祛瘀，通经止痛，清心除烦，凉血消痈。主治瘀血阻滞之月经不调，痛经经闭，产后腹痛，血瘀胸痹心痛，脘腹胁痛，癥瘕积聚，跌打损伤，热痹疼痛，疮痈肿痛，心烦不眠。

现代药理研究：郁金煎剂能刺激胃酸及十二指肠液分泌，降低全血黏度，抑制血小板聚集；郁金提取物能抗心律失常。郁金水煎剂、挥发油对多种皮肤真菌有抑制作用，对多种细菌有抑制作用；也有一定的抗炎止痛作用。丹参能抗心律失常，扩张冠状动脉，改善心肌缺血状况，调节血脂，抗动脉粥样硬化，改善微循环，提高耐缺氧能力，保护心肌；可扩展血管，能降低血压；能降低血液黏度，抑制血小板聚集，对抗血栓形成；能保护肝细胞，促进肝细胞再生，有抗肝纤维化作用；还有一定的镇静、镇痛、抗炎、抗过敏作用。

用药经验：王萍教授临床常以此二药为对，认为郁金辛散苦泄，既能活血祛瘀以止痛，又能疏肝行气以解郁，善治气滞血瘀之证；丹参苦泄，主入血分，功善活血化瘀止痛，祛瘀生新，为治血行不畅、瘀血阻滞的要药。两药合用可增强活血化瘀之功。《本草备要》云：郁金行气，解郁泻血，破瘀，凉心热，散肝郁。王萍教授临床常合用两药治疗气滞血瘀证之盆腔炎性疾病、癥瘕等盆腔疼痛、包块等，颇有疗效。

常用量：郁金 10 g，丹参 10～20 g。

用药禁忌：阴虚失血及无气滞血瘀者忌服，孕妇慎服。

6. 王不留行—路路通

王不留行性平，味苦，归肝、胃经。具有活血通经、下乳消肿、利尿通淋的功效。用于治疗女性经闭、乳汁不通、难产、血淋、痈肿、金疮出血等症。王不留行走血分，走而不守，行而不留，如《本草纲目》所言："王不留行能走血分，乃阳明冲任之药，俗有'穿山甲、王不留，妇人服了乳长流'之语，可见其性行而不住也。"路路通味苦，性平，归肝、肾经，具有祛风除湿、疏肝活络、利水通经等功效。

现代药理学研究：王不留行有催乳、抗氧化、防治骨质疏松、抗肿瘤活性、收缩血管平滑肌等药理作用；路路通具有抗炎、消肿、镇痛的作用，路路通中的桦木酮酸及没食子酸对病毒、细菌及真菌均有一定的抑制效果，而且路路通挥发油中抑菌成分属于天然植物抗菌剂，具有高效、无毒或低毒、不易产生耐药性等优点。

用药经验：王萍教授认为王不留行善于通利血脉、活血通经、走而不守，《本草求真》云王不留行：性走而不守。路路通有走窜散行之作用，二者合用可辛散温通、锐利开结、活血逐瘀、通络止痛，相须为用，功效倍增。王萍教授临床常用此药对治疗输卵管炎性不孕症，常配伍石菖蒲，其气清爽芳芬、宣化湿浊、开窍豁痰、醒脾开胃，本品在《本经逢源》载："开心孔、通九窍、明耳目、出声音，总取其辛温利窍之力。"二药配伍，疏通开窍之力益彰。

常用量：王不留行 10～15 g，路路通 10～15 g。

用药禁忌：月经过多者、孕妇慎用。

7. 鸡内金—丹参

鸡内金味甘，性平，归脾、胃、小肠、膀胱经。能健胃消食、涩精止遗、通淋化石。治食积胀满，呕吐反胃，泻痢，疳积，消渴，遗溺，喉痹乳蛾，牙疳口疮。善消积滞，健脾胃。丹参苦、微寒，归心、肝经，有活血祛瘀、通经止痛、清心除烦、凉血消痈之功。治心绞痛，月经不调，痛经，经闭，血崩带下，癥瘕，积聚，瘀血腹痛，骨节疼痛，惊悸不眠，恶疮肿毒。

现代药理研究：鸡内金主要由胃蛋白酶、淀粉酶、类角蛋白等构成，具有调节消化系统、血液系统功能，以及改善血液流变学、抑制肌瘤生长等药理作用。丹参能抗心律失常，扩张冠状动脉，增加冠状动脉血流量，调节血脂，抗动脉粥样硬化；能改善微循环，提高耐缺氧能力，保护心肌；可扩张血管，降低血压；能降低血液黏度，抑制血小板聚集，对抗血栓形成；能保护肝细胞，促进肝细胞再生，有抗肝纤维化作用；能改善肾功能、保护缺血性肾损伤；还有一定的镇静、镇痛、抗炎、抗过敏、抗肿瘤作用。

用药经验：《医学衷中参西录》载："鸡内金，鸡之脾胃也……中有瓷、石、铜、铁皆能消化，其善化瘀积可知……不但能消脾胃之积，无论脏腑何处有积，鸡内金皆能消之，是以男子疝癖，女之癥瘕，久久服之，皆能治愈。"鸡内金化瘀消癥，且能消食健胃、化生气血，脾胃健壮，得以运化药力以助消积；另外鸡内金兼有固涩之性，化瘀消癥作用和缓，不似三棱、莪术之类药性峻猛，易耗血动血、损伤正气，尤其适用于正虚血瘀之妇人癥瘕。丹参活血化瘀，祛瘀生新，消肿止痛，养血安神。《重庆堂随笔》说："丹参，降而行血，血热而滞者宜之。"《神农本草经》记载丹参：味苦，微寒。治心腹邪气，肠鸣幽幽如走水，寒热积聚，破癥除瘕，止烦满，益气。王萍教授认为妇人癥瘕以血瘀为基本病机，治疗应以活血化瘀为法，然而虽用攻法，却不可过度。妇人癥瘕瘀血久滞，病程较长，正虚邪实，补虚是攻邪的基本条件。补虚重在健脾胃，《杂病源流犀烛》载"病深者伐其大半即止，然后俟脾土健运，积聚自消"，指出在消癥的同时，应健运中土，脾胃健运才可以抵抗外邪。同时脾胃功能正常也有利于药物的吸收，治疗癥瘕，应当运用化瘀消积之剂，在强调攻法宜缓的同时也强调健运脾胃的重要性，在活血化瘀的同时必须固护正气，治疗不求速效。《医宗金鉴》载："凡治诸癥积，宜先审身形之壮弱，病势之缓急而治之。如人虚，则气血衰弱，不任攻伐，病势虽盛，当先扶正气而后治其病。"王萍教授治疗妇人气虚血瘀之癥瘕及肿瘤患者放化疗后胃阴虚，常以鸡内金、丹参为伍，鸡内金以化积为主，丹参以祛瘀为要，二药相伍，祛瘀生新，散结化积，止痛之力增强。

常用量：鸡内金 10～20 g，丹参 10～15 g。

用药禁忌：脾虚无积者慎用鸡内金。

8. 水蛭—莪术

水蛭，味咸而苦，性平，有小毒，入肝经，破血，逐瘀，通经。用于癥瘕痞块，血瘀经闭，跌仆损伤。《神农本草经》云水蛭：主逐恶血，瘀血月闭，破血癥积聚，无子，利水道。苦走咸，咸胜血，仲景抵当汤用虻虫、水蛭，咸苦以泄蓄血。莪术味苦、辛，性温，归肝、脾经。功效破血行气、消积止痛。用于癥瘕痞块，瘀血经闭，胸痹心痛，食积气滞，脘腹胀满。《景岳全书》云莪术：味苦辛，气温，有小毒。走肝经。善破气中之血。通月经，消瘀血，疗跌仆损伤，血滞作痛。在中焦攻饮食气滞不消，胃寒吐酸膨胀；在下焦攻奔豚疝癖，冷气积聚，气肿水肿。制宜或酒或醋炒用，或入灰火中煨熟捣切亦可。但其性刚气峻，非有坚顽之积不宜用。

现代药理研究：水蛭水煎剂有强抗凝血作用，对肾缺血有明显保护作用；水蛭提取物、水蛭素对血小板聚集有明显的抑制作用，抑制大鼠体内血栓形成；水蛭煎剂能改善血液流变学，降血脂，消退动脉粥样硬化斑块，增加心肌营养性血流量；水蛭素对肿瘤细胞也有抑制作用。莪术挥发油制剂有抗癌作用，温莪术挥发油能抑制多种致病菌的生长，莪术油有抗炎、抗溃疡、保肝和抗早孕等作用；莪术水提液可抑制血小板聚集，促进微动脉血流恢复，促进局部微循环恢复；莪术水提醇沉液对体内血栓形成有抑制作用；此外，莪术对呼吸道合胞病毒有直接灭活作用。

用药经验：水蛭，味咸而苦，性平，有小毒，入肝经，咸走血，苦泄结，咸苦并行，故可破血消癥，用于妇人瘀血、癥瘕痞块。张锡纯对其甚为推崇，认为水蛭为水之精华而生，破瘀血而不伤新血，入血分而不损气分，为真良药也。王萍教授认为水蛭咸可软坚散结，苦能泄，咸能胜血，入肝经血分，其功擅破血逐瘀。莪术辛散温通，可行气破血、消积止痛，其行气之力为优。气为血帅，血为气母，气行则血行，水蛭得莪术则能破血而行血中之气，莪术得水蛭则破血祛瘀力更甚。二药合用，气血并治，使气血行，瘀血去，通则痛止。王萍教授常以此两药配伍，治疗血瘀之癥瘕积聚，临床常配伍三棱、桃仁、红花，若体虚，配人参、当归。但强调莪术有耗气伤血之弊，中病即止，不宜过量或久服。

常用量：水蛭 1～3 g，莪术 6～9 g。

用药禁忌：月经过多者及孕妇忌服。

9. 紫石英—紫河车

紫石英，味甘、性温，归心、肾、肺经，功效镇心安神、温肺平喘、温肾暖宫。治虚劳惊悸，咳逆上气，女性血海虚寒不孕。《本草纲目》云紫石英"上能镇心，重以去怯也。下能益肝，湿以去枯也。心主血，肝藏血，其性暖而补，故心神不安，肝血不足及女子血海虚寒不孕者宜之。"紫河车味甘、咸，性温，入肺、心、肾经，有补肾益精、益气养血之功。李时珍《本草纲目》中记载："儿孕胎中，脐系于母，胎系母脊，受母之荫，父精母血，相合而成……虽禀后天之形，实得先天之气，超然非他金石草木之类可比……其补阴之功极重，百发百中。久服耳聪目明，须发乌黑，延年益寿。"

现代药理研究：紫石英有兴奋中枢神经、促进卵巢分泌的作用。紫河车含蛋白质、糖、钙、维生素、免疫因子、雌激素、孕酮、类固醇激素、促性腺激素、促肾上腺皮质激素等，能促进乳腺、子宫、阴道、睾丸的发育，对甲状腺也有促进作用，对肺结核、支气管哮喘、贫血等亦有良效，研末口服或灌肠可预防麻疹或减轻症状。对门静脉性肝硬化腹水及晚期血吸虫性肝硬化腹水也有一定的疗效。

用药经验：紫石英性重而镇，气暖而补，可温肾暖宫、镇心安神，为女子暖宫之要药。《神农本草经》曰："补不足，女子风寒在子宫，绝孕十年无子"，可治女子血海虚寒不孕，然败胃伤脾，只可暂用，不宜久服。紫河车味甘咸而性温，禀受精血结孕之余液而成，非草木可比，且又不寒不热，以胞益胞，《神农本草经疏》言其"乃补阴阳两虚之药，有反本还元之功"，能峻补营血、益气补精，主血气羸瘦，可疗诸虚百损。两药相伍，一阴一阳，一刚一柔，均药性温和，纯补不伐，治疗肾虚证之不孕疗效显著。

常用量：紫石英 10～15 g，紫河车 2～3 g。

用药禁忌：阴虚火旺者不宜单用紫河车。阴虚火旺及血分有热者慎用紫石英，肺热咳喘者慎用，阴虚火旺而不能摄精之不孕症及肺热气喘者忌服，孕妇、儿童忌用。只可暂用，不可久服。

10. 小茴香—荔枝核

小茴香味辛，性温，入肝、肾、脾、胃经，功效温肾散寒、和胃理气。治寒疝，少腹冷痛，肾虚腰痛，胃痛，呕吐，干、湿脚气。《本草汇言》云："茴香，温中快气之药也。方龙潭曰，此药辛香发散，甘平和胃，故《唐本草》善主一切诸气，如心腹冷气、暴疼心气、呕逆胃气、腰肾虚气、寒湿脚气、小腹弦气、膀胱水气、阴癫疝气、阴汗湿气、阴子冷气、阴肿水气、阴胀滞气。其温中散寒，立行诸气，及小腹少腹至阴之分之要品也。"荔枝核味辛、微苦，性温，入肝、胃经，功效行气散结、散寒止痛。用于治疗寒疝腹痛，睾丸疼痛，胃脘胀痛，痛经，产后腹痛。《本草备要》载："入肝肾，散滞气，辟寒邪，治胃脘痛，妇人血气痛。"

现代药理研究：小茴香对家兔的肠蠕动有促进作用；十二指肠或口服给药对大鼠胃液分泌及消化性溃疡和应激性溃疡胃液分泌均有抑制作用；能促进胆汁分泌，并使胆汁固体成分增加；其挥发油对豚鼠气管平滑肌有松弛作用，并能促进肝组织再生；另有镇痛及己烯雌酚样作用等。荔枝核具有降血糖、降血脂、抗氧化、抑制病毒、抗肿瘤及抗肝损伤等药理作用。其中，黄酮类化合物可抑制病毒和抗肿瘤，总皂苷能抑制病毒活性并降血糖、调血脂和增强胰岛素敏感性；黄酮类、总皂苷类和多糖均具有抗氧化作用，多糖又能提高免疫功能。

用药经验：小茴香辛温，能温肾暖肝、散寒止痛，用于治疗寒凝腹痛常与乌药、青皮、高良姜等配伍。荔枝核辛行苦泄，性温祛寒，有疏肝理气、散结消肿、散寒止痛之功。王萍教授认为小茴香味辛芳香，辛温助阳，散寒之力较强；荔枝核辛行温通，散结通络之力较强。二者配伍，肝肾同治，相辅相成，增强祛寒散结通络之效。王萍教授临床多用于治疗寒凝之盆腔炎性疾病后遗症、不孕症，疗效颇佳。

常用量：小茴香 3 ～ 6 g，荔枝核 10 ～ 15 g。

用药禁忌：阴虚火旺者慎用，孕妇慎用。无寒湿滞气者勿服。

11. 淫羊藿—巴戟天

淫羊藿味辛、甘，性温，入肝、肾经，功效温肾壮阳、强筋骨、祛风湿。治疗肾阳虚衰，阳痿遗精，筋骨痿软，风寒湿痹，麻木拘挛。《神农本草经疏》称其为"补命门要药"，《医学纂要》云："补命门肝肾，能壮阳益精。"巴戟天味辛、甘，性温，入肝、肾经，功效补肾壮阳、益精、强筋壮骨。治疗肾阳不足，阳痿遗精，宫冷不孕，月经不调，少腹冷痛，风湿痹痛，筋骨痿软。《本草求真》云巴戟天"据书称为补肾要剂，能治五劳七伤，强阴益精，以其体润故耳。然气味辛温，又能祛风除湿，故凡腰膝疼痛，风气脚气水肿等症，服之更为有益。观守真地黄饮子，用此以治风邪，义实基此，未可专作补阴论也"。

现代药理研究：淫羊藿具有雌激素样及植物雌激素样活性，能增强动物的性机能；淫羊藿多糖给雌性小鼠皮下注射给药后，可在刺激外周 T 淋巴细胞功能的同时，引起胸腺缩小；淫羊藿总黄酮对雌激素缺乏模型小鼠异常增高的免疫功能有调节作用。巴戟天对精子的膜结构和功能具有明显的保护作用，并改善精子的运动功能和穿透功能；巴戟天水提物、醇提物能诱导骨髓基质细胞向成骨细胞分化；巴戟天多糖能增加幼年小鼠胸腺重量，能明显提高巨噬细胞吞噬百分率，并能明显促进小鼠特异性玫瑰花结形成细胞的形成；水溶性提取物具有抗抑郁活性；还有延缓衰老，抗肿瘤作用。

用药经验：王萍教授认为淫羊藿辛、甘，性温，入肝、肾二经，甘温可补命火、壮肾阳。巴戟天甘温能补，辛温能散，性较温和，甘润不燥，补而不滞。《备急千金要方》中提及巴戟天可"治虚羸阳道不举，五劳七伤百病"。二者均为温柔平补之剂，甘温能补，辛温能散，温而不燥，补而不峻，滋而不腻，两药配合，相须为用，一曰补肾壮阳、固摄冲任，二曰益肾填精，共奏益肾温冲之功，使冲脉得养，胎孕乃成。王萍教授临床上多用于肾阳虚衰、宫寒之不孕症，每每奏效。

常用量：两者均为 10 ～ 15 g。

用药禁忌：阴虚火旺者不宜使用。

12. 菟丝子—覆盆子

菟丝子性平，味辛、甘，归肝、肾经，功效补益肝肾、固精缩尿、安胎、明目、止泻，外用消风祛斑。用于治疗肝肾不足，腰膝酸软，阳痿遗精，遗尿尿频，肾虚胎漏，胎动不安，肝肾不足，目昏耳鸣，脾肾虚泻，白癜风。《本草汇言》：菟丝子，补肾养肝，温脾助胃之药也。但补而不峻，温而不燥，故入肾经，虚可以补，实可以利，寒可以温，热可以凉，湿可以燥，燥可以润。非若黄柏、知母，苦寒而不温，有泻肾经之气；非若肉桂、益智，辛热而不凉，有动肾经之燥；非若苁蓉、琐阳，甘咸而滞气，有生肾经之湿者比也。如《神农本草经》称其续绝伤，益气力，明目精，皆由补肾养肝、温理脾胃之征验也。覆盆子味甘、酸，性微温，归肝、肾经。固精缩尿，益肝肾，明目。主要用于肾气不足，下元虚冷而致遗精、滑精、遗尿、尿频、阳痿、不孕，以及肝肾不足、两目昏花、视物不清等。《开宝本草》云："覆盆子补虚续绝，强阴健阳，悦泽肌肤，安和脏腑，温中益力，疗劳损风虚，补肝明目。"

现代药理研究：菟丝子对氢化可的松所致小鼠"阳虚"模型有治疗作用，能明显增强黑腹果蝇交配次数，有雌激素样作用和抗衰老作用，能增强离体蟾蜍心脏收缩力，降低胆固醇，软化血管，降低血压，并能促进造血功能，能抑制肠蠕动，能延缓大鼠半乳糖性白内障的发展。覆盆子具有调节下丘脑–垂体–性腺轴功能、改善学习记忆能力、延缓衰老等作用，此外，还有抑菌、抗诱变、促进淋巴细胞增殖等作用。

用药经验：《本草汇言》曰："菟丝子，补肾养肝，温脾助胃之药也。但补而不峻，温而不燥，故入肾经，虚可以补，实可以利，寒可以温，热可以凉，湿可以燥，燥可以润。"盖言其性平质润，有益精温肾、阴阳并补之功也。王萍教授认为菟丝子辛甘化阳，甘润以补，为平补阴阳之品。"覆盆子为滋养真阴之药，味带微酸，能收摄耗散之阴气而生精液"。《药性论》曰："男子肾精虚竭阴痿，能令坚长，女子食之有子。"覆盆子味酸、甘，归肝、肾经，既能温肾助阳、固摄下元，又可滋阴益气、添精补髓，为补虚益肾固精之妙品。二药均能益肾固精缩尿，用于遗精、尿频、带下等；均能益肾养肝，使精血上注而明目，用于肝肾不足、目失所养而致目昏目暗、视力减退之症。王萍教授临床常用于不孕属于肝肾不足、精血亏虚者。两药配伍，相须为用，均平补阴阳，但菟丝子偏补阳气，覆盆子偏滋阴血，阴阳并补，肝肾同治，冲任得养，治疗肾虚不孕疗效显著。

常用量：菟丝子 15 ～ 30 g，覆盆子 10 ～ 15 g。

用药禁忌：阴虚火旺、膀胱蕴热而小便短涩者忌用。

13. 黄精—枸杞子

黄精甘、平，无毒，归脾、肺、肾经，功效补气养阴、健脾、润肺、益肾。用于治疗脾胃气虚，体倦乏力，胃阴不足，口干食少，肺虚燥咳，劳嗽咯血，精血不足，腰膝酸软，须发早白，内热消渴。《日华子本草》载："补五劳七伤，助筋骨，生肌，耐寒暑，益脾胃，润心肺。"枸杞子甘、平，归肝、肾经，功效滋补肝肾、益精明目。治疗肝肾阴虚，精血不足，腰膝酸痛，眩晕耳鸣，阳痿遗精，内热消渴，血虚萎黄，目昏不明。

现代药理研究：黄精能提高机体免疫功能，能使离体兔心心率加快，有降血脂、抗动脉粥样硬化、降血压作用，有扩张冠状动脉及抗心肌缺血作用，并有改善微循环作用，有比较明确的抗衰老、降血糖作用，黄精对多种病原微生物均有拮抗作用，有抗疲劳、耐缺氧等抗应激作用，黄精在细胞水平上有调节平衡的作用，并可增强纤维蛋白溶酶活性。枸杞子能显著提高机体的非特异性免疫功能，枸杞子多糖能提高巨噬细胞的吞噬能力，水煎剂能明显增加空斑形成细胞的数量，对细胞免疫功能和体液免疫功能均具有调节作用，枸杞子还有抗氧化、抗衰老、降血脂、降血糖、抗肿瘤、抗诱变、抗辐射、降血压作用，枸杞子浸出液对金黄色葡萄球菌等 17 种细菌有较强的抑菌作用。

用药经验：王萍教授认为黄精味甘、性平，主归肺、脾、肾经，为气阴双补之品，既顾先天之肾本，又顾后天之脾胃，为补益肾阴之良品，多用于脾胃气虚、体倦乏力、肺虚燥咳、精血不足、腰膝酸软等症。明代李时珍在《本草纲目》中记载枸杞子"甘平而润，性滋而补……能补肾、润肺、生精、益气，此乃平补之药"。《神农本草经疏》云："枸杞子为肝肾真阴不足、劳乏内热不易之要药。"不孕症主要病机为肾气不足、冲任气血失调，治疗以温养肾气、调理气血为主，《傅青主女科》列有种子十条，注重从肝肾论治不孕症，王萍教授亦认为不孕多与肾虚相关，肾虚有肾气虚、肾阴虚和肾阳虚之分，常枸杞子与黄精合用，治疗肾阴虚之不孕，两药共奏补肾健脾、益气养阴之力，黄精入脾补后天，枸杞子入肾补先天，两药相须为用，先后同补，阴阳兼顾，疗效颇佳。

常用量：均为 10 ～ 15 g。

用药禁忌：黄精性质黏腻，以助湿壅气，故脾虚湿阻、痰湿壅滞、气滞腹满者不宜使用。外邪实热、脾虚有湿及泄泻者忌服枸杞子。

14. 女贞子—墨旱莲

女贞子味甘、苦，性凉，归肝、肾经，功效滋补肝肾、明目乌发。治疗肝肾阴虚，眩晕耳鸣，腰膝酸软，须发早白，目暗不明，内热消渴，骨蒸潮热。《本草备要》："益肝肾，安五脏，强腰膝，明耳目，乌髭发，补风虚，除百病。"墨旱莲味酸、甘，性寒，入肝、肾经，功效滋补肝肾、凉血止血。用于治疗肝肾阴虚，牙齿松动，须发早白，眩晕耳鸣，腰膝酸软，阴虚血热吐血、尿血、血痢、崩漏下血，外伤出血。《本草纲目》认为墨旱莲可"乌须发，益肾阴"。

现代药理研究：女贞子煎剂、女贞子素、齐墩果酸均有良好的降血糖、降血脂、抗血小板聚集、抗血栓形成作用。齐墩果酸还能提高细胞内钙离子水平，从而抑制人乳腺癌细胞增殖，并能诱导其凋亡；女贞子能改善雌激素缺乏引起的钙失衡状态，增强酪氨酸酶的活性和黑色素的合成，还有保肝和免疫调节的作用；齐墩果酸具有广谱抗菌作用，对金黄色葡萄球菌、溶血性链球菌等多种细菌都有抑制作用。墨旱莲能缩短凝血酶原时间、升高血小板和纤维蛋白原，提高机体非特异性免疫功能，消除氧自由基以抑制 5- 脂氧酶，保护染色体，保肝，促进肝细胞的再生，增加冠状动脉流量，并有抗炎、镇痛、促进毛发生长、乌发、止血、抗癌等作用。

用药经验：女贞子、墨旱莲两药合用，古名二至丸，补肾养肝，凉血止血。"二至"指的是采药的季节。女贞子采于冬至前后，墨旱莲采于夏至前后。冬至，一阳初动；夏至，阴气微降。此时采集两药，得四季初生之阴阳，对于补益"先天之本"自有独特之妙处，凡妇科之肝肾阴虚的不孕之症皆可用之。王萍教授认为墨旱莲甘、酸，寒，汁黑，补肾滋阴，能益下而荣上，强阴而黑发，凉血止血；女贞子甘、苦，平，补肾滋阴，养肝明目，性质平和，为清补之品。两药相配，配应阴阳，相须为用，补中有清，滋而不腻，能滋肾水，益肝阴，并清退虚热。《神农本草经疏》曰："女贞子，气味俱阴，正入肾除热补精之要品，肾得补，则五脏自安，精神自足，百病去而身肥健矣。"王萍教授常以此两药为对，治疗肾阴虚所致不孕症，见胁肋隐痛、两目干涩者，用此两药柔肝养阴。

常用量：10 ～ 15 g。

用药禁忌：女贞子性质偏凉，故脾胃虚寒泄泻及阳虚者不宜服用。

15. 柴胡—牡蛎

柴胡味辛、苦，性微寒，归肝、胆、肺经，功效疏散退热、疏肝解郁、升举阳气。治疗感冒发热，寒热往来，肝郁气滞，胸胁胀痛，月经不调，气虚下陷，胃下垂，肾下垂，子宫脱垂，久泻脱肛。牡蛎味咸，性微寒，归肝、胆、肾经，功效潜阳补阴、重镇安神、软坚散结、收敛固涩、制酸止痛。治疗肝阳上亢，头晕耳鸣，心神不宁，惊悸失眠，瘰疬痰核，癥瘕痞块，自汗盗汗，遗精滑精，崩漏带下。

现代药理研究：柴胡煎剂、注射液、醇浸膏、挥发油及粗皂苷等对多种原因引起的动物实验性发热均有明显的解热作用，并且可使正常动物的体温降低；柴胡及其有效成分柴胡皂苷有抗炎作用，其抗炎作用与促进肾上腺皮质系统功能等有关；柴胡具有镇静、安定、镇痛、镇咳、降血脂、保肝、利胆、兴奋肠平滑肌、抑制胃酸分泌、抗溃疡、抑制胰蛋白酶、抗病原微生物、兴奋子宫、影响物质代谢、抗肿瘤、抗辐射及促进免疫功能等作用。牡蛎有镇静、抗惊厥、抗癫痫、镇痛、抗肝损伤、增强免疫、抗肿瘤、抗氧化、抗衰老、抗胃溃疡等作用，牡蛎多糖有降血脂、抗凝血、抗血栓等作用。

用药经验：《神农本草经》云柴胡：味苦平，主心腹，去肠胃中结气，饮食积聚，寒热邪气，推陈致新。久服，轻身明目益精。一名地熏。《汤液本草》云牡蛎：入足少阴，咸为软坚之剂，以柴胡引之，故能去胁下之硬；以茶引之，能消结核；以大黄引之，能除股间肿；地黄为之使，能益精收涩、止小便，本肾经之药也。王萍教授熟读经典，认为柴胡芳香透达，善于调畅气血，疏肝解郁；牡蛎善于益阴潜阳，收敛固涩，软坚散结，除瘀化痰。二药相合，一升一降，一疏一敛，共奏调和气血、疏肝软坚之功。常用于治疗慢性盆腔炎、癥瘕，由肝郁气结、血瘀痰凝所致的胸胁满痛、胁下痞满，或胁下痞块等，每每奏效。

常用量：柴胡 6 ～ 10 g，牡蛎 10 ～ 30 g。

用药禁忌：阴虚阳浮、喘满气逆及麻疹已透者禁服柴胡。

第四章

医案撷英

一、月经病

病案 1：闭经——卵巢早衰

陈某，女，39 岁，已婚，2022 年 4 月 5 日初诊。主诉：闭经 1 年余。14 岁初潮，2～4 天 /25～31 天，量中等，色暗红，无血块，无痛经。2010 年顺产一男婴，产后 6 个月放置宫内节育器 1 枚。2019 年开始月经稀发，6～8 个月一行，每次需肌内注射孕酮 20 mg，日 1 次，连续 5 天方可行经。2020 年患者曾系统用激素治疗 6 个月，尚有少量月经来潮，停药后则闭经，间断服用激素 1 年余，2021 年 4 月 28 日在外院检查，性激素结果：卵泡刺激素 49.48 mIU/mL，黄体生成素 32.37 mIU/mL，孕酮 0.65 ng/mL，雌二醇 18 pg/mL。诊断为卵巢早衰，给予雌激素治疗 6 个月，症状无明显改善，之后患者四处求医，中西药治疗无效，为求进一步治疗前来就诊。就诊时患者闭经 1 年余，平素白带量极少，阴道干涩，自觉潮热，时感少腹胀痛，腰膝酸软，烦躁易怒，口干渴，多梦，小便黄，大便 2～3 日一行。舌红，苔薄黄，脉细滑。妇科 B 超：子宫偏小，子宫内膜约 5 mm，双侧卵巢偏小。性激素测定：卵泡刺激素：79.36 mIU/mL，黄体生成素 29.37 mIU/mL，孕酮 1.21 ng/mL，雌二醇 25 pg/mL，催乳素 13.5 ng/mol。

诊断：闭经。

辨证：肾虚血瘀证。

治法：补肾调经，活血祛瘀。

主方：自拟补肾健脾调冲方加减。

处方：紫石英 15 g，黄精 10 g，菟丝子 10 g，熟地黄 15 g，生地黄 15 g，桑寄生 10 g，覆盆子 10 g，土贝母 10 g，土茯苓 10 g，生鸡内金 10 g，路路通

10 g，台乌 10 g，桔梗 10 g，栀子 10 g，石斛 10 g，甘草 5 g。14 剂，日 1 剂，水煎服。

二诊：2022 年 4 月 17 日。诉服药 10 剂开始感下腹隐痛，胸乳胀痛，有少许白带，阴道干涩症状缓解，无明显腰膝酸软，睡眠好转，仍觉口干，易烦躁，小便淡黄，舌红，苔薄黄，脉细滑。在前方基础上减生地黄、栀子、土贝母、土茯苓，加柴胡 10 g，当归 10 g，泽兰 10 g，车前子 15 g，牛膝 15 g，益母草 20 g。14 剂，日 1 剂，水煎服。

三诊：2022 年 4 月 30 日。服方 8 剂后，感下腹疼痛拒按，冷痛，自用热水袋热敷后，月经来潮，量少，色黑，夹大血块，血块流出后腹痛缓解，3 日干净。继续予以上述方案连续治疗 3 个月经周期后停药，复查性激素水平，基本正常。

解析：初诊时患者闭经 1 年余，白带量极少，阴道干涩，自觉潮热，时感少腹胀痛，腰膝酸软，烦躁易怒，口干渴，多梦，小便黄。王萍教授以为此为肾水不足，肾精亏虚，难以涵养肝木，肝失所养，失于疏泄，产生肝气郁结和血瘀症状，进而影响脾之运化，气血生化乏源，导致天癸耗竭，冲任虚衰，胞宫失养，引发卵巢早衰。处方上以补肾为总则，方中紫石英、菟丝子温补肾阳，熟地黄、生地黄、桑寄生、覆盆子平补肾阴，补肾阴与补肾阳药联合运用，使肾阴得养，肾阳得化，充盛生殖之精，使卵子得以发育成熟；同时，生鸡内金、路路通走冲任而活血，祛瘀通滞；台乌、桔梗、土茯苓、土贝母调畅气机，使气血条达，冲任通畅，卵子得以顺利排出；栀子、石斛养阴清热，缓解患者阴道干涩、潮热症状；甘草调和诸药。诸药合用使补中有通，静中有动，而达补肾通络之效。二诊时患者阴道干涩缓解，已无明显潮热、腰膝酸软之象，减生地黄、栀子、土贝母、土茯苓，加柴胡、当归、泽兰、车前子、牛膝、益母草，加强疏肝行气、活血利水，引血下行，促进月经来潮，服药 8 剂后，月经来潮，示原法有效，继续予以上述方案连续治疗 3 个月经周期，患者激素水平恢复正常。

按语：卵巢早衰是指月经初潮年龄正常或延迟、第二性征发育正常的女性，患者在 40 岁前，由于卵巢内卵泡耗竭或医源性损伤等原因出现卵巢功能衰竭。临床表现为月经量少甚至闭经、不孕，兼有潮热汗出、情绪波动及第二性征逐渐退化的围绝经期综合征等症状。根据其临床症状，可归属于中医"闭经""不孕症""血枯""血隔""年未老而经水断"等范畴。肾主藏精，主生殖，为先天之本。"经水出诸于肾"，肾气的盛衰影响着天癸的至与竭，与卵巢早衰患者临床出现的月经量少甚至闭经、不孕症状息息相关。王萍教授认为肾虚是该病的根本病机，若肾精不足，则天癸生化乏源，卵子属生殖之精，它的发育、成熟取决于肾精的充盛；而卵子的排出又有赖于肾阳鼓动；肾阴亏虚，胞宫胞络失于濡养则会造成月经稀发，甚至闭经、不孕及出现类更年期综合征等症状。肝主藏血、司血海，胞宫行经和孕胎的功能恰恰也是以血为用的，肾与肝为母子之脏，肾中精气赖于肝血滋养，若肝血不足，则会影响肾中精气充养而发生月经量减少甚至闭经等症状。肾为先天之本，脾乃后天之本，脾主运化，为气血生化之源，内养五脏，外濡肌肤，有统血、摄血的作用，而胞宫的经、孕、产、育均以血为用，且先天之精有赖于后天水谷充养，脾运化正常其水谷精微才能顺利转输至其他脏腑，而且脾气健旺，可行血利水，避免产生痰、饮、湿、瘀等病理产物，使卵巢气血流通。

王萍教授认为卵巢早衰是以肾虚为主，兼瘀血阻络之虚实夹杂的妇科临床疑难病证。治疗该病遵循中医"未病先防，既病防变"的原则，提倡早发现、早治疗。用药多以补肾为主，兼顾疏肝、健脾、活血，促使月经来潮，改善临床症状，恢复卵巢排卵与激素分泌功能。处方上注重益肾填精、养血活血，同时兼用疏肝理气、健脾宁心之药。常用红花、月季花、益母草、香附、橘叶等疏肝理气，调畅气血，调理冲任；兼见脾虚者佐以山药、党参、黄芪、白术、石斛之品，滋脾肾之阴，补脾肾之气，益气养阴，脾运健旺，可化生气血精微，补脾益肾固精，运脾醒脾，充后天以资先天；兼见心烦、失眠等症者，佐以百合、莲肉，调补心脾。

病案 2：闭经——继发性闭经

高某，女，19 岁，2020 年 5 月 20 日初诊。主诉：月经后期 2 年，停经半年。患者 12 岁初潮，平素月经紊乱，6 天 /45～90 天，月经量中等，色暗红，少量血块，经期小腹及腰骶酸胀隐痛，得温缓解。末次月经：2019 年 12 月 18 日。近期体重无明显变化，学习压力大，不喜运动，情绪易烦躁，熬夜，凌晨 0—1 点睡，现感胸胁、乳房、小腹胀疼，心烦易躁，夜难入寐，平时带下量不多，色白质稀，伴胃纳不振，二便一般；舌暗红，苔薄白，脉弦细。妇科彩超：内膜厚度 10 mm，盆腔未见明显异常。2020 年 4 月查性激素六项：卵泡刺激素 7.24 mIU/mL，黄体生成素 3.66 mIU/mL，孕酮 0.5 ng/mL，睾酮 1.09 nmol/L，催乳素 36.14 ng/mL。

诊断：闭经。

辨证：肾气未充，肝郁血滞。

治法：疏肝益肾，活血通经。

主方：补肾疏肝方。

处方：熟地黄 15 g，淫羊藿 10 g，柴胡 10 g，山茱萸 10 g，菟丝子 10 g，女贞子 10 g，郁金 10 g，香附 10 g，当归 15 g，川芎 10 g，白芍 10 g，山药 15 g，红花 10 g，桃仁 10 g，覆盆子 10 g，紫石英 10 g，川牛膝 15 g，甘草 6 g。10 剂，水煎服，日 1 剂，分 2 次温服。

二诊：2020 年 5 月 30 日。患者服药后无不适，诉 5 月 29 日月经来潮，现月经第 2 天，量中等，色暗红，少量血块，乳房胀痛较前明显减轻；舌淡红，苔薄白，脉弦细。原方去桃仁、红花，再服 21 剂，嘱患者月经干净后开始服用，停药 1 周后复诊。

三诊：2020 年 7 月 18 日。患者诉 7 月 8 日月经来潮，量中等，色暗红，夹血块，小腹及腰骶部酸胀，口稍干，二便调；舌淡红，苔薄白，脉细。原方加茺蔚子 10 g，玉竹 10 g，桑椹 10 g，续断 15 g。21 剂，早、晚温服。嘱患者月经干净后开始服用，停药 1 周后复诊。

四诊：2020 年 9 月 1 日。患者未诉不适，现作息规律，月经未潮；舌淡红，苔薄白，脉细。原方加红花 10 g，桃仁 10 g。10 剂，早、晚温服。嘱患者若服药期间月经来潮，月经量不多可继续服药，若月经量多则停药，若服完中药 1 周月经仍未至，则就诊。

五诊：2020 年 9 月 15 日。患者月经已来潮，末次月经：2020 年 9 月 8 日。月经量中等，色暗红，无明显血块，经期偶有小腹坠胀，余无特殊；舌淡红，苔薄白，脉细。嘱患者坚持饮食、运动、情绪调节，方选补肾疏肝方去桃仁、红花，养血调经善后，继服 3 个月经周期。后随访，调整 3 个月经周期后患者月经规律。

解析：该患者 12 岁初潮，月经后期 2 年，现停经半年，可诊为继发性闭经，因先天禀赋不足，学习压力大，肝气郁结，肝肾同源，子病及母，精血不充，血海蓄溢无常，致闭经，治以益肾调肝之法。首诊彩超显示内膜偏厚，急则治其标，治以疏肝益肾、活血通经，选用自拟补肾疏肝方。熟地黄、菟丝子补肝肾；香附补气疏肝；红花、桃仁活血通经，因势利导，引血下行。月经来潮后以调整月经周期为主，二诊予自拟补肾疏肝方以补肾填精、疏肝健脾。熟地黄滋补真阴、益精髓，柴胡疏肝解郁，山茱萸补养肝肾，菟丝子、女贞子补肝肾，淫羊藿补肾阳，紫石英暖胞宫，香附、郁金行气解郁，白芍苦能补阴，山药益肾气、健脾胃，甘草为使。三诊出现腰酸、口干，原方加续断补肝肾，玉竹生津止渴。四诊无特殊继续原方巩固。五诊月经已无血块，去桃仁，当治疗取得一定效果后，补肾就为收功之笔，且杜绝复发。

按语：继发性闭经是指女子建立正常月经周期后又中断 6 个月及以上，或以往月经周期规律，月经停闭超过 3 个周期者，其发生率明显高于原发性闭经，中医称之为"血枯""月水不来"等。该病病因复杂，严重影响着女性的身心健康，是妇科临床上的疑难杂症。治疗上现代医学多采用激素治疗，短时间虽见效快，但不良反应大，且停药后易复发，中医药治疗该病效果明显，且无不良反应。王萍教授强调，继发性闭经以肾虚为本，血瘀、痰湿为标，肝郁为因，为本虚标实，治法上宜先补后攻，待冲任盈满后，随证加以利导，易收疗效。不同的生理阶段病因病机不同，青春期闭经常为多囊卵巢综合征所致，多因肾气不足，兼有肝郁，卵巢早衰、多囊卵巢综合征所致继发性闭经以育龄期多见，病机以肾虚痰湿为主。宜分年龄阶段论治，青春期以建立正常月经周期为主。王萍教授认为青春期继发性闭经多因青春期肾气不充，加之学习压力大，起居饮食不规律而发，如临床常见青春期多囊卵巢综合征之闭经，以肾虚血瘀多见。张景岳曾云："欲以通之，无如充之。但使雪消则春水自来，血盈则经脉自至，源泉混混，又孰有能阻之者？"王萍教授临证时常结合 B 超内膜厚度处方，若内膜厚，多选用当归芍药散加味疏肝益肾、活血通经；若内膜薄，则自拟补肾健脾调冲方加减，治宜补肾治本、温润填精，由熟地黄 10 g，北柴胡 10 g，淫羊藿 10 g，菟丝子 15 g，女贞子 10 g，山萸肉 10 g，石斛 10 g，当归 15 g，川芎 10 g，白芍 10 g，山药 15 g，茯苓 10 g，香附 10 g，郁金 10 g，甘草 6 g 等组成。方中熟地黄滋补真阴、益精髓，北柴胡条达肝气而疏郁结，两药滋补肾阴，疏肝理气，合为君药。臣以山萸肉补养肝肾，固秘精气；菟丝子、女贞子补肝肾；淫羊藿补肾阳，配入补阴方中，而有"阴中求阳"之义，与君药相配，使补肾功效更显。当归补血行血；川芎活血行气；香附、郁金行气解郁；白芍苦能补阴；山药益肾气，健脾胃；茯苓健脾宁心；石斛益胃生津，滋肾阴；甘草为使，调和诸药。全方补先天之肾以生精，又疏肝解郁，使肾气盛，精血充，肝气条达舒畅，则经自调。

病案 3：闭经——多囊卵巢综合征

患者，30 岁，已婚，2020 年 5 月 23 日初诊。主诉：月经稀发 10 年，停经7 个月。患者 13 岁初潮，20 岁开始月经不规律，5 ～ 10 天 /40 ～ 150 天，量少，色暗红，无痛经，形体肥胖，结婚 2 年性生活正常，未避孕，未孕至今，丈夫精液检查正常，孕 0 产 0，末次月经：2019 年 10 月 25 日。现月经未潮，头晕耳鸣，腰酸，平素带下量多，色白，质稠，无异味，纳寐可，小便可，大便稀。体格检查：身高 160 cm，体重 70 kg，体重指数 27.3 kg/m^2，黑棘皮症（+）。性激素六项：卵泡刺激素 6.18 mIU/mL，黄体生成素 14.26 mIU/mL，睾酮 1.94 nmol/L，催乳素 398.35 μIU/mL；空腹血糖：5.0 mmol/L；空腹胰岛素：21.14 μIU/mL。肝功能、甲状腺功能未见明显异常。盆腔超声检查：双侧卵巢多囊样改变，内膜厚 6 mm。舌淡、边有瘀点，苔白腻，脉沉滑。

诊断：闭经。

辨证：肾虚兼痰湿，瘀阻冲任。

治法：化痰除湿，通络调经。

主方：自拟化痰调经方加减。

处方：苍术 20 g，菟丝子 10 g，法半夏 10 g，陈皮 10 g，薏苡仁 30 g，决明子 10 g，熟地黄 20 g，当归 15 g，淫羊藿 15 g，紫石英 15 g，川牛膝 20 g，路路通 20 g，白术 30 g，川芎 10 g，续断 15 g，甘草 6 g。14 剂，水煎服，日 1 剂，分 2 次温服，嘱合理饮食，有氧运动，控制体重，每月减 3 ～ 5 斤。

二诊：2020 年 6 月 20 日。末次月经：2020 年 6 月 14 日。量偏少，色暗红，有小血块，小腹坠胀感，经前乳房胀痛，纳寐可，大小便调。舌淡、边有齿痕，苔白，脉沉。体重 68 kg，予中药守方加减，去路路通、川芎、法半夏、川牛膝，加郁金 10 g，香附 10 g，山药 10 g，石斛 20 g，葛根 20 g。14 剂，水煎服，日 1 剂，分 2 次温服。

三诊：2020 年 7 月 24 日。末次月经：2020 年 7 月 20 日。量较前增多，色暗红，乳房胀痛好转，血块减少，无明显腹胀。舌淡、边有齿痕，苔白，脉沉。体重 66 kg。查性激素六项：卵泡刺激素 8.35 mIU/mL，黄体生成素 6.42 mIU/mL，睾酮 1.29 nmol/L；空腹胰岛素：11.22 μIU/mL。予化痰调经方守方继服，10 剂，水煎服，日 1 剂，分 2 次温服。配合来曲唑 2.5 mg 口服，月经第 5 天开始，连用 5 日，嘱其 8 月 1 日监测排卵。

四诊：2020 年 8 月 1 日。B 超监测卵泡：左侧卵泡 16 mm × 14 mm，内膜

7 mm。予二诊处方加补骨脂 10 g，肉苁蓉 10 g 以养膜长膜。3 剂，水煎服，日 1 剂，分 2 次温服，拟于 2020 年 8 月 4 日 B 超监测卵泡。

五诊：2020 年 8 月 4 日。B 超监测卵泡：左侧卵泡 20 mm×18 mm×17 mm，内膜 9 mm。嘱其隔日性生活，并予中药自拟促排卵汤双补肾阴肾阳，活血通络，促进卵子排出。当归 10 g，熟地黄 10 g，赤芍 10 g，丹参 10 g，香附 10 g，红花 5 g，王不留行 5 g，淫羊藿 10 g。2 剂，水煎服，日 1 剂，分 2 次温服。

六诊：2020 年 8 月 6 日。B 超检测排卵提示盆腔未见明显异常，内膜 9 mm，子宫直肠窝积液 15 mm。续以自拟促黄体汤温补肾阳，调经固冲，以促进黄体发育。熟地黄 15 g，白术 10 g，当归 10 g，黄芪 10 g，枸杞子 10 g，续断 10 g，巴戟天 10 g，肉苁蓉 10 g，女贞子 10 g，墨旱莲 10 g。10 剂，水煎服，日 1 剂，分 2 次温服。

七诊：2020 年 8 月 25 日。患者停经 35 天，查血人绒毛膜促进腺激素（hCG）5879.9 mIU/mL、孕酮 31.92 ng/mL。予中药补肾健脾保胎治疗，方选寿胎丸合四君子汤加味。党参 15 g，白术 10 g，黄芪 10 g，菟丝子 10 g，续断 10 g，桑寄生 15 g，茯苓 10 g，阿胶 9 g，甘草 6 g。7 剂，水煎服，日 1 剂，分 2 次温服。补肾健脾安胎至妊娠第 10 周，后随访，于 2021 年 4 月 25 日顺产一健康女婴。

解析：本案患者既往月经异常 10 年，为肾虚之象，形体肥胖、高胰岛素血症为痰湿之证，根据睾酮高、不孕可诊断为多囊卵巢综合征，月经夹有血块为血瘀之表现，辨证为肾虚痰湿、瘀阻冲任，治以补肾化痰、通络调经。首诊时月经 7 个月未来潮，超声提示内膜薄，不宜急于活血通经，此时宜填补肾精，化痰湿，滋阴养血，辅助阴长，方选化痰调经方加减治之。苍术、菟丝子补肾燥湿化痰，法半夏、陈皮、健脾行气，紫石英温肾补阳，枸杞子补肾阴肾阳，丹参活血调经，香附疏肝解郁，决明子降脂，甘草健脾和中、调和诸药。二诊后月经基本正常，三诊时因有孕求，予化痰调经方联合来曲唑促进卵泡发育。四诊 B 超提示卵泡发育可，但内膜偏薄，予加补骨脂、肉苁蓉养膜。五诊根据 B 超监测排卵情况，当卵泡直径＞18 mm，予促排卵汤活血通络促进卵子排出，并指导同房。六诊 B 超提示卵泡已排出，治以温肾益气，改予促黄体汤促进黄体发育利于胚胎着床。七诊患者已受孕，转以补肾健脾巩固胎孕。

按语：继发性闭经的西医常见病因有多囊卵巢综合征、卵巢早衰等，王萍教授认为中医发病机制总体为"虚、实"两方面，虚者多因经血匮乏，冲任不充，血海空虚，无血可下；实者多为邪气阻隔，冲任不通，脉道受阻，血不得下。临床单纯虚证或实证已少见，多为虚实夹杂、本虚标实之证，本虚为肾虚，标实为痰湿、血瘀，其病机有以下 2 个特点。①虚者多责之肾气虚损。"经水出诸肾"，月经本于肾，肾气盛，太冲脉盛则月经按时来潮。若先天肾气不足，后天房劳多产，损伤肾气，冲任虚耗，胞宫无血以下而发为闭经。王萍教授认为，肾为先天之本，主生殖，肾精为月经来潮提供物质基础，肾气是月经的源头，故肾虚为闭经之根本原因。柴松岩提出，肾气为月经产生之"动力"，肾气中蕴涵肾阴及肾阳，肾阴为阴气之源，阴血得生，肾阳为阳气之本，鼓动血海，故月事以时下。②实者多责之肝气郁滞。"女子以肝为先天"，肝藏血，主疏泄，月经的来潮与肝气条达密切相关，长期的情绪紧张、忧虑过度，肝气不畅，气滞血瘀，胞脉阻塞，故经血不得而行。现代社会女性承担着生活和工作的巨大压力，又不得舒缓，致肝气郁结，故王萍教授认为肝气郁滞是导致闭经的主要原因。继发性闭经在临床中病程缠绵日久，容易出现新生病机，痰湿、血瘀为其标。多囊卵巢综合征闭经妇人肥胖多痰湿，然痰湿何来？肾主水，司水液气化，肾气不足，则水液反聚为痰湿；肾虚无力鼓动血行，阻于脉道，血运不畅，日久成瘀；肝气郁结，肝木克脾土，脾虚则运化水湿无能，反生痰湿；肝气疏泄失司，血行滞涩，日久成瘀。故凡闭经者多瘀滞虚损，与瘀血关系密切。

　　育龄期女性是继发性闭经的高发人群，多囊卵巢综合征为其主要病因。随着现代生活水平的提高和生活方式的改变，工作压力的增加，过多摄入肥甘厚味之品，劳逸不当，损伤脾胃，脾失健运，湿聚为痰，脂膏痰湿瘀阻经络，故胞脉闭塞而不潮。多囊卵巢综合征代谢紊乱、体重增加等表现与肾虚气化失职、脾虚痰湿内生密切相关，因此总结出肾虚痰阻、脾湿不运是本病的重要病机，治宜化痰除湿、通络调经。王萍教授自拟化痰调经方治疗，该方由《叶氏女科证治》苍附导痰丸化裁而来，药物由菟丝子 20 g，苍术 20 g，法半夏 10 g，陈皮 10 g，紫石英 20 g，枸杞子 15 g，丹参 10 g，山楂 10 g，决明子 6 g，甘草 6 g 等组成。方中重用苍术、菟丝子补肾燥湿化痰，共为君药；法半夏、陈皮功善健脾行气，奏气顺则痰消之意；紫石英温肾补阳、暖胞宫、调冲任，与枸杞子配伍，兼补肾阴肾阳；丹参活血调经，为妇科调经之要药，以畅通气血，促进痰瘀的排出；山楂善消油腻肉食，决明子降脂润肠通便；甘草健脾和中，调和诸药。全方配伍使痰湿得化，瘀除络通，脾肾兼顾。在治疗过程中要注意调节患者的情志,给予精神心理上的支持与鼓励,治病先治人,治人先治心,结合心理调治,往往收效显著。对于肥胖型患者,减轻体重为其基础治疗,每周 2 ~ 3 次有氧运动,每月减 3 ~ 5 斤为宜。

病案 4:闭经——早发性卵巢功能不全

张某,女,35 岁,已婚,2020 年 7 月 8 日初诊。主诉:未避孕未再孕 2 年。既往月经欠规律,经期 3 ~ 5 天,周期 28 ~ 120 天,末次月经:2020 年 3 月 5 日。量较少,色红,无血块,经期下腹胀痛伴有腰酸痛,五心烦热。近 1 个月心烦,口干,夜寐差,便秘,小便可。舌红、苔薄黄,脉弦细。患者 2015 年行卵巢囊肿剥除术。2005 年结婚,孕 2 产 1 流 1,性生活正常。辅助检查:卵泡刺激素 30.99 mIU/mL,黄体生成素 15.91 mIU/mL,雌二醇 22 pg/mL,孕酮 0.2 ng/mL,抗缪勒管激素 1.47 ng/mL。就诊时患者已停经 4 余月。

诊断:闭经。

辨证:肾虚血瘀证。

治法:补肾活血,疏肝理气。

主方:自拟补肾健脾调冲方加减。

处方:熟地黄 15 g,淫羊藿 10 g,柴胡 10 g,山茱萸 10 g,菟丝子 10 g,女贞子 10 g,郁金 10 g,香附 10 g,当归 15 g,川芎 10 g,白芍 10 g,山药 15 g,红花 10 g,桃仁 10 g,覆盆子 10 g,紫石英 10 g,川牛膝 15 g,甘草 6 g,莲子心 6 g。10 剂,水煎服,日 1 剂,分 2 次温服。

二诊:2022 年 7 月 21 日。7 月 19 日月经来潮,量中等,色红,无血块,行经伴有下腹坠胀感,无腰酸,五心烦热症状较前好转。处方:当归、菟丝子各 15 g,川芎 6 g,熟地黄、生地黄、山药、石斛、香附、丹参、白芍、白术、杜仲、川牛膝各 10 g。10 剂,煎服法同上。根据患者症状辨证用药,月经第 12 天开始监测排卵,根据排卵情况指导受孕,于月经第 20 天改用促黄体汤,促进受精卵着床。处方:熟地黄 20 g,丹参、菟丝子各 15 g,白芍、山药、女贞子、枸杞子各 10 g,甘草 6 g。7 剂,煎服法同上。

三诊:2022 年 10 月 27 日。停经 36 天,自测尿 hCG 阳性,无特殊不适。自拟保胎方,处方:党参、白术、菟丝子、桑寄生各 15 g,续断 10 g,阿胶 3 g。6 剂,煎服法同上,并建议患者住院保胎治疗。

解析:患者为育龄期女性,先天禀赋不足,既往有卵巢囊肿剥除术史,金石损伤肾气,停经 4 个月未来潮,行经伴有腰酸痛,生活作息不规律,熬夜耗伤精血出现五心烦热、心烦等症状。根据患者症状、体征及舌脉象，辨证为肾虚血瘀证，故方选自拟补肾健脾调冲方加减，重在补肾活血，兼治肝脾。方中川牛膝引药下行。后期阴虚燥热症状缓解后，治疗以补肾填精为主，用杜仲加强补肾作用；莲子心清心除烦，既可缓解心烦症状，又可防止菟丝子补肾之品滋腻太过。因患者有生育需求，治疗整体以补肾填精促孕为主，在治疗的同时配合监测排卵，指导受孕。在月经第 20 天改用促黄体汤，可以提高黄体功能，促进受精卵着床。早发性卵巢功能不全患者因其素体肾精亏虚，怀孕后建议保胎至孕 3 个月为宜。

按语：根据早发性卵巢功能不全疾病特点及临床表现可将其归属于"月经后期""闭经""不孕症""绝经期前后诸证"范畴。王萍教授认为早发性卵巢功能不全其主要病因在于肾虚，考虑到早发性卵巢功能不全是慢性疾病，因而提出瘀血内生既是早发性卵巢功能不全的重要原因又是病理产物，强调瘀在本病中的重要性。其次月经病的发病与肝、脾、肾三脏密切相关，肝郁脾虚也是本病发病不可忽略的病因之一。阴阳学说为中医理论的核心与纲领，《傅青主女科》则为中医妇科临床治疗提供思路。肾藏精，主生殖，既为天癸、冲任之本，又为气血、五脏之根，肾气的盛衰决定着天癸的至与竭，影响着气血的盈与虚。傅青主认为"经原非血也，乃天之一水，出自肾中，是至阴之精而有至阳之气，故其色赤红似血，而实非血，所以谓之天癸"。经血非血，实为肾之精气，故女性月经生成之本在肾，月经来潮依赖肾中精气充足。早发性卵巢功能不全患者或为先天禀赋不足、素体阴虚，或为房劳多产，或为熬夜多劳耗伤精气，经血无所化生，故月事不能按时来潮；肾精亏虚，故不孕，经年累月，日久而致肾阴阳俱虚。肾虚为本病发生的关键病因。由于女性的特殊生理机制——月经，容易耗伤阴血，导致气血相对不平衡。《万氏妇人科》云"妇人女子，经闭不行，其候有三……一则忧愁思虑，恼怒怨恨，气郁血滞"，可见情志因素是影响月经正常来潮的原因之一。现代社会生活节奏快，女性社会、心理压力均高于以前，受到情志因素影响，气机郁滞，血行无力，形成瘀血，更加阻遏气机，且瘀血壅滞胞宫，亦可引起不孕。所谓"精血同源"，肾藏精，肝藏血，精血互生，为月经提供物质基础。肝对天癸有着重要的调节作用，一方面肝经通过冲脉与胞宫紧密相连；另一方面，肝既能贮藏有形之血，又可疏泄无形之气，从而影响行经。脾为后天之本，气血生化之源，脾主运化，可化生气血。傅青主认为，肾气之充足与心、肝、脾三脏之气化密切相关，故治疗需四脏皆治，四经同调，可将其概括为"散心肝脾之郁，而大补其肾水，仍大补其心肝脾之气，则精溢而经水自通矣"。引起月经不调的原因有很多，气血失常是关键病机。女子以血为本，案中自拟补肾健脾调冲方，配方严谨、寒热同调、攻补并用、气血兼顾。全方以补为主，补中有通，使肝脾得养，阴阳得调，气顺血生，气海满溢，自能孕育。

病案 5：崩漏——异常子宫出血

许某，女，20 岁，2020 年 8 月 16 日初诊。主诉：阴道不规则出血 20 余天。未婚未育，无性生活史，形体偏瘦。患者既往月经规律，5～6 天 /28～30 天。2020 年 8 月连续工作加班熬夜数晚，于 7 月 23 日晨起见少量阴道出血，至中午逐渐增多，前 5 天血量如以往月经，色鲜红，未见明显血块，无腹痛、腰酸等不适；第 6 天后点滴而出至今未净，卫生巾每日换 1 次，未完全浸湿，血色淡红，质清稀，偶有小血块，白带正常，伴腰酸腰累，无明显腹痛、坠胀感及乳房胀痛。面色欠润，神情疲惫，头昏眼花，畏寒肢凉。饮食一般，睡眠欠佳，小便频数，大便偏稀。舌淡红，苔白，脉沉细。查妇科 B 超：子宫 35 mm×32 mm×34 mm，子宫前位，形态正常，表面光滑，宫颈长约 34 mm，肌壁实质回声中等，光点细密，分布均匀，宫内膜清晰，居中，厚约 6.7 mm，夹有液性暗区；附件：左卵巢 24 mm×20 mm，右卵巢 29 mm×22 mm。

诊断：崩漏。

辨证：脾肾阳虚，气血不足。

治法：温肾健脾，补虚止血。

主方：四草汤加味。

处方：仙鹤草、鹿衔草、土炒白术各 20 g，熟地黄、党参、黄芪、酸枣仁各 15 g，墨旱莲、马鞭草、艾叶炭、阿胶、茜草各 10 g，荆芥炭、炙甘草各 5 g。7 剂，日 1 剂，水煎早、晚各 1 次，温服，每次约 200 mL。嘱患者中药服完后复诊。

二诊：2020 年 8 月 30 日。诉服上方后次日即见出血减少，第 4 天出血止。现来就诊未见出血，精神佳，面色渐转红润，头昏、畏寒、便稀等症改善，睡眠好转，舌淡红，苔白，脉沉细。原法合拍，续以健脾补肾、养血调经之法调治，上方去艾叶炭、荆芥炭，茜草改为 5 g，加当归 10 g，首乌藤 10 g。7 剂，煎服法同前。

2020 年 12 月 30 日患者因其他疾病来就诊，于是问及月经情况，近 3 个月经周期规律，量色如前，除经期轻微腰酸外，其他无明显不适，亦未见相似病证复发。

解析：该患者素体瘦弱，加之近日工作劳累及熬夜，而劳则耗气伤血，久则损脾责肾，就诊时临床表现一派虚象，病势日进，脾肾受损，气血已伤，整体以脾肾阳虚、气血不足为主，故急当塞流，当以温肾健脾、补虚止血应之，拟四草汤加减治疗。四草汤为出血期常用治血方，四药均有止血之功，而又各有所长，集补虚、温经、活血、化瘀、养阴、凉血于一炉，功效主次可随证调整剂量及配伍他药来改变，四药相配，可谓止血而不留瘀、温经而不灼阴、活血而不动血、祛瘀而无伤正，适用于因虚、瘀、热等各种原因所致血证。

按语：本患者以脾肾阳虚为主，则加重仙鹤草、鹿衔草之量，辅以墨旱莲、马鞭草，使之与病证之间寒温恰和，虚实合拍；以此为基，合黄芪、土炒白术、炙甘草以益气补虚，气得补则冲任得固而血止；熟地黄益肾止血；艾叶炭—阿胶药对温经补血止血；茜草—仙鹤草药对散瘀通经止血；佐以荆芥炭引血归经，酸枣仁养血安眠。全方总体特点为平温脾肾、补而不燥，祛瘀止血而又不伤正留瘀。二诊时诸症改善，遂去除部分止血药，加强养血安眠，辅以通经散瘀，即仍用原方之意，而尽心于后期调补，巩固疗效，以求全功。在血证的治疗上注重理血，而非单纯止血，务求经络疏通，血止瘀散，血行归经，最终恢复正常月经周期。

王萍教授以虚、热、瘀三者为中心论治妇科血证，认为"以虚致崩"及"以虚致瘀"者较"以热致崩"者为多见，然而临床往往容易互结为患，情况复杂多变。因此，王萍教授强调"调经止血重在辨证求因治本"，重在辨别病因及辨证论治，既要考虑不同出血原因，更要针对不同的证型选择合适的药对，并牢牢把握止血的基本治则，仔细敲定治法，斟酌处方用药，才能确保良好的疗效。更重要的是，妇科血证需要长期调理顾护，医者除了提高临床诊治水平外，尤须重视方后医嘱，要耐心传达饮食、情志、起居等方面的中医理念，才能更有助于病情恢复。

病案 6：崩漏——异常子宫出血

赵某，女，33 岁，2020 年 3 月 2 日初诊。主诉：阴道出血 10 余天。现病史：患者 10 余天前无明显诱因开始阴道出血，开始量少，色暗红，伴有轻微腰酸，无下腹痛。3 天前量增多，相当于月经量，色鲜红，有血块，腰部酸痛，无下腹痛。平素月经规律，经行 3～5 天，月经周期 26～28 天，量正常，无痛经史。

顺产一胎，体健。自诉情绪烦躁，睡眠差，多梦。大便干，小便黄。舌质红，苔黄腻，脉弦数。查性激素六项：卵泡刺激素 6.67 IU/L，黄体生成素 6.5 IU/L，雌二醇 32 μg/L，催乳素 24 pg/L，孕酮 0.3 pg/L，雄激素 0.6 pg/L。妇科检查无异常。

诊断：崩漏。

辨证：湿热证。

治法：清热利湿，化瘀止血。

主方：自拟止血方。

处方：黄芩炭 10 g，白芍 10 g，生地黄 10 g，墨旱莲 30 g，白茅根 10 g，地榆炭 10 g，贯众炭 10 g，侧柏炭 20 g，牡丹皮 10 g，茜草 10 g，黄芪 10 g，桑螵蛸 10 g，牡蛎 15 g，紫河车 3 g，三七粉 3 g，甘草 6 g。3 剂，水煎服，分 2 次温服。嘱患者畅情志，平素清淡饮食，少食辛辣刺激之品。中药服完后复诊。

二诊：2020 年 3 月 5 日。患者诉出血量明显减少，仅有少量褐色出血。腰酸痛缓解，无下腹痛。大小便正常，舌质红，苔滑腻，脉滑数。处方：前方加党参 10 g，白术 10 g，茯苓 10 g，连翘 15 g。7 剂，水煎服，分 2 次温服。

三诊：2020 年 3 月 13 日。患者出血停止，白带色微黄，乏力，偶尔腰酸，大小便正常。舌质红，苔薄黄，脉数。处方：前方改黄芩炭为黄芩，去白茅根、地榆炭、贯众炭、侧柏炭、茜草、桑螵蛸、牡蛎、紫河车、三七粉，加金银花 20 g，蒲公英 20 g，山药 30 g，茯苓 20 g。7 剂，水煎服，分 2 次温服。

解析：患者阴道出血 10 余天，属于"崩漏"范畴。近 3 天量多，相当于月经量，且结合性激素六项检查结果，患者正处于月经期。患者情绪烦躁易怒、大便干、舌质红、苔黄腻，辨证为湿热证，在化瘀止血基础上清热利湿，属于"塞流"过程。二诊时，月经量明显减少，此时适合在止血基础上清热健脾理气，属于"澄源"过程。三诊时，患者血止，乏力则是因为出血时间长，此期以清热、健脾、益气为主，属于"复旧"过程。

按语：崩漏为妇科常见病、疑难病。基于崩漏的病因病机及发病有缓有急的特点，治疗应本着急则治其标、缓则治其本的原则，遵循传统的"塞流""澄源""复旧"三大治崩法则，并且不拘泥于此三种法则。崩时塞流必兼澄源并重视逐瘀；漏下量少时，澄源为主，标本并重；调理善后，治本为主，年龄阶段不同，治疗方法偏重不同。王萍教授认为，根据热证崩漏的病因病机特点，此证崩漏容易兼有热、湿、瘀 3 种病理因素，止血虽为当务之急，但不可一味塞流止血。如若患者本身月经周期仍存在，需区分清楚患者就诊时处于月经周期的哪个阶段。如经过分析核实患者的月经周期，认为患者就诊时正处于经期，此时则不可急于止血，止血便犹如关门留寇，造成血不止又增血瘀的后果。正当经期更需顺势利导，促进瘀血排出，促进子宫内膜顺利剥脱，则瘀除血自止。此期采用逐瘀止血为主要治疗原则，同时注重清热祛湿止血之法，使胞宫中残留的瘀热湿浊泄尽。王萍教授在临床工作中，认识到崩漏多兼夹气虚、湿热、血瘀等病理因素，并且认为，崩漏的发病与女性各个时期的生理状态有关。因果相干，气血同病，多个脏腑受累，运用自拟止血方，使止血不留瘀，分清女性崩漏发生的病因病机，兼顾整体与局部的中医辨证关系，辨明急缓，从而取得临床上的良好效果。

病案 7：崩漏——青春期功血

朱某，女，17 岁，2022 年 1 月 19 日初诊。主诉：阴道不规则流血 34 天。既往月经尚规律，12 岁初潮，4 ～ 8 天 /27 ～ 40 天，量中等，色暗红，夹有小血块，偶有小腹不适。患者自 16 岁中考开始每因压力大后出现月经紊乱，7 ～ 20 天 /30 ～ 60 天，末次月经：2021 年 12 月 17 日。至今未净，刻下阴道流血量少，色暗红，夹有小血块，时有下腹痛，无腰酸、乳房胀痛，偶有胸胁满闷，胃纳可，睡眠一般，入睡难，大小便正常，否认性生活史。舌色紫暗，边尖可见瘀斑瘀点，苔薄白，脉弦涩。辅助检查：血红蛋白 110 g/L；妇产科彩超：子宫内膜 10 mm，子宫附件（ - ）。

诊断：崩漏。

辨证：气滞血瘀证。

治法：活血祛瘀，理气止血调经。

主方：自拟止血方。

处方：牡丹皮 10 g，当归 10 g，生地黄 10 g，赤芍 10 g，川芎 6 g，益母草 20 g，血余炭 10 g，炒黄芩 10 g，蒲黄炭 15 g，香附 8 g，地榆炭 10 g，酸枣仁 10 g。共 10 剂，日 1 剂，水煎服，分 2 次温服。嘱患者畅情志，调节学习压力，中药服完后复诊。

二诊：2022 年 1 月 30 日。末次月经：2021 年 12 月 17 日。量少，色暗红，夹有小血块，有痛经，无腰酸，舌暗红，苔薄白，脉弦。上方易蒲黄炭为草蒲黄，去血余炭、地榆炭，14 剂，水煎服，分 2 次温服。嘱患者畅情志，调节学习压力，适当运动，中药服完后复诊。

三诊：2022 年 3 月 4 日。末次月经：2022 年 2 月 10 日。量多，色红，偶有小血块，无腹痛，睡眠明显好转，时有头晕、乏力。辨证为气血两虚证，处方：党参 15 g，茯苓 10 g，炒白术 10 g，炙甘草 6 g，当归 10 g，熟地黄 10 g，白芍 10 g，川芎 6 g，牡丹皮 10 g，丹参 10 g，香附 10 g，茺蔚子 10 g。共 14 剂，日 1 剂，水煎服，分 2 次温服。嘱患者畅情志，中药服完后复诊。

解析：本案患者阴道不规则流血 30 余天，中医诊断崩漏明确。以压力大为诱因，小腹痛、阴道流血量少、色暗红、夹有血块为辨证要点，辨证为气滞血瘀证，舌脉为气滞血瘀之佐证。患者精神压力大，气郁于内，肝失疏泄，难以条畅，气机阻滞不通则不能推动血液运行，导致血瘀，瘀血阻滞胞宫，旧血占据血室，血不归经，新血难安，故经血时下时止，淋漓不断。

王萍教授认为，崩漏病因在于瘀血，瘀血阻滞，冲任不通，新血难安，故以活血化瘀、理气止血调经为主，方中加酸枣仁安神助眠。二诊时，出血已止，瘀血难以速除，故去前方炭类止血药，继续服用去除瘀血。三诊，崩漏血止后期澄源复旧，患者用药期间再次来月经，出血量多，头晕乏力，气血两虚明显，夹有小血块，表明仍有血瘀，故用补肾八珍汤加减益气养血调经，佐以活血祛瘀。

按语：崩漏出血期以"急则治其标"为第一要则，王萍教授认为崩漏出血是因瘀血作祟，出血要止血，但不能一味涩血，涩血恐留瘀，进一步产生瘀血，使出血不得止。因此，无论是病程长短、出血量多少，此期均要因势利导、通因通用，采取各种活血化瘀的治疗方法，使瘀血全部排出体内才能做到止血。《备急千金要方》记载："瘀血占据血室，而致血不归经。"由此可见，若瘀血不除，所生新血由于瘀血阻滞仍为离经之血，崩漏自然不能治愈。

女子七情所伤或因病抑郁，肝失条达，肝气郁结，气郁不通则行血功能失常，血液瘀滞，发生血瘀；或气机逆乱，失去正常行血统血功能，亦会影响血行脉中，血行瘀滞即为瘀血，血液离经妄行，即会发生出血，也是瘀血。瘀血阻滞冲任，旧血占据胞宫，离经之血难以归经，新血难安，故月经周期紊乱，经血时下时止；胞宫被瘀血占据，蓄极则满溢，出现胞宫出血，故时有暴下；胞宫占据郁结之瘀血，则经色紫黑，可夹有大血块；瘀血郁结成块，停留胞宫则腹痛拒按，排出体外则块下痛减；气机阻滞，肝失疏泄，郁结胸胁则胸胁胀满、烦躁不安或抑郁不舒，证属气滞血瘀。王萍教授认为，气滞血瘀之崩漏系由气机不畅、瘀血不通导致，治疗根本在于调畅气机、化瘀通络。治疗根本大法为活血祛瘀、理气止血，自拟止血方（桃仁、红花、丹参、牡丹皮、当归、生地黄、赤芍、川芎、益母草、血余炭、炒黄芩、蒲黄炭、制香附、地榆炭）。方中桃仁、红花活血化瘀，益母草、牡丹皮清热凉血、活血调经；丹参通行血脉，破宿血、生新血，祛瘀生新而不伤正；四物汤养血和血、化瘀通经，补血而不滞血，行血而不伤血；血余炭、蒲黄炭化瘀止血，止血不留瘀；地榆炭凉血止血，尤擅止下焦出血；炒黄芩顺气、清心；制香附疏肝理气调经以止血。全方意在通瘀，配合疏肝行气之川芎、制香附，使肝郁得去，恢复疏泄功能，气机流畅，气通瘀去，新血自生，血行气通，崩漏自止。治病必求于本，王萍教授结合前人诸多理论及自身多年临床经验，从瘀论治崩漏，抓住病机关键，根据患者所处时期的不同采取不同治疗方法，灵活运用，出血期根据患者的血瘀证型，准确辨证，因势利导、通因通用快速塞流止血，血止后根据个体化差异，遣方用药，着重补益气血，并佐以活血化瘀类中药以助瘀血完全祛除，帮助患者恢复月经周期节律性，临床常常取得较好疗效。

病案 8：绝经前后诸证——绝经综合征

郑某，女，47 岁，2020 年 9 月 16 日初诊。主诉：潮热汗出 1 年余，月经紊乱 4 月余。既往月经规律，7/30 天。末次月经：2020 年 9 月 7 日。经量正常，色红，有血块，有痛经。4 个月前开始出现月经紊乱，周期、经期均改变，伴有潮热汗出，活动后尤甚，烦躁易怒，易疲乏，头晕而空，耳鸣，腰酸痛，纳可，寐差，难以入睡，易醒，大便稍干，每天 1 次，夜尿 2～3 次。舌质红而干、苔白，脉弦细。

诊断：绝经前后诸证。

辨证：肝肾阴虚证。

治法：滋阴补肾，养肝疏肝。

主方：自拟滋肾益肝方加减。

处方：柴胡 6 g，党参 15 g，黄芪 15 g，当归 15 g，酸枣仁 15 g，煅龙骨 15 g，煅牡蛎 15 g，陈皮 6 g，炙远志 6 g，珍珠母 20 g，山药 15 g，浮小麦 30 g，熟地黄 15 g，酒黄精 15 g，女贞子 10 g，墨旱莲 10 g，川楝子 15 g。7 剂，每天 1 剂，水煎，分早、晚温服。

二诊：2020 年 10 月 14 日。潮热减轻，汗出基本消失，仍烦躁易怒，偶胸闷心悸，易疲乏，腰酸痛，夜寐不安，难以入睡，易醒多梦，食纳可，大便稍干，每天 1 次，夜尿 2～3 次。舌红少津、苔白，脉弦细。患者汗出基本消失，感潮热口苦，大便稍干。遂原方去浮小麦，加柏子仁 20 g，麦冬 10 g，玄参 10 g。14 剂，煎服法同前。

三诊：2020 年 10 月 28 日。烦躁易怒及腰酸痛明显减轻，潮热汗出基本消失，精神较前好转，夜寐一般，食纳可，大便正常，夜尿 1 次。舌淡红、苔薄白，脉弦细。原方继服 14 剂，诸症改善后停药。

解析：王萍教授认为，肾阴亏虚和肝郁是围绝经期综合征的根本病机，根据患者体质差异，还可常见兼夹湿、痰、瘀等证。经过多年临床实践总结，王萍教授认为，本病与气血关系密切。正确理解该病病机，抓住本质，结合个体情况，兼顾诸症，治疗方可获效。王萍教授认为，患者年近七七，肾精亏耗，故腰酸耳鸣、头晕而空、疲乏懈惰；天癸竭，肾阴虚，故潮热汗出、心烦易怒、难以入睡；肝阴不足，则头晕耳鸣、烦躁易怒；舌质红而干，苔白，脉弦细，辨证为肝肾阴虚证。方中熟地黄、酒黄精补肾填精、滋补肝肾；女贞子、墨旱莲滋补肾阴；柴胡疏肝解郁；党参、黄芪益气，助生血，止汗；当归养血活血；山药健脾；煅龙骨、煅牡蛎、珍珠母平肝潜阳；陈皮健脾祛湿；炙远志、酸枣仁安神；川楝子疏肝理气；浮小麦益气固表止汗。全方配伍得当，平补而不滋腻，补行相宜，适宜久服，验之于临床效佳。

按语：绝经综合征是因卵巢功能衰退和雌激素分泌量降低所致的妇科疾病，常常表现出潮热、汗出、烦躁易怒、手足心热、失眠、腰酸耳鸣、疲乏懈怠、精神涣散、记忆力下降、便秘、夜尿多、月经紊乱、抑郁等症状体征，严重影响广大女性的身心健康。西医治疗常采用激素替代疗法，但少部分患者因禁忌证而不宜使用该疗法。绝经综合征根据其症状可归为中医学中"脏躁""百合病""绝经前后诸证"等范畴，中医药在防治绝经综合征方面具有较好的临床疗效。王萍教授认为，本病亦与气血关系密切。正确理解该病病机，抓住本质，结合个体情况，兼顾诸症，治疗方可获效。

王萍教授在临床中发现，大多绝经综合征患者常合并明显的气虚症状。女子"七七，任脉虚，太冲脉衰少"，肾精亏虚，精血同源，血为气之母，则气亦虚；由于失眠、劳倦、思虑、慢病消耗、生活调护不当等原因损耗精、气、血，亦可致气虚。临床症见神疲乏力、少气懒言、头晕、动则易汗出、多尿、便秘、脉弱等，治疗辅以益气后患者气虚症状常明显改善。少数患者由于精、气、血损耗严重，甚可出现疲乏懈怠、少气懒言、善叹息、子宫脱垂、小便失禁等气陷不固之症。女子七七，肾精不足，精血同源，则血亦虚；或由于失眠、劳倦、思虑、慢病消耗、生活调护不当等原因耗损精、气、血，亦导致血虚。临床症见面色萎黄或苍白、肌肉瘦削、皮肤干燥、毛发不泽、目涩、视物昏花、肢体麻木、关节屈伸不利、健忘、失眠多梦、惊悸烦躁、月经量少或推迟、舌淡脉细等。《素问·阴阳应象大论》曰："年四十，而阴气自半也，起居衰矣。"随着年龄的增长，人体的肾精肾气逐渐衰少。女子历经经、带、胎、产，阴血耗损，年过七七，肾精亏损，在此生理转折期，机体阴阳失衡，临床常表现出一系列以肾阴虚、肝阳上亢为主的围绝经期综合征症状，常症见腰酸耳鸣、精神涣散、记忆力下降、月经紊乱、潮热、汗出、烦躁易怒、眩晕、血压高、手足心热、失眠等。王萍教授认为凡 40～60 岁或卵巢切除术后的患者，无论舌脉及兼夹症如何，但见一分潮热汗出，必有一分肾阴虚。临床上单纯的肾阳虚证极少见，常与肾阴虚证合并出现，表现为肾阴阳两虚证。该证乃由阴虚日久，损及肾阳，或素体阳虚导致。气能生血，精血同源，故益气养血能填精，精血充足，肝得濡养，则肝阳不亢。因此益气养血既能直接改善气血亏虚，又能间接补肾填精、平肝潜阳，从而较快地改善症状。王萍教授补益气血常用八珍汤加减，补血常用当归、白芍、丹参、熟地黄等，补气常用黄芪、人参、党参、太子参、白术、山药等。王萍教授认为，只要配伍得当，诸多疾病的治疗中均可用参、芪，不可因"气有余便是火"而远避黄芪。黄芪最善补气，为气中之阳药，参为气中之阴药，合用可益气扶正，用于诸虚劳证、胎动不安、产后恶露不绝、月经病、子宫脱垂、子宫肌瘤、乳腺结节、心力衰竭、发热、便秘、失眠、贫血、厌食、痞满、气虚感冒等疾病的治疗中，但阴虚阳热亢盛、脉不虚者禁用。兼脾虚湿蕴、湿热或血瘀者，应兼顾治之。

病案 9：脏躁——绝经综合征

杨某，女，51 岁，2019 年 5 月 7 日初诊。潮热汗出、心悸 3 年。患者诉 3 年前于外院行子宫全切＋双侧输卵管切除术后出现潮热多汗、心悸胸闷，偶发手足心麻木感，曾于当地医院心血管内科、神经内科就诊，完善心电图、心脏彩超、运动平板试验等检查，结果均为阴性，考虑围绝经期综合征，建议妇科就诊。刻诊：潮热多汗，心悸胸闷、夜间明显，眠差，早醒，醒后难以入睡，眠浅多梦，家庭琐事烦扰，易烦躁，情绪波动大，纳一般，二便正常。舌红，苔白，脉沉弦。

诊断：脏躁。

辨证：肾虚肝郁证。

治法：补肾疏肝，理气解郁。

主方：自拟滋肾益肝方加减。

处方：枸杞子10g，山茱萸10g，菟丝子10g，石斛10g，桑寄生15g，生地黄10g，夜交藤15g，柴胡6g，郁金10g，佛手10g，橘叶10g，浮小麦30g，益智仁10g，酸枣仁10g，柏子仁10g，桑枝15g，络石藤15g，羌活10g，秦艽10g，甘草6g。14剂，日1剂，早、晚温服。

二诊：2019年5月26日。患者诉服药后无不适，诉服药后潮热出汗症状明显缓解，仍时有心悸胸闷，情绪波动，睡眠稍改善，夜间时有手足心麻木，神疲乏力，少气懒言，二便调。舌淡红，苔白腻，脉沉弦。处方：前方去夜交藤、桑枝，加黄芪15g，防风10g，陈皮6g，灵芝10g，山药15g，茯苓10g，泽泻10g，薏苡仁15g。继服14剂，日1剂，早、晚温服。

三诊：2019年6月20日。患者诉潮热出汗、手足心麻木症状基本缓解，睡眠改善，情绪可自行调节，现阴道干涩，同房不适，咽干，二便调。舌淡红，苔少，脉细。故在二诊方去酸枣仁、络石藤、羌活、秦艽，浮小麦用量改为15g，加用牡丹皮10g，熟地黄10g，玄参10g。继服14剂。

3周后电话随访，患者诉诸症消失。

解析：患者处于围绝经期，肾阴不足，阴不维阳，虚阳上越，故潮热汗出。阴血不足，水亏不能上制心火，心神不宁，则心悸胸闷、眠差多梦等。精血亏虚，气血不能荣养四肢，经络失养，故见手足心麻木。肾阴亏虚，肝肾同源，肝血不足加之受家庭影响，情绪不定，肝郁气滞，见烦躁、情绪波动大。方中以枸杞子、山茱萸、菟丝子、石斛、桑寄生滋补肝肾，益精血；生地黄养阴生津、清热除烦；橘叶、郁金、佛手、柴胡疏肝行气解郁，疏肝行气、养血柔肝使肝的疏泄与藏血功能恢复正常；酸枣仁、益智仁、柏子仁养心安神除烦；夜交藤既可养心安神，又可祛风通络；浮小麦固表止汗、益心气；桑枝、络石藤、秦艽、羌活祛风通络；全方补益肝肾与祛风通络配伍，标本兼顾，祛邪不伤正，扶正不留邪。

按语：中医古籍中无绝经综合征的记载，根据其主要症状和体征，本病可归属于"经断前后诸证""郁证""百合病""脏躁"等。众多医家认为肾虚是本病的根本原因，女子七七之年，肾气由盛转衰，又因受到情志、饮食、房劳多产、环境、生活失调等影响，肾气虚弱，精血不足，阴阳失衡继而出现以肾虚为本，心、肝、脾脏腑功能紊乱为标的临床症状。王萍教授认为在此病机基础上，肝郁为重要病理环节，肝肾同居下焦，母子相生，动静相宜，共同维护女性的生长发育生殖，故治疗本病在补肾的同时不可忽视疏肝理气解郁。《素问·上古天真论》记载女子"七七，任脉虚，太冲脉衰少，天癸竭，地道不通，故形坏而无子也"，阐述了此时期女性的生理特点。女子七七之年，肾气亏虚，天癸渐竭，冲任亏虚，月经将断至绝经，在此时期受身体内环境及外在环境影响，如平素身体阴阳偏盛，情绪抑郁，宿有痼疾，社会、家庭等压力，导致肾阴阳失调，发为此病。肾藏精，为先天之本，五脏阴阳之本，故肾阴阳失调易累及他脏，而他脏病变久而累及肾。在《内经》指导下可知围绝经期综合征患者以肾虚为本，心、肝、脾临床症状为标。流行病学调查、当代医家临证与临床实践发现，肝失疏泄、肝血不充是围绝经期综合征的重要病因病机。肝肾同居下焦，母子相生，动静相宜，共同维护女性的生长发育生殖。肝郁疏泄失常，而"子病而母必有顾复之情"，则肾主封藏失职，肝肾开阖失司，两者共同协调子宫开合，肾精亏虚不能向上滋养肝木，肝郁不舒，则见情绪波动、心烦易怒等；肾开阖失司，肝疏泄失常，气机升降失调，气郁久而化火，肝火上炎，则见易怒、眩晕等。所以临床上围绝经期综合征以肾虚肝郁证最为多见。脾为后天之本，先后天相互资生，脾运化赖于肾气的调节，肾精不足则脾失健运；疾病发展日久，木郁克土，脾失健运，则气血化生不足。王萍教授认为，此时期女性需面对家庭、社会等方面的压力，加之身体内环境激素水平波动，情志不畅，抑郁或气郁久而化火，情绪不定、烦躁。故注重患者情绪疏导，耐心倾听，与患者沟通了解其基本情况，开导、劝解患者，注意调节情绪、增加户外活动、保持适量的运动来放松心情。用药以补肾疏肝为主。肾藏精，肝藏血，精血相生，肝肾同源。王萍教授认为肾虚肝郁存在于围绝经期综合征发生发展的全过程，所以治疗以补肾疏肝为主。王萍教授自拟滋肾益肝方为基础方，在此基础上加减用药治疗以肾虚肝郁为主症的绝经综合征，由枸杞子、山茱萸、菟丝子、石斛、橘叶、郁金、柴胡、佛手、浮小麦、地黄、酸枣仁、柏子仁、甘草组成。方中枸杞子归肝、肾经，《本草疏经》言其"为肝肾真阴不足，劳乏内热补益之要药"，滋肾精，补肝血，益精明目；山茱萸酸涩、微温，为平补阴阳之要药，补益肝肾，敛汗固脱；菟丝子平补阴阳，固肾涩精；石斛滋阴养胃，补后天以充养先天，滋肾阴降虚火，又能生津止渴，以上四药物滋养肾精同时又能养肝血。橘叶、郁金、佛手、柴胡疏肝行气解郁，疏肝行气、养血柔肝使肝的疏泄与藏血功能恢复正常。王萍教授临证也常用杜仲、续断、补骨脂、女贞子等补肾填精。"虚者补之"，绝经综合征以肾虚为主，其中又有阴阳偏盛，故需辨肾阴虚、肾阳虚或阴阳两虚。偏肾阴虚者见月经紊乱、头晕耳鸣、腰膝酸软、烘热汗出、失眠多梦、舌红、苔少、脉细数等阴虚之症，经断前后，天癸渐竭，精血衰少，临床上常以六味地黄丸加减以滋肾益阴、育阴潜阳；对于虚火偏盛见五心烦热、口燥咽干等，予以知柏地黄丸加减；偏肾阳虚者症见头晕耳鸣、腹冷腰痛、形寒肢冷、小便频数或清长、月经不调、面色晦暗、舌淡、苔白滑、脉沉细等，常以右归丸加减以温肾壮阳、填精养血；肾阴阳俱虚者见畏寒恶风、时潮热盗汗、腰酸乏力、头晕耳鸣、五心烦热等，予以二仙汤加减以补肾扶阳、滋肾养血。兼以养心安神，益气敛汗。心肾相交，水火互济。肾阴不足不能上济于心，心火亢盛；或肾阳亏虚不能温煦肾阴上济于心，心阳需下降温煦肾，使肾水不寒，故心肾不交证在补肾滋阴补血之时兼以养心安神，临床常用远志、酸枣仁、柏子仁、五味子等养心安神除烦。汗为心之液，心藏神，汗液的生成和排泄受心神的主宰与调节；汗由津液所化，津液是气的载体，气推动和调控津液的输布、排泄，同时气摄津，防止津液流失，气可随津液流失。故临床上王萍教授常用浮小麦固表止汗，浮小麦甘、凉，归心经，《本草纲目》言其可"益气除热，止自汗盗汗，骨蒸虚热，妇人劳热"，可固表止汗、益心气、敛心液；黄芪、党参、白术、山药益气健脾固津。随证加减：入睡困难或眠浅多梦早醒、心悸、胸闷等症为心神失养，可加龙齿、益智仁、灵芝等养心安神；小便频、夜尿频，多为膀胱气化不足，可予以夜交藤、茯苓、泽泻等固摄膀胱、渗湿利尿；神疲乏力、少气懒言、肢体麻木气虚之症，可加用补气之品，如黄芪、党参；肾府失养、腰膝酸软，加牛膝、桑寄生益肾壮骨；夜尿多，可加益智仁、金樱子、芡实等温阳固摄。

病案 10：绝经前后诸证——绝经综合征

熊某，女，53 岁。因"阵发性烘热汗出 1 年、失眠 4 个月"于 2019 年 8 月 22 日首次就诊。患者 2018 年 8 月绝经后开始出现阵发性烘热汗出，情绪难以自控，闷闷不乐，时时欲哭，常常于情绪波动后发作烘热汗出。近 4 个月因家中琐事与爱人争吵后出现失眠，入睡困难，需 2～3 小时才可入睡，睡眠 2～3 小时后即醒，醒后无法再次入睡。烘热汗出亦随失眠的出现而加重，每日发作十余次烘热汗出，无情绪波动等诱因亦可发作。夜间醒后烘热汗出，甚则汗液浸湿内衣，更加难以再次入睡。白天精神萎靡，对任何事物均失去兴趣，无口干、乏力，无腰酸、耳鸣，纳食可，二便调。舌红暗，苔薄黄，脉沉弦滑、尺弱。

　　诊断：绝经前后诸证。

　　辨证：肝肾不足，肝气郁结，心神不宁。

　　治法：滋补肝肾，疏肝解郁，宁心安神。

　　主方：自拟滋肾益肝方加减。

　　处方：酒女贞子 10 g，墨旱莲 10 g，枸杞子 10 g，苎麻根 30 g，知母 10 g，茯神 15 g，川芎 10 g，山茱萸 10 g，菟丝子 10 g，石斛 10 g，桑寄生 15 g，生地黄 10 g，柴胡 6 g，郁金 10 g，佛手 10 g，浮小麦 30 g，益智仁 10 g，酸枣仁 20 g，柏子仁 10 g，甘草 6 g。中药 14 剂，水煎服，日 1 剂，分 2 次服用。

　　二诊：2019 年 9 月 25 日。患者服上方 2 周后，烘热汗出发作次数明显减少，由每日发作十余次减至七八次左右，每次发作时汗出亦减少，情绪波动较前改善。近 3 日咳嗽、咽痛，无咳痰及发热，舌红暗，苔薄黄，脉沉滑、尺弱。证治同前，将酒女贞子、墨旱莲加量至 15 g 以加强滋阴补肾作用，柴胡、郁金加量至 15 g 以增强疏肝之力，另加钩藤、薄荷、青黛各 10 g 以止咳、清热、利咽。

　　三诊：2019 年 11 月 7 日。服上方 14 剂后，咳嗽、咽痛痊愈。阵发性烘热汗出发作次数明显减少，每日仅发作小于 5 次，且每次仅微微汗出。睡眠转安，入睡快，眠中不醒，睡眠时间 7 小时。情绪较前稳定。舌红暗，苔略黄，脉沉滑，证治同前。睡眠改善，将上方酸枣仁减至 20 g，去钩藤，加佩兰 10 g。服此方 2 周后，患者未再发作烘热汗出，睡眠佳。

　　解析：本例患者已过"七七之年"，天癸已衰将竭，肾中之阴精本已不足，阴虚而生内热，虚热上扰，津液不固，故而烘热汗出；肝肾同源，实乃精血同源，少阴之精亏虚，厥阴之血失养、气不得畅，肝失条达，疏泄不及，而见情绪难以自控、闷闷不乐、时时欲哭之症。近期情绪剧烈波动导致肝中之阴血耗伤愈重，阳不能入阴，导致入睡困难、眠浅易醒；虚阳携津液上越而致夜间眠中汗出加重，治疗上补益肝肾之阴，同时重视阴阳互根互用、阳中求阴。方中菟丝子配枸杞子阴阳双补；柴胡配郁金疏肝解郁、使肝气条达；后加佩兰，味辛而散，厥阴经药也，肝宜辛散，肝郁散；苎麻根配浮小麦乃敛汗之良药；《金匮要略》之酸枣仁汤养肝血、安心神。服药期间因患者新发咳嗽伴咽痛症状，加钩藤配薄荷各 10 g，两药轻清透热、利咽止咳；另加用青黛 10 g，肝气不舒，久郁则化热，青黛归肝经，可清泄肝经之郁热，治疗肝火犯肺之咳嗽、咽痛效佳。本例围绝经期综合征患者，经过王萍教授以中药汤剂调治后阴阳复归平衡，肝气得以舒达顺畅，情绪平稳，心神安宁，睡眠改善，诸症消除，身体自安。

按语：绝经综合征是指女性在更年期出现的一系列症状，如烘热面赤、进而汗出、精神倦怠、烦躁易怒、头晕目眩、耳鸣、心悸、失眠、健忘、腰背酸痛，或伴有月经紊乱等与绝经有关的症状，严重影响了这一时期女性的生活质量。西医主要的治疗手段即激素补充治疗，在严格把握适应证、无禁忌证的前提下，个体化给予低剂量的雌激素和（或）孕激素药物治疗，但其慎用证多。中医学称为"绝经前后诸证"，女性常常为烘热汗出、失眠、情绪波动（或急躁易怒或悲伤低落）等症状所扰，探究本病之根本，乃天癸渐衰所致。《素问·上古天真论》："……七七任脉虚，太冲脉衰少，天癸竭，地道不通，故形坏而无子也"，提示着"天癸"在维系女性月经按期而至的过程中起着决定性作用。《黄帝内经素问注证发微》云："天癸者，阴精也。"天癸藏之于肾，主宰着月经的周期来潮及孕育胎儿。伴随生长壮老已的生命过程，天癸也随之增多及衰减。女子在绝经前后即是天癸由少至衰的过程。天癸与肾中精气之盛衰密切相关，天癸的盛衰依托、决定于肾中所藏精气的变化。顾护"天癸"乃通过滋养肾精得以实现，王萍教授常用的补肾益精的中药有菟丝子、女贞子、枸杞子、覆盆子、桑椹等。阴平阳秘是人体的生理状态，也是中医治疗疾病的目标，对于绝经前后诸证的治疗亦是如此。《素问·生气通天论》曰："阴平阳秘，精神乃治"，强调阴阳平衡对人体的重要性，中医治疗绝经前后诸证的法则和目的即是促使阴阳双方复归"阴平阳秘"的状态。天癸渐绝，阴精不足，阴虚而生内热，津液不固，虚阳上越，故而烘热汗出。故以滋补肾阴为法，乃阳病而治阴，"壮水之主，以制阳光"。菟丝子与枸杞子二者均为平补阴阳之品。菟丝子味辛、甘，性平，性柔润而多液，不温不燥，补而不腻，功能滋补肝肾，为一味平补阴阳的药物。菟丝子既能益肾精又可助肾阳，不论肾阳虚或肾阴虚，均可应用。枸杞子亦能平补阴阳，用治肝肾不足，不论阴虚、阳虚，都能适用。而二者区别在于，菟丝子助阳之功胜于养阴，枸杞子则滋阴之功胜于助阳。根据《景岳全书·补略》中所言"善补阴者，必于阳中求阴，则阴得阳升，而源泉不竭"，补阴当于阳中求阴精之长，补阳当于阴中求阳气之生。围绝经期女性常苦于伴随烘热感的阵发性汗出，故配以苎麻根与浮小麦，两者均为收敛药物，可对症止汗。补肾与调肝，为治疗之要，明代李中梓在其所著《医宗必读》中提出著名的"乙癸同源，肾肝同治"的理论观点。故滋阴补肾的同时，还重视疏理肝气而使肝气条达、疏泄有度，常以柴胡配郁金调肝。柴胡既具良好的疏肝解郁作用，又为疏肝诸药之向导，是治肝气郁结之要药。郁金以功效为名，既入气分善于疏肝解郁；复入血分以活血调经；且能入心经，具有清心开郁功效；郁金药性寒凉，能入血分，又有凉血作用。围绝经期女性多伴随失眠，《内经》云："肝藏血，血舍魂"，肝血不足不藏魂，则虚烦不得眠。人寐则魂寓于目，寐则魂藏于肝，肝血亏少，肝气不荣，则魂不得藏，故不得眠。王萍教授常以酸枣仁汤养肝补血宁神，本方源于张仲景的《金匮要略》，方中重用酸枣仁为君，既能补肝养血敛气而安魂，又能养心而安神，魂既不归容，必有浊痰燥火乘间而袭其舍者，烦之所由作也，故以知母、甘草清热滋燥，川芎、茯苓行气除痰。血得藏，宅其魂，心神安宁。此乃从肝论治，求肝之治而安其魂也。

病案 11：绝经前后诸证——绝经综合征

肖某，50 岁，已婚，2020 年 5 月 23 日初诊。主诉：停经 7 个月，潮热汗出 3 个月。13 岁月经初潮，5～6 天 /30 天，量中等，色暗红，无痛经，末次月经：2019 年 10 月 12 日。平素白带正常，无异味。刻诊：烘热，汗出，烦躁，全身酸软无力，神疲，夜寐差，二便调，舌暗红、苔薄白，脉弦细涩。孕 6 流 5 产 1。性激素（2020 年 3 月）：卵泡刺激素 55.18 mIU/mL，黄体生成素 28.26 mIU/mL。盆腔超声检查（2020 年 3 月）：内膜厚 3 mm，子宫小肌瘤。

诊断：绝经前后诸证。

辨证：肝肾阴虚证。

治法：滋肾益肝，调理气血。

主方：自拟滋肾益肝方加减。

处方：菟丝子 15 g，枸杞子 15 g，生地黄 10 g，牡丹皮 10 g，丹参 10 g，益母草 10 g，山药 10 g，夜交藤 10 g，牡蛎 10 g，合欢皮 10 g，浮小麦 20 g，山茱萸 10 g，甘草 5 g。7 剂，水煎服。配合耳穴压豆治疗。选穴：内生殖器、内分泌、肝、脾、肾、皮质下，2 贴，每天自行按压 3～5 次，每次 1～2 分钟，以耳部有酸、麻、胀或发热为度。每 3 天更换耳贴 1 次，双耳交替。并嘱患者增加户外活动，调畅情志。

二诊：2020 年 5 月 30 日。烘热汗出好转，寐差，偶有胸闷心慌，时有头痛，二便调，舌暗红、苔白，脉细。守上方去益母草，加薤白、柏子仁各 10 g，7 剂，水煎服。耳穴压豆同首诊，2 贴。

三诊：2020 年 6 月 8 日。无明显烘热汗出，夜寐、神疲乏力好转，二便调，舌暗红、苔白，脉细。守二诊方 14 剂，水煎服。耳穴压豆同首诊，2 贴。后随访，患者未再发作，睡眠佳。

解析：基于"乙癸同源"理论，王萍教授自拟滋肾益肝方，滋补肝肾、调理肝之气血，以达阴阳平衡、气血调和的状态。围绝经期女性情绪波动较大，多与肝气不调、久而郁结有关，气行则血畅，故常加合欢皮等疏肝解郁、调理气血之药。另外，肾阴虚于下则肝阳亢于上，阳气偏盛则可见虚热汗出之症，阳亢于上则可见头痛之症，故在临证中应适当加入清虚热、止汗出之药，如生龙骨、牡蛎等。本案患者年过七七，肾气渐衰，月经停闭，伴见烘热、盗汗、烦躁，结合舌暗红、苔薄白、脉弦细涩，可诊断为绝经前后诸证，辨证为肝肾阴虚证。患者既往有多次流产史，冲任亏损，肾中阴阳失衡，肾阴不足，阴虚则热，肝肾同源，久之则肝阴亏虚，阴不济阳，肝阳上亢。治疗上重点调治肝、肾两脏，以补肾疏肝、滋阴安神为主法，自拟滋肾益肝方加减。方中菟丝子、枸杞子滋补肝肾、益精养血；山药、山茱萸取六味地黄丸"三补"之意，平补肝肾；生地黄、牡丹皮滋阴凉营；牡蛎滋阴潜阳敛汗；夜交藤入肝、肾经，补养阴血、养心安神；合欢皮疏肝解郁、除烦安神；"久病入络""络以通为用"，血无凝滞，则气血宣通，故加益母草、丹参活血通窍。二诊时患者出现胸闷，故加薤白宽胸理气；夜寐不佳则加柏子仁养心安神；脉象已不涩，故去活血化瘀之益母草。三诊时患者症状较前明显好转，继守二诊方。全程以补肾滋肝为主法，滋水涵木则阴平阳秘，并辅以耳穴压豆治疗，诸症得除。王萍教授还强调，治病先治人，治人先治心，在治疗过程中应重视心理治疗、情志疏导，给其营造轻松环境，使患者平稳度过围绝经期。

按语：在女性七七之年的前后，肾气逐渐从旺盛走向衰败，肾阴也逐渐亏虚。伴随肾水枯竭，冲脉任脉也逐渐衰退，精血日渐耗竭亏虚。王萍教授认为，肾虚是导致绝经前后诸证发生的基础，而女子以血为用，经历经、孕、产、乳的过程，更易引起阴液精血的耗损，故围绝经期女性的肾虚以肾阴亏虚多见。肾主生殖，肾阴津不足，失于濡养则可出现阴道干涩、尿道不适的症状。肾主骨生髓，肾气肾阴不足，骨髓亏虚，则出现腰膝酸软、健忘等症状。肾之阴阳失调，阴虚而阳亢，阴虚则热，故出现烘热汗出等症状。肾阴亏虚，肝失濡养，水不涵木，故肝阳上亢，扰动心神，而见烦躁易怒、头痛失眠。故王萍教授认为，肝阴亏虚，肝之气血逆乱是绝经前后诸证发生的关键。肝藏血，肾藏精，肝肾同源，精血互生，肝阴与肾阴相互滋养，当肾阴虚不能滋养肝木，阴不敛阳，则肝阴不足，肝阳偏亢，甚至虚风内动，故出现绝经前后诸证。此病病机主要以肝肾阴虚证多见。基于"乙癸同源"理论，王萍教授自拟滋肾益肝方滋补肝肾、调理肝之气血，以达阴阳平衡、气血调和的状态。围绝经期女性情绪波动较大，多与肝气不调、久而郁结有关，气行则血畅，故常加合欢皮等疏肝解郁、调理气血之药。另外，肾阴虚于下则肝阳亢于上，阳气偏盛则可见虚热汗出之症，阳亢于上则可见头痛之症，故在临证中应适当加入清虚热、止汗出之药，如生龙骨、牡蛎等。王萍教授认为，绝经期女性激素水平波动较大，加之该年龄段女性的社会及家庭角色的变化，使之容易受到社会、家庭等外界环境的影响，因此出现心烦、易怒、低落、抑郁、多疑等不良情绪。心理疏导在绝经前后诸证的治疗中尤为重要，在具体的辨证施治中不能忽视情志的影响。心为君主，主宰情志，调节脏腑功能及各脏腑之间的平衡。诚如张景岳在《类经·情志九气》所云："情志之伤，虽五脏各有所属，然求其所由，则无不从心而发。"因此，王萍教授在接诊患者时视患者为亲属，处处为其着想，依据患者的性情特点进行心理疏导，耐心进行相关知识的宣教，开导患者应注重自我情志的调理，以恢复平和的心态。

病案 12：月经后期——青春期多囊卵巢综合征

黎某，女，17 岁，2019 年 12 月 23 日初诊。主诉：近 1 年月经周期常推后，现已停经 50 天。患者 13 岁初潮，月经常 40～90 天一行，5～6 天干净，量中等，色暗红，夹血块，质尚可，经期常伴腰膝酸软、小腹冷痛，揉按、热敷后缓解，经前乳房胀痛。末次月经：2019 年 11 月 3 日。现患者停经 50 天，面部散发痤疮，毛发浓密，怕冷，纳可，寐欠安，多梦易醒，大便干结，1～2 日一行，小便可，舌暗，苔薄稍白腻，脉沉细。尿 hCG：阴性；直肠腔内彩超：子宫内膜厚 7 mm，左侧卵巢 3.1 cm×2.2 cm，右侧卵巢 3.2 cm×2.3 cm，双侧卵巢同一切面可见 10 个以上卵泡回声。10 月外院查性激素 6 项（月经第 2 天）：黄体生成素 12.83 mIU/mL，卵泡刺激素 4.26 mIU/mL，余项正常。

诊断：月经后期。

辨证：肾虚血瘀证。

治法：补肾填精，逐瘀通经。

主方：补肾活络方。

处方：熟地黄 15 g，当归 15 g，川芎 6 g，白芍 15 g，女贞子 10 g，墨旱莲 10 g，菟丝子 15 g，芫蔚子 15 g，覆盆子 15 g，淫羊藿 15 g，桃仁 6 g，红花 10 g，路路通 10 g，川牛膝 10 g。14 剂，每天 1 剂，水煎，早、晚温服。嘱患者注意规律作息，清淡饮食，加强运动。

二诊：2020 年 1 月 17 日。患者月经来潮，经血已净，此次月经量稍多，色红，月经第 2 天排出大量血块，后血块减少，稍烦躁，伴少腹部疼痛，患者诉用药后此次经期腰膝酸软、怕冷等症状较前好转，面部痤疮稍减轻，纳可，寐欠安，大便每天 1 次，质稍软，小便可，舌稍暗，苔薄白，脉沉细。治以补肾活血、祛瘀通经之法，仍守上方治疗，加用郁金 10 g，延胡索 20 g 行气解郁、活血止痛。嘱患者继续规律作息，清淡饮食，加强运动。

三诊：2020 年 2 月 20 日。患者诉月经量可，色红，血块较前减少，轻微痛经，无烦躁，偶有腰部酸痛，面部痤疮局部消退，未见新发，经前稍有乳房胀痛，纳可，寐安，大便每天 1 次，质软，小便可，舌淡红，苔薄白，脉沉细。治以补肾活血、祛瘀通经之法。处方：熟地黄 15 g，当归 20 g，淫羊藿 10 g，菟丝子 20 g，川芎 10 g，白芍 10 g，路路通 20 g，川牛膝 20 g，杜仲 10 g，续断 10 g，延胡索 10 g，香附 10 g，川楝子 10 g，甘草 6 g。14 剂，每天 1 剂，水煎，早、晚温服。此后在原方基础上根据患者症状加减用药，如此连续服药 3 个月后，月经如期来潮。服药期间忌食茶叶等解药之品，继续坚持清淡饮食，规律作息，加强有氧运动。

解析：该患者月经推迟，色暗，夹血块，经期常伴腰膝酸软、小腹冷痛等肾虚血瘀之象，案中患者以月经推迟和持续性无排卵为主要特点，诊断为青春期多囊卵巢综合征。治以补肾填精，逐瘀通经，因势利导，引血下行。《内经》云："肾者主蛰，封藏之本，精之处也"，指出肾藏精，主生殖，为先天之本，在促使女性月经来潮的过程中有着重要作用。方中熟地黄、菟丝子滋补阴血、填精益髓，以助内膜之长养；路路通、川牛膝补益肝肾、活血通经、引血下行；桃仁、红花活血通经、祛瘀止痛。女子以血为本，以气为用，气行则血行，两者互根互用，患者因肾中精气亏虚，气血生化乏源，血行不畅，故致血瘀，故三诊时诉药后血块较前减少，经期腹痛较前减轻。半年后患者月经按期来潮，经期无明显不适。

按语：青春期多囊卵巢综合征是以持续性无排卵、高雄激素或胰岛素抵抗为特征的内分泌紊乱综合征，临床多以月经稀发、闭经、功能失调性子宫出血、多毛、痤疮为特点。近年来本病发病呈增多趋势，病因复杂，常伴随患者终身，治疗棘手。中医古籍中无"青春期多囊卵巢综合征"这一病名记载，根据其临床表现，现多将其归属于"月经后期""闭经""月经过少""不孕""癥瘕"等范畴。本病为肾、肝、脾三脏功能失调，并伴有痰湿、瘀血等病理产物，是肾－天癸－冲任－胞宫轴功能紊乱所致。王萍教授运用补肾活络方治疗青春期多囊卵巢综合征，主要以补肾活血、逐瘀通经为治法，方中运用熟地黄、菟丝子、淫羊藿补肾填精；选用当归、川芎、桃仁、红花补血活血、行气止痛；佐以白芍养血敛阴；川牛膝活血通经、引血下行；甘草健脾和中，兼调和诸药。以上诸药共用，补肾活血，祛瘀生新，则诸症得除。王萍教授根据青春期女性的特征，运用补肾活血调经的原则，帮助患者尽快建立和完善肾气－天癸－冲任－胞宫轴，促使月经正常自主来潮。在用药处方上因人而异，并进行加减用药。经闭不至者，加大血藤、莪术；烦躁、乳房胀痛者，加柴胡、郁金、香附、川楝子；腰痛甚者，加杜仲、续断、狗脊；肾阴虚者，加女贞子、墨旱莲。王萍教授认为，肾虚血瘀为青春期多囊卵巢综合征的主要病机。《傅青主女科》谓："经本于肾"，肾精肾气旺盛，肾阳温煦鼓动有力，月经方能如期来潮，由于先天禀赋不足，或后天劳逸失调伤肾，则导致肾中精气亏虚，阴阳失调，精血乏源，而致月经量少、后期，甚至闭经，从而产生妇科疾病。正如《医学正传·妇人科》云："月经全借肾水施化，肾水既乏，则经血日以干涸……渐而至于闭塞不通。"而无论是肾阴虚还是肾阳虚，都将发生因虚致瘀，冲任气血瘀滞，使月经稀发，甚至闭经。故青春期多囊卵巢综合征患者临床多表现为月经后期，月经稀发，甚至闭经，《诸病源候论》中云："月水不通，久则血结于内生块，变为血瘕，亦作血癥。"经血不能按月以时下，瘀血内停，日久成癥。苏健等亦认为，肾虚血瘀为本病发病的主要病机。

王萍教授治疗该病注重心身兼顾，青春期少女正处于身体和心理发育的关键时期，心智尚不健全，易受外界因素的影响，而青春期多囊卵巢综合征表现出肥胖、多毛、男性化等特征，对其造成严重的心理负担，使其产生强烈的自卑感、离群、孤独乖僻，甚至厌世。因此王萍教授在诊治过程中会向患者及其家属详细解释本病的常见病因、调理方法、远近目标及远期并发症等，使其了解该病的相关知识，以利于其对本病有正确的认识并积极治疗。王萍教授嘱其重视生活饮食习惯，规律作息，保持心情舒畅，保证适量的有氧运动，鼓励患者设定饮食和运动目标，加强减轻体重的意识。王萍教授治疗该病，因人而异，衷中参西，对肥胖、痤疮且高雄激素、高胰岛素血症者，在调经的同时给予炔雌醇环丙孕酮片治疗。

病案 13：月经后期——多囊卵巢综合征

刘某，28 岁，已婚，2018 年 5 月 4 日初诊。主诉：未避孕 3 年未孕，停经 2 月余。患者既往月经不规律，4～11 天 /40 天～5 个月，量少，色暗，轻微痛经。孕 0 产 0。曾在我院多次服用中药调理备孕。末次月经：2018 年 2 月 27 日。4 天干净，量少，色暗，少许血块，轻微痛经，纳寐可，小便可，大便 2 日一行。身高 160 cm，体重 70 kg。白带（－）。自测尿 hCG（－）；既往性激素检查：卵泡刺激素 5.18 mIU/mL，黄体生成素 14.16 mIU/mL，睾酮 1.17 nmol/L。经阴道超声：双侧卵巢多囊样改变；内膜厚约 12 mm。舌淡、边有齿痕，苔白腻，脉沉滑。

诊断：月经后期。

辨证：肾虚痰阻证。

治法：补肾化痰，活血化瘀。

主方：化痰调经方加减。

处方：苍术 20 g，法半夏 15 g，陈皮 10 g，薏苡仁 30 g，决明子 10 g，熟地黄 20 g，当归 20 g，淫羊藿 15 g，紫石英 15 g，菟丝子 10 g，川牛膝 20 g，路路通 20 g，白术 30 g，川芎 6 g，甘草 6 g。14 剂，早、晚温服。

二诊：2018 年 5 月 18 日。病史同前，末次月经：2018 年 5 月 17 日。量较前增多，色鲜红，有血块，小腹坠胀感，经前乳房胀痛，纳寐可，大小便调。舌淡、边有齿痕，苔白，脉沉。当日查性激素：卵泡刺激素 4.97 mIU/mL，黄体生成素 5.69 mIU/mL，睾酮 1.24 nmol/L。予中西医结合治疗。处方：①氯米芬 50 mg，月经第 5 天开始口服，连服 5 天；②中药守方加减，去路路通、川芎、法半夏、川牛膝，加郁金 10 g，香附 10 g，山药 10 g，石斛 20 g，葛根 20 g。10 剂，服用方法同前。于 2018 年 5 月 28 日 B 超监测卵泡。

三诊：2018 年 5 月 30 日。病史同前，乳房胀痛好转，血块减少，无明显腹胀。2018 年 5 月 28 日卵泡监测：左侧 12 mm×10 mm，内膜 6 mm。当日 B 超监测卵泡：左侧 16 mm×14 mm，内膜 7 mm。继予监测排卵。

四诊：2018 年 6 月 1 日。病史同前，当日 B 超监测卵泡：左侧 20 mm×18 mm×17 mm。嘱其隔日进行性生活，并予以中药（当归 10 g，熟地黄 10 g，赤芍 10 g，丹参 10 g，香附 10 g，红花 5 g，王不留行 5 g，淫羊藿 10 g）3 剂，口服，促进排卵；续以黄体汤（熟地黄 15 g，白术 10 g，当归 10 g, 黄芪 10 g, 龟甲 10 g, 川断 10 g, 巴戟天 10 g, 肉苁蓉 10 g, 女贞子 10 g, 墨旱莲 10 g、炒槐花 6 g) 14 剂补阴阳、充黄体以助孕。

五诊: 2018 年 7 月 1 日。停经 40 余天, 查 hCG 5879.9 mIU/mL、孕酮 31.92 ng/mL, B 超: 宫内孕 40 余天, 可见卵黄囊、胚芽及心血管搏动, 提示宫内早孕单活胎。

电话随访: 患者现孕 14$^+$ 周, 无明显不适。

解析: 本案以补肾化痰与调整月经周期为主要治法。方选化痰调经方加减, 一诊停经 2 个月, B 超示内膜厚约 12 mm; 未诉特殊不适, 因痰湿阻滞胞脉, 内膜虽厚但无引动经血之力, 故经血迟迟不下, 应活血时兼顾化痰以祛病因, 以化痰调经方原方去香附、山楂等, 加熟地黄补肾填精、淫羊藿补肾温阳, 重用川牛膝、路路通、川芎活血化瘀, 白术、薏苡仁健脾祛湿等; 二诊月经来潮, 量多, 有血块, 伴乳胀, 处方在一诊原方上去活血中药, 加郁金、香附、山药、石斛、葛根, 此期为经后期, 故以滋阴补肾为主; 三诊乳胀症状改善, 检测卵泡结果满意; 四诊监测卵泡成熟, 嘱其隔日同房, 处方以补肾活血、促进卵泡排出以受孕, 续以黄体汤充黄体。五诊停经 1 月余, B 超示宫内早孕。本案首先明确患者病因, 施以化痰调经方, 根据月经周期规律灵活加减, 故获佳效。

按语: 多囊卵巢综合征是女性复杂的异质性疾病, 其发病率在育龄女性中约占 20%, 其临床表现为月经不调、多毛、痤疮、肥胖、不孕等。研究表明, 本病 30% ～ 75% 的患者存在体重过大, 中医辨证以痰湿证为主, 此类患者多有排卵障碍、稀发排卵或长期无排卵, 从而受孕困难, 调理月经周期乃女子受孕之紧要。《傅青主女科》言肥胖不孕是湿盛之故。痰湿凝聚, 脂膜易壅塞, 从而导致患者体胖多毛, 卵巢增大。肥胖之人, 因平素过食膏粱厚味, 饮食不节, 脾胃受损, 运化失调, 导致痰湿内生, 冲任气血受阻, 血海难以充盈, 故闭经或月经失调。《景岳全书·妇人规》中记载: "经脉不调其, 其病皆在肾经", 可见肾气的盛衰对女性生理至关重要; 肾主人体水液代谢, 肾气充盛, 则水液代谢功能正常。反之, 水液停聚为痰, 痰浊壅塞胞宫, 气血运行不畅, 轻则月事不调, 重则不孕。此外, 情志因素也是引起多囊卵巢综合征患者不孕的病因, 多囊卵巢综合征患者更容易受到情绪障碍的困扰, 女子以肝为先天, 肝失疏泄, 气机失调, 则月经紊乱。生活方式的改变也是诱发本病的重要因素, 饮食不节易损伤脾胃功能, 可聚湿生痰、化热; 劳逸失度同样影响脏腑功能,可导致脾胃功能活动减退，出现食少、肢困、肥胖臃肿等，久则气血津液运行失常导致水湿痰饮内生及气滞血瘀等病变。

王萍教授认为对肾虚痰阻所致的月经不调，补肾化痰与调整月经周期为主要治法，其结合古籍记载及多年临床经验，自拟化痰调经方治疗本病。方中重用苍术、菟丝子补肾燥湿化痰，共为君药。半夏、陈皮、枳壳功善健脾行气，奏气顺则痰消之意；紫石英温肾补阳、暖胞宫、调冲任，与枸杞子配伍，兼补肾阴肾阳。以上诸药一方面使肾气充盛，精血得生，血海充盈；另一方面理气燥湿化痰。丹参活血调经，为妇科调经之要药，以畅通气血，促进痰瘀的排出；香附疏肝解郁；山楂善消油腻肉食，决明子降脂润肠通便；甘草健脾和中，调和诸药。全方配伍使痰湿得化，瘀除络通，脾肾兼顾。王萍教授临证过程中视病情衷中参西，若患者多毛、痤疮，表明雄激素过高，则联合炔雌醇环丙孕酮片治疗；胰岛素抵抗者，予口服二甲双胍；监测无排卵者，加氯米芬、来曲唑促排或适时助孕。王萍教授重视生活方式干预疗法，包括饮食、运动等多种途径，认为减轻肥胖可改善多囊卵巢综合征患者月经紊乱、多毛、痤疮等症状，对纠正胰岛素抵抗和辅助不孕治疗也有一定作用。临证中王萍教授告知患者要积极配合治疗，改善饮食结构与生活作息，积极开展有氧锻炼，避免精神过度刺激，保持心情舒畅，控制不利因素，从而有利于治疗。

病案 14：月经后期——多囊卵巢综合征

华某，女，19 岁，未婚（有性生活），2018 年 9 月 7 日初诊。主诉：停经 2 月余。患者既往有多囊卵巢综合征病史；曾因停经 2 个月于 2018 年 8 月 22 日在外院就诊，服中药后效果不佳。因近几个月工作压力大，情绪易烦躁激动，月经 2 个月未至。既往月经周期规律，4 ~ 5 天 /31 ~ 33 天，末次月经：2018 年 6 月 15 日。量中等，色暗红，无血块，无痛经，纳少，寐安，大便先干后稀，小便可。舌淡紫，苔薄，脉略滑。当日测尿 hCG：阴性；经阴道彩超：双侧卵巢呈多囊样改变，内膜厚 8 mm。

诊断：月经后期。

辨证：肾虚肝郁证。

治法：补肾疏肝，健脾养血。

主方：补肾疏肝方、当归芍药散加减。

处方：当归 20 g，赤芍 10 g，川芎 10 g，白术 10 g，香附 6 g，郁金 6 g，泽兰 10 g，茯苓 10 g，黄芪 10 g，川牛膝 20 g，红花 10 g，桃仁 10 g，路路通

20 g，大血藤 15 g，甘草 6 g。7 剂，日 1 剂，水煎服，早、晚温服。嘱患者保持心情舒畅，于月经第 2～4 天查性激素六项。

二诊：2018 年 9 月 14 日。患者诉服药第 2 天月经来潮（末次月经：2018 年 9 月 9 日），量中等，色暗黑，少许血块，小腹轻微胀痛，纳寐一般，二便调。查性激素六项（末次月经：2018 年 9 月 11 日）：卵泡刺激素：3.24 mIU/mL，黄体生成素 11.66 mIU/mL，雌二醇 28 pg/mL，孕酮 0.2 ng/mL，睾酮 2.36 nmol/L，催乳素 35.14 ng/mL。处方如下。①补肾疏肝方：熟地黄 15 g，淫羊藿 15 g，菟丝子 15 g，女贞子 15 g，山茱萸 10 g，石斛 15 g，当归 15 g，川芎 6 g，白芍 15 g，山药 10 g，茯苓 10 g，柴胡 6 g，香附 6 g，郁金 6 g，甘草 6 g。14 剂。用法：月经干净后服。②当归芍药散 7 剂（守一诊方），接上药服。③畅情志，清淡饮食，适当运动，注意休息。

三诊：2018 年 10 月 12 日。患者服药后无明显不适，末次月经：2018 年 10 月 8 日。量中等，色暗黑，少许血块，无痛经，纳寐可，二便调。处方：①补肾疏肝方 14 剂（同上）；②当归芍药散 7 剂（同上），用法同前；③畅情志，清淡饮食，适当运动，注意休息。

四诊：2018 年 11 月 9 日。患者服药后无明显不适，末次月经：2018 年 11 月 7 日。量中等，色暗，无明显血块，无痛经，纳寐可，二便调。处方：①补肾疏肝方 14 剂（同上）；②当归芍药散 7 剂（同上），用法同前；③畅情志，清淡饮食，适当运动，注意休息。调 3 个月经周期后患者月经规律。

解析：本案例为多囊卵巢综合征患者，患者因素体肾虚，肾中精气不足，不足以滋养卵泡，使其发育成熟受障，无成熟卵泡排出，经血不能如约而至；又因近期承受过大的工作压力，情绪受扰，肝气不疏，肝疏泄功能失常则气郁血滞，表现为情绪易烦躁；肝藏血功能受到影响，致冲脉失养；同时肝肾同源，精血同源，共同致病。肝郁是多囊卵巢综合征发生发展过程中的重要诱因，肝气不畅，则气滞血瘀，或瘀阻冲任，久而瘀滞于卵巢，形成卵巢多囊的病理性改变。本案重在调理月经周期，以补肾疏肝方联合当归芍药散加减恢复正常月经周期。该患者已诊停经 2 月余，B 超提示内膜 8 mm，内膜生长缓慢，且无引动经血之力，月事迟迟不潮，处以当归芍药散加减以疏肝健脾、活血化瘀，以引动经血促进月经来潮。二诊月经来潮，色暗黑、少许血块、小腹轻微胀痛皆为瘀血阻滞胞宫之象，此期以调整月经周期为主，月经干净后服补肾疏肝方以补肾填精、疏肝健脾，促进卵泡发育成熟及排出；经前初以当归芍药散

（同一诊方）以引动经血，促进瘀血排出，新血再生。共同调 3 个周期以恢复月经周期。本案例首先明确患者病因及诱因，联合调理，故获疗效。

按语：王萍教授根据患者病因病机，针对肾虚肝郁证多囊卵巢综合征患者自拟补肾疏肝方，具有补肾填精、疏肝健脾之效。由熟地黄、淫羊藿、菟丝子、女贞子、山茱萸、石斛、当归、川芎、白芍、山药、茯苓、柴胡、香附、郁金、甘草组成。方中中药主归肝、肾、脾经。以补肾药为主，辅以疏肝健脾养血。熟地黄功能滋补真阴，益精髓；柴胡调达肝气而疏郁结，因肝肾同源，肾虚不能滋肝木，肝失条达则郁，故治郁先调气，调气则治肝。上两味滋补肾阴，疏肝理气，合为君药。臣以山茱萸补养肝肾，固秘精气；菟丝子、女贞子功补肝肾；淫羊藿补肾阳，配入补阴方中，而有"阳中求阴"之义；与君药相配，使补肾功效更显；配伍行气之药，气行则血行，使邪无所依；香附疏肝解郁，理气宽中，调经止痛，为妇科调经之要药；郁金活血止痛，行气解郁；上六味共为臣药，以助君药之力。当归补血行血，补中有动，行中有补，为血中之气药；川芎活血行气，上行头目，下调经水，中开郁结，旁通络脉；白芍苦能补阴，合当归与柴胡、香附、郁金、川芎相伍，养肝之体，利肝之用，且防诸辛香之品耗伤气血；山药益肾气，健脾胃，化痰涎；石斛益胃生精，滋阴清热；茯苓利尿渗湿、健脾宁心，以上六味共为佐药。甘草为使药，功以健脾和中、调和诸药。全方补先天之肾以生精，又疏肝解郁，共奏补肾疏肝、健脾养血之效。使肾气盛，精血充，肝气条达舒畅。当归芍药散出自《金匮要略·妇人妊娠病脉证并治》，原方以当归三两，芍药一斤，茯苓四两，白术四两，泽泻半斤，川芎半斤为组成。王萍教授结合患者病情在原方的基础上加减用药，改白芍、泽泻分别为赤芍、泽兰，增进活血化瘀功效；加黄芪、郁金、香附、川牛膝、红花、桃仁、路路通、大血藤、甘草等补气疏肝、活血化瘀之药。当归、赤芍活血调经，川芎活血行气、善行血中气滞，郁金活血行气解郁，香附疏肝解郁调经，诸药共用以调肝；泽兰活血调经的同时兼能利水，白术、茯苓健脾除湿，三药合以治脾；肝气条达，脾健湿除；黄芪补气以行血，与川芎合用使气行则血行；加大量活血通经之药红花、桃仁、川牛膝、路路通、大血藤以助月经来潮；甘草健脾益气；全方调和肝脾，活血行气。

病案 15：月经后期——多囊卵巢综合征

张某，女，21 岁，2019 年 3 月 15 日初诊。停经 3 个月，否认性生活史。12 岁初潮，平素月经紊乱，7 天 /30 ～ 90 天，月经量中等，色暗红，少量血块，经期小腹及腰骶酸胀隐痛，得温缓解。2018 年外院就诊，完善检查后诊断为多囊卵巢综合征，口服炔雌醇环丙孕酮片 3 个月，于 2018 年 11 月停用，末次月经：2018 年 12 月 10 日。近期体重无明显变化，形体适中，饮食可，学习压力大，不喜运动，情绪易烦躁，熬夜，凌晨 1—2 点睡，二便正常，舌暗红，苔薄白，脉沉细。查妇科彩超示内膜厚度 8.5 mm，左侧卵巢多囊样改变。

诊断：月经后期。

辨证：肾虚肝郁证。

治法：补肾疏肝，健脾养血。

主方：补肾疏肝方。

处方：熟地黄 10 g，淫羊藿 10 g，柴胡 10 g，山茱萸 10 g，菟丝子 10 g，女贞子 10 g，郁金 10 g，香附 10 g，当归 15 g，川芎 10 g，白芍 10 g，桃红 10 g，石斛 15 g，山药 15 g，茯苓 10 g，覆盆子 10 g，紫石英 10 g，路路通 20 g，大血藤 15 g，川牛膝 10 g，甘草 6 g。10 剂，日 1 剂，早、晚温服，嘱患者若服药期间月经来潮，量不多可继续服药，月经量多则停药。王萍教授嘱咐患者及家属正确认识该疾病，首要注重生活方式的调节，饮食清淡、规律，每天有氧运动 1 小时，不熬夜，调节情绪。

二诊：2019 年 3 月 29 日。患者服药后无不适，诉月经来潮，末次月经：2019 年 3 月 27 日。量中等，色暗红，夹血块，小腹及腰骶部酸胀，二便调，舌淡红，苔薄白，脉沉细。查性激素六项：卵泡刺激素 3.67 mIU/mL，黄体生成素 10.32 mIU/mL，雌二醇 30 pg/mL，余项正常。处方：熟地黄 10 g，淫羊藿 10 g，柴胡 10 g，山茱萸 10 g，菟丝子 10 g，女贞子 10 g，郁金 10 g，香附 10 g，当归 15 g，川芎 10 g，赤芍 10 g，红花 10 g，墨旱莲 10 g，石斛 15 g，山药 15 g，茯苓 10 g，覆盆子 10 g，芫蔚子 10 g，葛根 15 g，桑椹 10 g，续断 15 g，甘草 6 g。14 剂，日 1 剂，早、晚温服。嘱患者月经干净后开始服用，停药 1 周后复诊。

三诊：2019 年 4 月 26 日。患者未诉不适，现作息规律，月经未至，末次月经：2019 年 3 月 27 日。二便可，舌淡红，苔薄白，脉细。处方：熟地黄 10 g，淫羊藿 10 g，柴胡 10 g，山茱萸 10 g，菟丝子 10 g，女贞子 10 g，郁金 10 g，香附 10 g，当归 15 g，川芎 10 g，白芍 10 g，桃仁 10 g，石斛 15 g，山药 15 g，茯苓 10 g，红花 10 g，路路通 20 g，大血藤 15 g，川牛膝 10 g，甘草 6 g。7 剂，日 1 剂，早、晚温服。嘱患者若服药期间月经来潮，月经量不多可继续服药，月经量多则停药；如若服完中药 1 周月经仍未至，则就诊。

四诊：2019 年 5 月 10 日。患者月经来潮，末次月经：2019 年 5 月 5 日。月经量中等，色暗红，夹少许血块，经期小腹坠胀，余无特殊，舌淡红，苔薄白，脉细。处方：嘱患者坚持饮食、运动、情绪调节；补肾疏肝方（同二诊）。调整 3 个月经周期后患者月经规律。

解析：患者以月经紊乱为主症，根据其妇科彩超及性激素结果，诊断为多囊卵巢综合征。先天禀赋不足，肾精亏虚，不能滋养及排出卵泡，经血不能按时盈满；又因近期学习压力大、熬夜，情绪受扰，肝失疏泄，气机郁滞，则易烦躁；肝疏泄失职，气滞血瘀，气血运行受阻，冲任失养或瘀阻胞络、肝藏血功能异常，均可致月经不能按时而致；肝肾不足，阴血亏少，后天运化不足，则血海不充、月经后期。故以补肾疏肝、健脾养血为主要诊治思路，结合患者舌、脉、症，考虑兼有瘀血，又兼顾以活血化瘀通络。全方补肾疏肝、健脾养血、活血化瘀，使肾精充足，肝疏泄正常，脾生化气血，祛除旧血使新血生，气血阴阳调和，滋养冲任，经血按时以下。补肾疏肝方治以补肾疏肝、健脾养血。

按语：多囊卵巢综合征为妇科常见内分泌疾病，其病因尚未完全阐明。近年来，多囊卵巢综合征患者情绪问题明显，情志问题因其自带特殊性逐渐受到医学界的关注，情志因素也是引起多囊卵巢综合征的一类病因，多囊卵巢综合征女性更容易受到情绪障碍的困扰，情绪反过来又会对生活及疾病不利。当前，女性长时间暴露在多方面压力下，过激、焦虑、抑郁等情志变化导致肝的疏泄失常。肝主疏泄的正常运行对女子生殖功能极为重要，肝失疏泄，气机失调，则女子月经紊乱。此外，生活方式的改变也是诱发本病的重要因素，如饮食不节易损伤脾胃功能，可聚湿生痰、化热等；劳逸失度同样影响脏腑功能，过逸会导致脾胃功能活动减退，出现食少、肢困、发胖臃肿等，久则气血津液运行失常形成水湿痰饮内生及气滞血瘀等病变。故在治疗本病及多种疾病时应当注重身心共调。西医在长期治疗中不良反应大，中医药能发挥多途径、多靶点的作用机制，调整肾－天癸－冲任－胞宫之间功能的平衡，建立正常的月经周期，且具有显著的远期疗效及并发症少等优势。补肾疏肝方联合当归芍药散在临床中广泛应用于临床，在调整月经周期中常获良效。

病案 16：月经后期——多囊卵巢综合征（高胰岛素血症）

李某，女，21 岁。2017 年 11 月 1 日因月经周期紊乱 1 年余就诊。患者

11岁月经初潮，2个月左右1次，每次5～6天，量中等，色红，无血块，无特殊不适，近1年月经周期不规律。末次月经予黄体酮撤退性出血：5天净（2017年8月30日），量中等，色红，无血块，余（-）；前次月经6天净（2017年4月15日），余同前。未婚，暂无生育要求，工具避孕。平素白带未见异常。既往有多囊卵巢综合征、高胰岛素血症病史。刻诊：形体丰满肥胖，神疲肢重，胸闷泛恶，口腻痰多，痤疮频发，纳眠可，小便调，大便黏滞。舌脉：舌淡边有齿痕，苔白，脉滑。直肠腔内彩超（2017年11月1日）：子宫前后径3.4 cm，内膜0.25 cm（单层），双侧卵巢探及数个小卵泡，左侧最大约0.9 cm×0.7 cm。

诊断：月经后期。

辨证：痰湿阻滞证。

治法：燥湿祛痰，温肾健脾，兼以化瘀通络。

主方：自拟化痰调经方。

处方：苍术20 g，香附10 g，法半夏9 g，陈皮9 g，枳壳9 g，山楂10 g，决明子9 g，紫石英9 g，菟丝子20 g，枸杞子15 g，丹参10 g，石斛15 g，甘草6 g。

治疗：西医予黄体酮撤退性出血，自出血第5天开始予炔雌醇环丙孕酮片，每天1片，口服，连服21天；同时配合自拟化痰调经方21剂，日1剂，分早、晚2次温服。以上中西医结合治疗连用3个月经周期。嘱患者畅情志，清淡饮食，适当运动，注意休息。

二诊：2017年12月12日。患者服药后无明显不适，末次月经：2017年12月11日。量中等，色暗黑，少许血块，无痛经，纳寐可，二便调。处方：自拟化痰调经方，用法同前；嘱患者畅情志，清淡饮食，适当运动，注意休息。

三诊：2018年1月15日。患者服药后无明显不适，末次月经：2018年1月10日。量中等，色暗，无明显血块，无痛经，纳寐可，二便调。处方：自拟化痰调经方，用法同前；嘱患者畅情志，清淡饮食，适当运动，注意休息。

2018年6月电话随访患者，诉调3个月经周期后现已月经规律。嘱患者返院复查性激素六项、直肠腔内彩超、胰岛素水平等相关检查。

解析：后世医家根据多囊卵巢综合征患者症状和体征将本病归为"月经后期""闭经""不孕症""肥胖"等范畴。肥胖为多囊卵巢综合征的主症之一，历代医家认为肥胖不孕与痰湿关系密切，如《丹溪心法·子嗣》云："若是肥盛妇人，禀受甚厚，恣于酒食之人，经水不调，不能成胎，谓之躯脂满溢，闭塞子宫，宜行湿燥痰。"王兴娟等发现多囊卵巢综合征患者多具有形体肥胖、倦怠乏力、食少纳呆、大便溏稀等脾气虚弱的证候。许金榜等认为多囊卵巢综合征胰岛素抵抗的根本病机是脾虚痰阻。痰湿为有形之邪，易留滞经络，阻碍气机，气滞则血瘀，阻滞胞宫，冲任失调，导致月经不调、闭经甚至不孕。多囊卵巢综合征痰湿阻滞证患者多由不良饮食习惯（节食减肥或嗜食肥甘厚味），加之运动少、情志内伤等因素，损伤脾胃，致脾失健运，胃失和降，水湿不化，变生痰浊，阻滞于冲任，气血运行不畅而致本病。治当以燥湿祛痰、温肾健脾，兼以化瘀通络，自拟化痰调经方，基本药物组成：法半夏、陈皮、苍术、山楂、决明子、紫石英、菟丝子、紫河车、枸杞子、丹参、甘草。其中法半夏燥湿化痰、软坚散结；苍术燥湿健脾、祛风散寒；陈皮理气健脾，兼能燥湿化痰。三药相合既消已生之痰，亦能杜生痰之源。紫石英温肾助阳，暖胞宫，调冲任，《神农本草经》认为紫石英主治"女子风寒在子宫，绝孕十年无子"；紫河车温肾补精，兼有温通督脉的作用，紫石英、紫河车均入肾经，与枸杞子、菟丝子配合使用，共奏温肾健脾化湿之功；山楂消食健脾，兼能散瘀；决明子润肠通便、降脂，有利于痰瘀的排出，《本草纲目》称其能"清肝益肾，明目，利水通便"；丹参功善活血调经，祛瘀生新而不伤正，善调经水。以上诸药，使痰湿得化，瘀除络通，则诸症得除。

按语：王萍教授认为对肾虚痰阻所致的月经不调，补肾化痰与调整月经周期为主要治法，其结合古籍记载及多年临床经验，自拟化痰调经方治疗本病。化痰调经方组成：苍术20g，香附10g，法半夏9g，陈皮9g，枳壳9g，山楂10g，决明子9g，紫石英9g，菟丝子20g，枸杞子15g，丹参10g，石斛15g，甘草6g。方中重用苍术、菟丝子补肾燥湿化痰，共为君药。法半夏、陈皮、枳壳功善健脾行气，奏气顺则痰消之意；紫石英温肾补阳、暖胞宫、调冲任，与枸杞子配伍，兼补肾阴肾阳。以上诸药一方面使肾气充盛，精血得生，血海充盈；另一方面理气燥湿化痰。丹参活血调经，为妇科调经之要药，以畅通气血，促进痰瘀的排出；香附疏肝解郁；山楂善消油腻肉食，决明子降脂润肠通便；甘草健脾和中，调和诸药。全方配伍使痰湿得化，瘀除络通，脾肾兼顾。现代中药药理学研究证实法半夏具有抗炎作用；苍术具有调节免疫、抗炎、降糖、神经保护等作用；枳壳有兴奋子宫的作用；山楂、决明子可调脂减重；丹参具有抗炎和雌激素样作用；枸杞子具有降糖、调节免疫、抗衰老等作用；紫石英具有兴奋卵巢、促进卵巢分泌的作用，能影响卵泡刺激素受体、黄体生成素受体的表达，改善排卵障碍；菟丝子有雌激素样作用，可调节生殖内分泌功能，促进卵泡发育成熟及排卵，恢复月经周期。根据月经周期中阴阳消长、气血盈亏的改变，月经期为经血下泻之时，气血以通为顺，应因势利导治以活血化瘀，可酌加当归、桃仁、红花等。经后期（卵泡期）血海空虚，冲任失养，此期为阴血长养阶段，当补肾滋阴，以促进卵泡生长发育，可加覆盆子、淫羊藿、巴戟天、桑椹、山药、石斛、葛根等。经间期（排卵期）乃种子的关键时期，此期因阴血旺盛，重阴转阳，阴盛阳动，故宜补肾活血，进一步促进卵泡发育及排卵，酌情加红花、三七、炮山甲等促进排卵。经前期（黄体期）肾中阴精与阳气皆旺盛，宜补阴阳、充黄体，助孕安胎，酌加淫羊藿、巴戟天、桑椹、女贞子、墨旱莲等。王萍教授临证过程中视病情衷中参西，若患者多毛、痤疮，表明雄激素过高，则联合炔雌醇环丙孕酮片治疗；胰岛素抵抗者，予口服二甲双胍；监测无排卵者，加氯米芬、来曲唑促排或适时助孕。

病案 17：月经过少——卵巢早衰

熊某，女，32岁，已婚，有生育要求，2018年8月28日初诊。主诉：正常性生活未避孕，未再孕伴月经量减少1年余。患者既往月经规律，4～5天/26天，量中等，量最多时日需5片卫生巾，浸透1/3～1/2，色鲜红，无血块，无痛经。近1年月经量逐渐减少，较前减少约1/2，色暗红，有血块，无痛经，经行轻微腰酸，末次月经：2018年8月11日。量色质同前，伴腰酸。现症：无腹痛，偶腰酸，口干口苦，白带量少、色偏黄、质地正常、无异味，无外阴瘙痒，纳寐可，二便调。舌质暗、苔薄，脉沉涩。患者自觉易上火。既往孕2产1流1。抗缪勒管激素0.49 ng/mL；促甲状腺素、催乳素均正常。阴道彩超：内膜5 mm，未见明显异常。

诊断：月经过少。

辨证：肾虚血瘀证。

治法：补肾健脾，活血化瘀。

主方：自拟补肾健脾调冲方加减。

处方：熟地黄10 g，菟丝子10 g，石斛10 g，生地黄10 g，当归10 g，川芎6 g，路路通10 g，淫羊藿10 g，山药10 g，柴胡6 g，莲子心6 g，鸡血藤15 g，黄精10 g，桑椹10 g，丹参30 g，杜仲10 g，紫河车粉10 g，12剂。

二诊：2018年10月11日。末次月经：2018年10月4日。量较前增多，色鲜红，少量血块，无痛经，现无腹痛，腰酸明显好转，无口干口苦，白带量少、色白、质地正常、无异味，无外阴瘙痒，纳寐可，二便调。舌质偏暗、苔薄，脉沉涩。易上火情况改善。患者经量增多，血块减少，予原方减少丹参用量；其腰酸好转，为巩固疗效，予原方加川牛膝，18 剂。

三诊：2018 年 10 月 31 日。末次月经：2018 年 10 月 28 日。经量恢复正常，色暗红，无明显血块，无痛经及腰酸。现症：无腹痛，无口干口苦，白带量中等、色白质稀、无异味，无外阴瘙痒，纳寐可，二便调。舌淡红、苔薄，脉涩。处方：当归 10 g，川芎 6 g，熟地黄 10 g，菟丝子 30 g，石斛 10 g，生地黄 10 g，路路通 10 g，淫羊藿 10 g，山药 10 g，柴胡 6 g，莲子心 6 g，鸡血藤 15 g，黄精 10 g，桑椹 10 g，丹参 10 g，紫河车粉 10 g，川牛膝 10 g，杜仲 10 g。配合戊酸雌二醇 1 mg，每天 1 次（2018 年 11 月 1 日至 2018 年 11 月 21 日）；加黄体酮胶囊 100 mg，每天 2 次（2018 年 11 月 17 日至 2018 年 11 月 21 日）。

四诊：2019 年 4 月 11 日。末次月经：2019 年 3 月 9 日。量、色、质同前，2019 年 4 月 10 日查血 hCG 1147 mIU/mL，孕酮 63.70 nmol/L。现症：极少量淡红色阴道流血，下腹隐痛，腰酸，稍口干，乳房胀痛，纳寐可，二便调。舌淡红、苔薄白，脉滑。中医予补肾安胎之寿胎丸加止血药治疗，处方：党参 30 g，黄芪 10 g，山药 10 g，陈皮 6 g，紫苏梗 10 g，菟丝子 30 g，续断 10 g，桑寄生 10 g，阿胶 3 g，白及 10 g，仙鹤草 30 g，鹿衔草 10 g，海螵蛸 30 g，地榆炭 10 g，荆芥炭 10 g。

五诊：2019 年 5 月 13 日。患者无阴道流血，无腹痛腰酸等不适，余一般情况可。舌淡红、苔薄白，脉滑。查孕酮 55 ng/mL，雌二醇 1150.5 pg/mL。阴道彩超提示宫内早孕约 9 周。继予原方去止血药，处方：党参 30 g，黄芪 10 g，山药 10 g，陈皮 6 g，紫苏梗 10 g，菟丝子 30 g，续断 10 g，桑寄生 10 g，阿胶 3 g，甘草 6 g。服用 20 剂后，监测胎心为 165 次/分钟。现患者情况可，定期完善产前筛查。

解析：卵巢储备功能减退所致不孕大多为遗传因素所致，但后天因素亦有影响，如先天肾气不足，加之后天情志不调、作息紊乱，造成卵巢储备功能进一步减退等。临床上常运用中西医结合方案，中医予补肾健脾、活血化瘀法，辅以"戊酸雌二醇 + 孕酮"行人工周期，可增加受孕概率；并配合受孕后补肾健脾安胎之法，以达巩固胎元、降低流产率的疗效。

按语：《素问·上古天真论》云女子"二七而天癸至，任脉通，太冲脉盛，月事以时下，故有子。"《傅青主女科》云："经水出诸肾。"肾为精血之源，肾精旺盛，天癸至，从而冲任二脉充盛，最终妊娠有子，反之则会引起月经量少、闭经、不孕等病证。因此，肾虚是此病的主要病机，肾气不足引起血行不畅，瘀阻冲任、胞宫，导致肾虚血瘀。王萍教授自拟补肾健脾调冲方以提高卵子质量、促进子宫内膜生长、提高子宫容受性，从而提高受孕概率。方中菟丝子温而不燥，既补肾阳，又滋肾阴，重用为君；紫河车粉为血肉有情之品，补肾填精、益气补血，配合熟地黄、黄精、桑椹、淫羊藿等补肾养血滋阴之品，使肾气充、精血益，从而养冲任之力倍增为臣药。石斛、山药补脾而滋生化之源，养后天以资先天；当归活血补血，配合川芎、鸡血藤、丹参、路路通以加强活血通经之效，使补而不滞；兼肝郁者，加柴胡、郁金；兼脾虚者，加党参、白术、茯苓；兼痰湿者，加鸡矢藤、苍术、泽泻；兼失眠者，加首乌藤、远志、珍珠母、酸枣仁；兼胃脘不适者，加砂仁、木香；兼腰酸，加杜仲、狗脊；兼遗尿、夜尿者，加金樱子、益智仁、补骨脂。

病案 18：闭经——早发性卵巢功能不全

刘某，女，28 岁，已婚，2020 年 6 月 9 日初诊。主诉：未避孕未孕 1 年余，停经 7 个月。患者既往月经不规律，3 ~ 6 天 /28 ~ 120 天。末次月经：2019 年 11 月（具体日期不详）。量适中，色红，偶有血块，经期下腹有坠胀感，伴五心烦热，近 1 个月心烦，夜寐差，二便调。舌红，苔薄黄，脉象弦细。3 年前结婚，孕 2 产 1 流 1。辅助检查：2016 年 10 月卵泡刺激素 15.12 mIU/mL，促黄体生成素 11.23 mIU/mL，雌二醇 41 pg/mL，孕酮 0.6 ng/mL。2017 年 2 月卵泡刺激素 16.28 mIU/mL，黄体生成素 12.19 mIU/mL，雌二醇 22 pg/mL，孕酮 0.2 ng/mL。经阴道超声检查：子宫大小 43 mm × 32 mm × 31 mm，内膜厚约 3 mm，余未见异常。外院曾予激素类药物治疗，服药期间月经基本正常，但停药后月经停闭，就诊时患者月经停闭 7 个月。

诊断：①闭经；②断绪。

辨证：肾虚血瘀证。

治法：补肾活血，理气疏肝。

主方：自拟补肾健脾调冲方加减。

处方：生地黄 15 g，菟丝子 15 g，熟地黄 10 g，石斛 10 g，路路通 10 g，山药 10 g，柴胡 6 g，莲子心 6 g，鸡血藤 15 g，黄精 10 g，桑椹 10 g，杜仲 10 g，紫河车粉 10 g，甘草 5 g，14 剂。

二诊：2020 年 6 月 23 日。末次月经：2017 年 6 月 21 日。月经量少（自行服用炔雌醇环丙孕酮片），色红，无血块，无痛经，五心烦热症状好转。处方：生地黄、熟地黄、川断、沙参、麦冬、桑椹、玫瑰花、三七花、覆盆子各 10 g，黄精、石斛、菟丝子各 15 g，山药 20 g，紫河车粉 10 g，莲子心 6 g，甘草 5 g。共 10 剂，水煎服。并嘱患者停用炔雌醇环丙孕酮片。

三诊：2020 年 7 月 3 日。患者服药后睡眠症状改善，心烦改善。处方：在前方的基础上去玫瑰花，加用合欢皮、桔梗、玄参各 10 g。上方继续治疗 2 个月，定期监测排卵。

四诊：2020 年 10 月 5 日。患者无特殊不适，继予上方 10 剂，水煎服，1 剂 / 日，早、晚温服。

2017 年 10 月 15 日复诊。停经 33 天，自测尿 hCG 阳性，无特殊不适，完善血 hCG 及孕酮，予寿胎丸加减 5 剂，建议患者住院保胎治疗。

解析：上述病案中患者年仅 28 岁就出现性卵巢功能衰退，可见与平常的生活及饮食习惯密切相关，熬夜是当代年轻女性的标志，而女子以"肝为先天，以肾为本"，长期熬夜必定会损伤肝阴及肾气。从四诊资料来看，王萍教授认为该患者主要是由肾阴不足，体内津液、精血缺乏，以致冲任血少，无以滋养胞宫，导致经水量少，甚至月经稀发继而发展为闭经；而肾阴与肾阳互根互用，阴虚则热，所以患者五心烦热，夜寐欠安。因此王萍教授在临床上用药常常以补肾为主，同时兼顾疏肝健脾，如生熟地黄、山药、黄精、菟丝子、覆盆子等补肾养阴，佐以沙参、麦冬、石斛滋阴清虚热，同时予以三七活血化瘀等进行综合调治。

按语：《傅青主女科》云"夫经本于肾，而其流五脏六腑之血皆归之……经水出诸肾"，说明天癸的充盈依赖着肾气的多少，王萍教授治疗本病主要以疏肝健脾补肾为主，同时兼顾疏肝理气、宁心活血，自拟补肾通络方。药物组成主要有党参、菟丝子、熟地黄、山药、黄芪、白术、石斛、覆盆子、玫瑰花、紫河车等。方中菟丝子甘、温，归肾、肝、脾三经，滋补肝肾、安胎止泻；熟地黄微温，归肝、肾两经，补肾填精，与菟丝子共为君药；同时配合党参、黄芪、白术之健脾益气良药，为气血生化之源；山药、覆盆子可滋肾阴；石斛性微寒，归胃、肾经，具有滋阴清热的功效，以防方中熟地黄、菟丝子滋腻太过，以致外邪留恋。

病案 19：不孕——卵巢功能减退

黄某，女，38 岁，已婚，2012 年 10 月 26 日初诊。自诉：月经量少，未避孕未怀孕 4 年，外院宫腔镜检查提示宫腔粘连，分离 1 次。染色体检查正常，饮食睡眠均可，大小便正常。月经：13 岁初潮，1 天 /30 天，末次月经：2012 年 9 月底，具体日期不详。量少，色暗黑，无血块，无痛经。现症：无腹痛，偶有腰酸，口干口苦，白带量少、色偏黄、质地正常、无异味，无外阴瘙痒，纳寐可，二便调。舌质暗、苔薄，脉沉涩。面上晦暗，面颊有色斑，精神欠佳。既往史：孕 6 产 0 人流 4 药流 2 葡萄胎 1，未做化疗。女性激素检查：卵泡刺激素 12.98 mIU/mL，黄体生成素 3.03 mIU/mL，雌二醇 46 pg/mL，睾酮 0.86 ng/mL，催乳素 11.13 ng/mL，孕酮 0.4 ng/mL。B 超：子宫大小 40 mm×48 mm×47 mm，内膜厚 5 mm，左侧卵巢大小 24 mm×14 mm，右侧卵巢大小 23 mm×12 mm。

诊断：①不孕症；②月经过少。

辨证：肾虚血瘀证。

治法：补肾益精，活血化瘀。

主方：自拟补肾健脾调冲方加减。

处方：熟地黄 10 g，菟丝子 10 g，石斛 10 g，生地黄 10 g，路路通 10 g，当归 10 g，川芎 6 g，淫羊藿 10 g，山药 10 g，柴胡 6 g，玫瑰花 10 g，鸡血藤 15 g，黄精 10 g，桑椹 10 g，丹参 10 g，杜仲 10 g，紫河车粉 10 g，甘草 6 g。14 剂，每日 1 剂，水煎分 2 次服。嘱患者复查。

二诊：2012 年 11 月 23 日。月经量较前好转，量仍不多，纳寐可，二便调。治疗：①自拟补肾通络方加减，14 剂，煎服法同前；②B 超监测排卵。

三诊：2012 年 12 月 21 日。患者月经量少，色鲜红，未夹血块，无痛经，白带黏稠，纳寐可，二便调，未避孕。治疗：①自拟补肾通络方加减；②B 超监测排卵。

四诊：2013 年 3 月 9 日。患者已孕，前来报喜，患者阴道少量出血，寻求保胎治疗。

解析：王萍教授认为本病的中医病机应属肾虚血瘀，患者有明显的血瘀证候，究其血瘀的病因应为多次人流，损伤肾气并直接损伤胞宫，肾气亏虚，推动无力，则血行瘀滞，月经量少。王萍教授自拟补肾通络方以提高卵子质量、促进子宫内膜生长、提高子宫容受性，从而提高受孕概率。

按语：王萍教授结合多年临床经验，自拟补肾通络方，方中有熟地黄、黄精、桑椹、石斛、淫羊藿等。方中熟地黄归肝、肾经，具有滋阴补血、填精益髓的功效，是养血补肾的要药；黄精、桑椹等具有平补肾阴的作用，共用可以补益肝肾，令肾精充沛，清降虚火，养阴补血，加强熟地黄滋阴补血的功效；淫羊藿为辛温之品，归肝、肾经，可补肾壮阳。临床治疗时可随证加减。如患者症见性欲减退、白带量少、外阴干涩，加紫河车、山茱萸、鹿角霜等补肾填精，补血养肝；如患者症见胸胁胀痛、心烦易怒，可加柴胡、郁金、川芎等疏肝理气，活血止痛。

病案 20：月经过少——卵巢储备功能减退

丁某，女，32 岁，已婚，2019 年 11 月 20 日初诊。主诉：自然流产 3 次，月经量减少半年。患者既往月经规律，14 岁初潮，经期为 6 天，周期为 29～30 天，量偏少，色暗红，无血块，无痛经。患者 2016 年 5 月、2017 年 11 月分别自然流产 1 次，术后月经量无明显改变。2019 年 7 月因"稽留流产"于孕 50 余天在中南大学湘雅医院行"清宫术"，术后月经量开始减少，约为既往月经量 1/2，色暗红，无痛经，行经时间及月经周期同前。其间患者未行系统诊治。现患者要求行孕前调理。末次月经：2019 年 11 月 10 日。量少，每日用 2 片卫生巾，每片浸湿 1/2，色质同前。现症：无阴道流血，偶有腹痛腰酸，无放射痛及肛门坠胀感，纳可，寐较差，二便正常。舌淡红，苔薄白，脉沉涩。2019 年 2 月 5 日外院查促甲状腺素 1.13 μIU/mL；TORCH 筛查：阴性；抗精子抗体、抗卵巢抗体、抗心磷脂抗体、抗子宫内膜抗体：阴性。2019 年 11 月 11 日宫腔镜检查：宫底部少许膜性粘连，其余情况可。2019 年 11 月 20 日狼疮全套：阴性；抗缪勒管激素 0.76 ng/mL；生殖道支原体、衣原体、淋球菌：阴性。

诊断：月经过少。

辨证：肾虚血瘀证。

治法：补肾养血，活血化瘀。

主方：自拟补肾通络方加减。

处方：熟地黄 10 g，菟丝子 30 g，生地黄 10 g，石斛 10 g，覆盆子 10 g，淫羊藿 10 g，山药 10 g，香附 10 g，鸡血藤 15 g，丹参 10 g，路路通 10 g，当归 20 g，川芎 6 g，黄精 10 g，桑椹 10 g，大血藤 15 g，透骨草 10 g，杜仲 10 g，狗脊 10 g，川牛膝 10 g，远志 6 g，首乌藤 15 g，酸枣仁 15 g。18 剂，日 1 剂，水煎服，分早、晚 2 次温服。

二诊：2019年12月12日。末次月经：2019年12月10日。量较既往稍有增多，色质同前。现症：少量阴道流血，色暗红，偶有腹痛腰酸，无放射痛及肛门坠胀感，纳可，寐可，二便正常。舌淡红，苔薄白，脉沉涩。治疗上，前方去远志、首乌藤、酸枣仁，加益母草、玫瑰花各10g，16剂，日1剂，水煎服，分早、晚2次温服。嘱患者月经干净2天后开始服药。

三诊：2020年1月14日。末次月经：2020年1月9日。量较既往增多，色鲜红，无血块。现症：无阴道流血，无腹痛腰酸，无放射痛及肛门坠胀感，纳可，寐可，二便正常。舌淡红，苔薄白，脉沉涩。治疗上，继予前方，16剂，日1剂，水煎服，分早、晚2次温服。另B超监测排卵，指导同房。

四诊：2020年2月14日。主诉：停经36天，要求住院保胎治疗。

随访：2020年11月22日。患者2020年10月29日顺产1健康男婴。

解析：本例患者有3次不良妊娠史，首先查明流产原因，排除免疫、感染等因素，诊断为卵巢储备功能减退，为先天肾气不充之象。多次流产，损伤冲任，冲任不畅，瘀血阻滞胞宫，新血不生。对于卵巢储备功能减退引起复发性流产的患者，王萍教授认为须先行孕前调理后备孕，内服中药以补肾养血、活血化瘀，配合中医外治法，改善卵巢功能及盆腔环境；孕后积极中西医结合保胎，随证及时加减用药。

按语：卵巢储备功能减退是指卵巢产生卵子的能力减弱、卵母细胞质量下降，这将导致月经稀发、经量减少、不孕、复发性流产，甚至卵巢早衰或过早绝经。随着社会快速发展、饮食结构改变、工作节奏加快，使女性生理及心理压力增大，卵巢储备功能减退发病率逐年上升，引发不孕和反复流产的风险增加，给许多患者及其家庭造成了巨大的伤害和困扰，成为临床治疗的难点、重点。王萍教授运用自拟补肾通络方，基本处方由菟丝子、丹参、当归、川芎、熟地黄、石斛、淫羊藿、山药、鸡血藤、路路通、黄精、桑椹12味药物组成。方中菟丝子、丹参为君药，菟丝子温肾助阳、填补精血，丹参活血调经、祛瘀生新而不伤正，可"破宿血，补新血"；当归、鸡血藤、熟地黄、淫羊藿、黄精、桑椹、石斛、山药为臣药，加强全方养血活血、益肾填精之效，同时还可健脾养胃、滋阴生津；路路通、川芎为佐药，行气活血通经。全方合用，共奏补肾养血、活血化瘀之功。临床随证加减，兼湿热者加大血藤、透骨草；大便干者加肉苁蓉、白芍；心烦、口干、口苦者加柴胡、莲子心；失眠者加远志、酸枣仁、首乌藤。

二、妊娠病

病案 1：胎动不安

粟某，女，28岁，孕3人流2产0，2020年5月20日初诊。主诉：停经50天，阵发性下腹坠痛半个月。14岁初潮，平素月经规律，6天/30天，月经量中等，色红，无血块，经期小腹及腰骶酸隐痛，得温缓解。末次月经：2020年4月10日。停经以来无阴道流血。半月前劳累后出现下腹坠痛，痛势绵绵，间断性发作，休息后稍缓解，劳累后加重，偶有腰骶部畏冷感，平素易感疲倦，纳少，夜寐欠佳，小便清长、频多，尤以夜尿频多，每夜2～3次，大便稀。舌淡，薄白，脉沉细滑。自查尿hCG为阳性。查β-hCG：65 902 mIU/mL，孕酮30.05 ng/mL。查妇科盆腔彩超：宫内早孕（约7周），单活胎。

诊断：胎动不安。

辨证：脾肾两虚证。

治法：健脾补肾，固冲安胎。

主方：寿胎丸合举元煎加减。

处方：菟丝子20 g，桑寄生15 g，炒续断10 g，阿胶6 g，党参30 g，黄芪15 g，白术10 g，山药15 g，白芍10 g，杜仲10 g，金樱子15 g，桑螵蛸10 g，陈皮6 g，炙甘草5 g。5剂，水煎服。

二诊：2020年5月26日。患者服药后下腹坠痛明显减轻，腹痛发作频率减少，但出现口干喜饮，喜饮冷，口舌生疮，夜尿频多较前好转，大便干，排便艰涩。舌红，苔薄黄而干，脉滑数。原方去党参、黄芪、阿胶、杜仲、桑螵蛸、炙甘草，改投太子参15 g，黄芩9 g，阿胶珠5 g，石斛10 g，肉苁蓉15 g，生地黄10 g，生甘草9 g。再服7剂，水煎服。嘱患者服药期间少食辛辣煎炸之品。

三诊：2020年6月1日。患者诉调整方药后服药无不适，下腹痛完全缓解，无口干、口舌生疮、大便干结等不适。复查妇科盆腔彩超：宫内早孕（约9周），单活胎。继续沿用上方再服7剂，水煎服。嘱患者清淡营养饮食，妊娠期间注意劳逸结合，禁房事，保持情绪稳定舒畅，孕14周后定期进行产检。此后患者未再复诊。

解析：西医先兆流产可参照胎动不安治疗。历代中医医家都十分重视对胎动不安的诊治。清代《叶氏女科证治》根据虚实寒热提出"胎寒不安""胎热不安"

和"胎虚不安"的病因及治则。"胞脉者系于肾",肾气充盛,肾中所藏精气得脾气化生精微之物充养,二者协调作用,才得以妊养胞胎。故有"肾以荫胎、脾以载胎"之说。胞脉系于肾,肾虚则冲任不固,胞失所养则发为胎动不安、阴道下血。腰者,肾之府也,肾阳虚,则出现腰骶畏冷感;肾与膀胱相表里,肾虚膀胱失约则小便清长、频多;脾为气血化生之源,脾主升清,清阳不升,则易感疲倦;脾失升降,水湿内停,故纳少;水湿下渗于大肠,故大便稀。脾为后天之本,肾为先天之本,先后天相互滋养。舌淡、薄白、脉沉细滑为脾肾两虚之征。治疗上主要以健脾补肾、固冲安胎为法,经治疗后患者出现些许热象,热扰冲任,亦扰胎安,故二诊时酌情减去部分滋肾补气之品,酌投清热安胎之药,正所谓"脾肾两旺自能萌动",故不适症状得以治愈。

按语:胎动不安主要责之于冲任气血失调,胎元不顾。王萍教授着眼于胎动不安发病的机理,采用补先天以固胎元、补后天以养胎体的寿胎丸合举元煎为主方。方中重用党参和菟丝子共为君药,党参补脾、菟丝子补肾,体现先天与后天相滋、脾肾合治的主导思想;桑寄生、炒续断、杜仲补肾强腰以安胎止痛,黄芪、白术、山药健脾益气以载胎,白芍养血敛阴、缓急止痛,桑螵蛸、金樱子同入肾经,具有固肾缩尿之功。诸药合用共奏健脾补肾、固冲安胎之功。

病案 2:妊娠呕吐

邓某,女,30 岁,2022 年 1 月 17 日初诊。主诉:停经 68 天,恶心呕吐 1 周,加重 2 天。15 岁初潮,平素月经基本规律,3 ～ 5 天 /30 ～ 35 天,月经量中等,色红,少量血块,经前乳房胀痛。末次月经:2021 年 11 月 10 日。停经以来无阴道流血、腹痛腰酸。停经 1 个多月时出现恶心呕吐,程度较轻,不影响正常进食。1 周前与丈夫发生争吵后,次日恶心呕吐次数较前明显增加,每日呕吐 7 ～ 8 次,呕吐物为胃内容物及酸苦胆汁,伴心烦,喜叹息,患者仍未就诊。2 天前恶心呕吐次数较前进一步增多,每日呕吐 10 余次,呕吐物主要为痰涎及黄绿胆汁,呃逆泛酸,不欲饮食,恶闻食味,心烦易怒,口苦咽干,喜饮冷,乳房胀痛,夜寐欠佳,小便短少,大便秘结。舌红,苔黄而干,脉弦数。查 β-hCG:140 761.50 mIU/mL,孕酮:48.08 ng/mL。电解质:正常。尿常规:酮体(+)。查妇科盆腔彩超:宫内早孕(9$^+$周),单活胎。

诊断:妊娠恶阻。

辨证:肝胃不和夹热证。

治法：清肝和胃，降逆止呕。

主方：加味温胆汤加味。

处方：陈皮6g，姜半夏9g，茯苓10g，山药10g，竹茹10g，枳实10g，芦根10g，黄芩9g，麦冬10g，瓦楞子15g，首乌藤15g，珍珠母20g，生姜8g，火麻仁10g，甘草5g。5剂，水煎400mL服，少量多次口服。嘱患者调畅情志，注意休息，饮食有节，饮食物宜清淡营养易消化，避闻异味。

二诊：2020年1月27日。患者服药后呕吐次数明显减少，呕吐物以痰涎为主，可少量进食流质及半流质饮食，口干喜饮，纳食不香，厌油，睡眠好转，二便调。舌淡红，苔薄白，脉弦。复查电解质及尿常规：均正常；血常规：血红蛋白101g/L。调整方药如下：北沙参10g，麦冬15g，五味子9g，竹茹10g，陈皮6g，石斛10g，茯苓10g，山药15g，姜半夏10g，砂仁5g，甘草5g。再服5剂，水煎，少量多次频服。同时配合耳穴压豆及穴位贴敷治疗。嘱患者注意饮食调摄，调畅情志，慎起居。

三诊：2020年2月4日。患者服药后呕吐症状基本消失，偶有恶心干呕，食欲逐渐恢复，纳寐可，二便调。舌淡红，苔薄白，脉细滑。复查盆腔彩超：宫内早孕（约10周），单活胎。复查血常规：正常。未予中药汤剂口服，继续予以耳穴压豆及穴位贴敷巩固治疗，后患者未再复诊。

解析：妊娠恶阻是妊娠早期的常见病证。《诸病源候论·妊娠恶阻候》："恶阻病者，心中愦闷，头眩，四肢烦痛，懈惰不欲执作，恶闻食气。"该妇人孕后冲脉之血下聚胞宫养胎，阴血相对不足，冲脉阳气相对偏亢，又加之情志不遂，故肝气亢盛于上，肝气横逆犯胃，胃失和降发为呕吐。又因"肝肾同源"，肝血依赖于肾精充养，如肾气不足，则肝血无以化生，肝阴不足，冲气夹肝气上逆反胃，加重呕吐。肝失疏泄，肝气夹胃贯膈，肝气上逆反胃，则呕逆；肝气不舒，则出现一系列情志改变，如心烦易怒、喜叹息；肝胆相表里，肝气上逆，胆火随之上升，胆热液泄，则呕吐物为黄绿、酸苦胆汁，热灼津液，故口干、喜饮冷；舌红，苔黄而干，脉弦数是肝胃不和夹热证之舌脉象。故治疗过程中，既要抑肝和胃、降逆止呕，又要辅以清热止呕。只有脾气健运、肝气条达，则病去胎安。

按语：妊娠病的治疗讲求"治病与安胎"并举。在妊娠恶阻的治疗中，补肾、健脾、理气贯串始终。补肾为固胎之本，健脾为益血之源，理气以通调气机。该病例中的患者根据舌、脉、症可辨证为肝胃不和夹热证，故选方在加味温胆汤基础上加少许清热除烦之药，共同增加清肝和胃止呕之效。方中姜半夏降逆和胃、燥湿化痰为君；竹茹清化肝热、除烦止呕；枳实行气消痰，使痰随气下为臣；茯苓健脾渗湿，陈皮理气燥湿，二者助君臣药消痰化浊；黄芩、麦冬清热除烦，珍珠母可滋阴清肝、安神定惊，三者共为佐药；瓦楞子有抑酸止痛之功；生姜除湿化痰，且生姜为呕家之要药；芦根益胃养阴、润燥生津；火麻仁润肠通便；甘草护中、调和诸药。且现代医学研究，姜半夏中的生物碱可以通过抑制中枢起到阻止消化道逆蠕动，从而减缓恶心、呕吐、反酸等症状；茯苓中的糖苷成分可以抑制胃酸分泌。二诊，患者诸症皆有好转，热象已清，但由于呕吐日久且现以呕吐痰涎为主，出现伤津之症。治疗上，减去清热药，方选生脉散合增液汤化裁，以益气养阴、和胃止呕为主。三诊，患者诸症已除，应"中病即止"，故未继续予以方药内服，改为耳穴压豆、穴位贴敷等治疗以巩固其效。在妊娠恶阻的治疗上，起居、饮食的调护与药物治疗有同样重要的意义。由于妊娠恶阻的患者以呕吐，甚至不能进食为主要症状，所以用药宜清淡，药味宜少，且服用时不讲究一饮而尽，可频频饮服以防拒药。而在饮食上，注意禁食辛辣、油腻，不可盲目追求营养而滥用滋补或肥甘厚腻之品，以防伤胃气，宜随其所喜而予之。治疗后呕吐症状虽有缓解，但进食仍需遵循循序渐进的规律，从流质饮食开始，逐渐向半流质 – 正常饮食过渡。

病案 3：胎动不安

李某，女，35 岁，2021 年 5 月 10 日初诊。孕 1 产 0。主诉：停经 48 天，下腹痛伴阴道流血 3 小时。12 岁初潮，平素月经基本规律，3 ～ 5 天 /30 天，月经量偏多，色红，无血块。末次月经：2021 年 3 月 23 日。行经如常。2012 年 4 月 27 日因月经逾期自测尿 hCG 为阳性。今晨 6 点起患者自觉下腹坠痛，如厕后纸拭见少许淡红色阴道流血，无血块，无肉样组织物排出，稍腰酸，易感疲倦，少气懒言，纳少，夜寐欠佳，夜尿频多、清长，每夜排尿 2 ～ 3 次，大便易稀溏。舌淡，苔薄白，脉沉细滑。查 β-hCG：57 912.20 mIU/mL，孕酮：26.30 ng/mL。查妇科盆腔彩超：宫内早孕（约 7 周），单活胎。

诊断：胎动不安。

辨证：脾肾两虚证。

治法：补肾固冲，止血安胎。

主方：寿胎丸合四君子汤加味。

处方：菟丝子 30 g，桑寄生 15 g，续断炭 10 g，阿胶 9 g，党参 30 g，黄芪

30 g，白术 10 g，山药 20 g，白芍 10 g，仙鹤草 30 g，海螵蛸 30 g，白及 10 g，血余炭 15 g，益智仁 10 g，金樱子 10 g，甘草 5 g。5 剂，水煎服，分 2 次温服。嘱患者注意休息，禁房事及盆浴，饮食有节，忌辛辣刺激、活血之品。

二诊：2021 年 5 月 16 日。上药服完后阴道流血完全干净，但仍有间断性下腹坠胀感，偶有腰酸，夜尿频多已明显改善，起夜次数减少到每夜 1 次，余无不适。舌淡，苔薄白，脉细滑。原方去仙鹤草、海螵蛸、白及、血余炭，改续断炭为续断，再投 5 剂，水煎服，分 2 次温服。

三诊：2021 年 5 月 22 日。患者服药后无阴道流血反复出现，已无腹痛下坠感及腰酸，夜寐安，夜尿频多已完全消失。复查盆腔彩超：宫内早孕（9⁻周），单活胎。未予中药汤剂口服，后患者未再复诊。

解析：妊娠期出现腰酸、腹痛、小腹下坠，或伴阴道少量流血者，称为胎动不安。王萍教授认为肾虚与胎动不安的发病关联密切，肾为先天之本，主生殖。肾气旺盛，胎有所固；气血充足，胎有所载；精血充足，胎有所养；冲任调和，胎有所系。脾为气血化生之源，脾气虚则气血化生乏源，气虚不能载胎，血虚不能养胎，故胎动不安、胎漏下血；气虚阳气不布，则少气懒言；气虚下陷，冲任不固，胎失所载，故感下腹坠痛、腰酸；舌淡、苔薄白、脉沉细滑是脾肾两虚之征。

病案 4：妊娠小便淋痛

童某，女，23 岁，2020 年 7 月 28 日初诊。孕 1 产 0。主诉：停经 58 天，尿频尿痛 2 小时。14 岁初潮，平素月经基本规律，4～6 天 /30～35 天，月经量中等，色红，有血块。末次月经：2020 年 5 月 25 日。行经如常。2020 年 7 月 28 日下午 3 点左右出现小便频数，短少，色黄，伴排尿刺痛、灼热感，口渴喜冷饮，心烦不安，纳少，夜寐安，大便结。舌红，苔薄黄，脉滑数。对"青霉素""头孢"过敏。查尿常规：白细胞（++），红细胞（+）。泌尿系统彩超：未见异常。

诊断：妊娠小便淋痛。

辨证：心火偏亢证。

治法：清心泻火，利尿通淋。

主方：导赤散加味。

处方：生地黄 10 g，麦冬 10 g，玄参 10 g，木通 10 g，淡竹叶 8 g，桑寄生 15 g，甘草梢 6 g。5 剂，水煎服，分 2 次温服。嘱患者多饮水，勿憋尿，禁房事及盆浴，忌辛辣刺激、活血之品。

二诊：2022年8月1日。上药服完后尿频尿痛等症状完全消失，且无其他不适。患者未再复诊。

解析：妊娠小便淋痛又称"子淋"，相当于西医学的妊娠合并尿路感染等病。中医认为本病的发生主要与膀胱湿热、气化失司有关。孕后阴血下聚于胞宫养胎，阴精亏损，水不济火，心火亢盛于上，心热下移至与之相表里的小肠，传入膀胱，膀胱气化不利，则小便频数、短少。心火上炎，则心烦不安。舌红、苔薄黄、脉滑数，均为心火亢盛之征。

按语：子淋的治疗以清热通淋为主。但本着"中病即止"的原则，在治疗本病时用药不可过于通利，以防损伤胎元。方中生地黄甘凉而润，入心、肾经，凉血滋阴以制心火；木通苦寒，上清心经之火，下导小肠之热，二药共为君药，滋阴制火而不恋邪，利水通淋而不伤阴。淡竹叶甘淡，清心除烦，导心火下行，为臣药；甘草梢取其"形似"，以清热解毒，直达病所；另加麦冬、玄参这一药对，共奏清心泻火、润燥通淋之功。但由于该女性患者为孕妇，在本病治疗过程中，酌加益气安胎之桑寄生以固胎元，以防苦寒通利之品损伤胎元。

病案5：异位妊娠

梁某，女，29岁，2023年4月21日初诊。孕1产0。主诉：停经42天，间断下腹痛半月，阴道流血半天。12岁初潮，平素月经欠规律，5～7天/40～70天，月经量中等，色红，无血块，无痛经。末次月经：2023年3月9日。行经如常。2023年4月11日自测尿hCG为阳性。4月12日抽血查β-hCG：229.70 mIU/mL，孕酮：32.87 ng/mL。4月13日起自觉间断下腹痛，疼痛不甚，疼痛发作时间无规律性，未就诊。4月17日抽血复查β-hCG：1467.80 mIU/mL，孕酮：33.50 ng/mL。就诊当日晨起见少许咖啡色阴道流血，无血块，查直肠腔内妇科彩超：左附件稍高回声包块（大小约20 mm×18 mm），宫外孕？直肠子宫陷凹积液。就诊时无腹痛腰酸、头晕心悸，神疲，纳少，寐可，二便调。查体：腹软，无压痛及反跳痛。舌红，苔薄，脉弦滑。

诊断：癥瘕。

辨证：气虚血瘀证。

治法：杀胚消癥，益气化瘀。

主方：宫外孕Ⅰ号方。

处方：蜈蚣2条，紫草20 g，生牡蛎20 g，丹参10 g，赤芍10 g，党参

10 g，白术 10 g，乳香 6 g，没药 6 g，莪术 10 g，延胡索 10 g，天花粉 40 g，三七粉 5 g，甘草 5 g。5 剂，水煎服，分 2 次温服。嘱患者绝对卧床休息，禁房事及剧烈活动，严密观察腹痛及阴道流血。

二诊：2023 年 4 月 26 日。上药服完后仍有少许阴道流血，色暗，无血块，下腹痛较前明显缓解，精神好转，纳寐可，二便调。舌淡红，苔薄白，脉弦滑。复查 β-hCG：435.10 mIU/mL，孕酮：7.90 ng/mL。复查阴道腔内彩超：左附件稍高回声包块（大小约 15 mm×12 mm），宫外孕？直肠子宫陷凹积液。原方基础上加入白及 10 g，仙鹤草 30 g，蒲黄炭 10 g，茜草炭 10 g。再投 5 剂，煎煮、服用方法同前。嘱患者绝对卧床休息，禁房事及剧烈活动，严密观察腹痛及阴道流血，定期复查 β-hCG、孕酮及彩超。

三诊：2023 年 5 月 2 日。上药服完后已无阴道流血及下腹痛，纳寐可，二便调。舌淡红，苔薄白，脉弦滑。复查 β-hCG：76.10 mIU/mL，孕酮：3.50 ng/mL。复查阴道腔内彩超：左附件稍高回声包块（大小约 10 mm×10 mm），宫外孕？直肠子宫陷凹积液。按原方再投 5 剂，煎煮、服用方法同前。另予消癥散外敷于左下腹，每日 2 次。嘱定期复查 β-hCG、孕酮及彩超。

四诊：2023 年 5 月 2 日。上药服完后无阴道流血及下腹痛，纳寐可，二便调。舌淡红，苔薄白，脉弦。复查 β-hCG：16.10 mIU/mL，孕酮：1.70 ng/mL。患者拒绝继续服药，继续予以消癥散外敷于左下腹，每日 2 次。嘱定期复查 β-hCG、孕酮及彩超。

五诊：2023 年 5 月 8 日。复查 β-hCG：4.10 mIU/mL，孕酮：1.10 ng/mL。复查阴道腔内彩超：左附件稍高回声包块（大小约 6 mm×9 mm），宫外孕？直肠子宫陷凹少量积液。

六诊至七诊，守上方加减，经过半月治疗，β-hCG 持续阴性，左侧附件区包块消失。

解析：异位妊娠主要病机是冲任不畅，孕卵着床异位。中医认为本病的发生主要与气虚血瘀、气滞血瘀或湿热瘀结相关。在本病的治疗上，早期确诊保守治疗、及时诊断是否有腹腔内出血、辨病清楚防治误诊，遵循"结者散之""塞者决之"的原则，以活血化瘀为治疗之大法，促进盆腔包块消散与吸收，减少对后续生育的影响。

按语：该患者属于输卵管妊娠未破损期，从临床症状而言，该患者寒热、虚实并无明显偏盛，故治疗初期先以宫外孕Ⅰ号方内服杀胚消癥、益气化瘀。

方中天花粉、蜈蚣、紫草三药为君，杀胚消癥、活血散结；丹参、赤芍、乳香、没药助君药加强化瘀消癥之效，其中丹参凉血养血，可防血瘀化热，也有化瘀不伤正之功；莪术、延胡索行气止痛；生牡蛎软坚散结；党参、白术健脾益气，既可顾护正气，又可推动血行，以上均为佐药；甘草调和诸药。全方合用，活血化瘀、益气杀胚而不伤正。现代医学药理研究证实，小鼠口服紫草、天花粉后，可破坏绒毛从而起到抑制胚胎活性的作用。二诊时患者β-hCG较前明显下降，盆腔包块体积较前减小，考虑目前用药杀胚治疗有效，则继续跟进巩固疗效。三诊时患者β-hCG较前进一步下降，以内服配合外用加强活血化瘀、杀胚消癥之功。在异位妊娠的诊治过程中，需密切动态观察β-hCG、盆腔超声的变化，结合患者停经时间、症状、体征等，动态评估，灵活调整治疗方案。如一旦考虑输卵管妊娠破损而发生腹腔内大出血时，需及时调整治疗方案，或改为中西医结合治疗，或改为手术治疗。

病案 6：妊娠咳嗽

粟某，女，34 岁，2022 年 2 月 12 日初诊。主诉：停经 90 天，咳嗽 4 天。13 岁初潮，平素月经规律，5～7 天 /25 天，月经量中等，色红，少量血块，无痛经。末次月经：2021 年 11 月 13 日。停经以来无阴道流血。4 天前受寒后出现咳嗽，痰稀难咳，咽痒，鼻塞流涕，微恶风寒，无发热，纳可，夜寐欠佳，夜间阵咳难以入睡，二便调。舌淡，苔薄白，脉浮滑。妇科盆腔彩超：宫内早孕（10$^+$周），单活胎。血常规：正常。C- 反应蛋白：正常。

诊断：子嗽。

辨证：外感风邪表证。

治法：疏风散寒，宣肺止咳。

主方：止嗽散加减。

处方：紫菀 15 g，百部 10 g，桔梗 10 g，白前 10 g，荆芥 10 g，防风 10 g，陈皮 6 g，白术 10 g，甘草 5 g。7 剂，水煎服，姜汤调服。

二诊：2022 年 2 月 20 日。患者服药后咳嗽明显减轻，无痰，但入夜后咽痒尤甚，咽痒则咳嗽阵作，加衣盖被、喝热水后咳嗽可稍缓解。小便调，大便秘。舌淡红，苔薄白，脉浮紧。原方加紫苏子 10 g，矮地茶 10 g。再服 5 剂，水煎服，或用姜汁送服。

三诊：2022 年 2 月 26 日。患者服药后咳嗽、咽痒诸症俱消。未继续看诊。

解析：妊娠期间，咳嗽不已，称为"妊娠咳嗽"，又称"子嗽"。本病的发生多与感受外邪或七情内伤有关。病位在肺,与肝、脾、肾相关。主要致病病机为肺失濡润、清肃失职。该患者感受风寒之邪,肺失宣降则咳嗽、鼻塞流涕;风寒束于肌表,则恶风寒;苔薄白、脉浮滑,为风寒在表之象。

按语:女性受孕以后,阴血聚于胞宫、冲任以养胎,机体处于阴血虚、阳气亢的状态,随着胎体逐渐增大,胎体对孕妇气机升降产生一定影响,孕妇在外感风邪犯肺,导致肺失宣降,进而引发咳嗽。《诸病源候论》中对"子嗽"的记载:"肺感于微寒,寒伤于肺则成咳嗽。"患者在首诊时,王萍教授根据其舌、脉、症,结合病史,开具止嗽散为主方。方中紫菀、百部甘苦而微温,入肺经,为止咳化痰之要药;桔梗长于宣肺止咳,白前长于降气化痰,一升一降,以复肺气之宣降,更助君药止咳化痰;荆芥具有疏风解表利咽之功,以祛在表之邪;陈皮理气健脾、燥湿化痰;白术健脾益气,培土生金,且能安胎;防风疏风解表;甘草祛痰止咳,还能调和诸药。全方温而不燥,润而不腻,散寒不助热,解表不伤正,与"中病即止"的妊娠病治疗原则高度契合。二诊时患者咳嗽、咳痰均有好转,但入夜咳嗽加重,甚至咽干阵咳。夜间阴寒之至,故每逢入夜则牵动未清之寒邪,寒性收引凝滞,郁遏气道,故夜间镇咳尤甚。王萍教授在原方基础上加入味辛、性温的紫苏子,降肺气、化痰涎,气降痰消则喘咳自平。紫苏子还能降泻肺气以助大肠传导,润肠通便;矮地茶与紫苏子合用增强其止咳平喘之功。具有疏风散寒、止咳平喘之功的药物颇多,但由于妊娠咳嗽与内科咳嗽的患病人群差异性,妊娠咳嗽治疗用药时必须时时顾护胎元,不宜使用滑利、燥热、动胎、有毒之品。

病案 7:滑胎

粟某,女,34 岁,2021 年 11 月 1 日初诊。孕 5 人流 2 自然流产 3。主诉:自然流产 3 次,要求孕前调理。14 岁初潮,平素月经规律,4～6 天/20～25 天,月经量偏少,色红,少量血块,行经腹痛,痛势绵绵,痛连腰骶。末次月经:2021 年 10 月 24 日。行经如常。婚后曾妊娠 2 次,均应个人原因终止妊娠。此后再妊娠,每次妊娠均于孕 8 周左右自然流产(未行胚胎染色体检查)。末次流产时间:2020 年 6 月。流产后未清宫。现带下不多,色白,质稀,无异味,外阴不痒。平素易感疲倦,腰膝酸软,记忆力减退,喜叹息,情志抑郁不舒,纳可,夜寐欠佳,夜尿频多,每晚需起夜 2～3 次,小便清长,大便易稀溏。舌淡暗,苔薄白,边有瘀点,脉沉细涩。

诊断:滑胎。

辨证：肾虚肝郁证。

治法：滋肾活血，疏肝解郁。

主方：补肾固冲汤加味。

处方：菟丝子 30 g，续断 10 g，淫羊藿 10 g，杜仲 10 g，当归 15 g，熟地黄 10 g，女贞子 10 g，墨旱莲 10 g，党参 10 g，白术 10 g，白芍 10 g，柴胡 6 g。7 剂，水煎服，分 2 次温服。

二诊：2021 年 11 月 8 日。末次月经：2021 年 10 月 24 日。行经如常。患者服药后精神好转，腰酸痛较前明显改善，夜尿减少为每夜 1 次，大便调。舌淡暗，苔薄白，边有瘀点，脉沉涩。处方：菟丝子 30 g，续断 10 g，淫羊藿 10 g，杜仲 10 g，当归 15 g，熟地黄 10 g，鸡血藤 10 g，桑椹 10 g，黄精 10 g，香附 10 g，佛手 10 g，柴胡 6 g，路路通 10 g，甘草 6 g。10 剂，水煎服，分 2 次温服。

三诊：2021 年 11 月 19 日。服药后无腰酸，乳房胀痛，偶有夜尿 1 次 / 夜，多数情况下无夜尿，大便干。舌淡暗，苔薄白，边有瘀点，脉沉滑。现为月经前，治以补肾活血、养血调经。处方：当归 15 g，川芎 9 g，赤芍 10 g，丹参 10 g，泽兰 10 g，香附 10 g，益母草 15 g，红花 6 g，桃仁 10 g，路路通 10 g，熟地黄 10 g，枳壳 10 g，柴胡 6 g，莲子心 3 g，甘草 5 g。5 剂，水煎服，分 2 次温服。嘱如遇月经来潮则停药。月经干净 2 天复诊。

四诊：2021 年 12 月 5 日。末次月经：2021 年 11 月 27 日。经量同前，色红，无血块，无痛经及经期腰骶疼痛。现稍口干，无口苦，纳可，夜寐欠佳，入睡困难，二便调。舌淡，苔薄白，脉沉涩。处方：柴胡 6 g，石斛 10 g，熟地黄 10 g，玉竹 10 g，香附 10 g，百合 10 g，山药 10 g，桑寄生 15 g，菟丝子 15 g，续断 10 g。5 剂，水煎服，分 2 次温服。指导患者监测排卵。

五诊：2021 年 12 月 11 日。服药后现已无口干口苦，纳寐可，二便调。舌淡，苔薄白，脉沉涩。现为排卵期，治以补肾养膜、调经促孕。处方：柴胡 6 g，当归 10 g，淫羊藿 10 g，山药 10 g，川芎 6 g，熟地黄 10 g，生地黄 10 g，桑椹 10 g，黄精 10 g，鸡血藤 10 g，路路通 10 g，合欢皮 10 g，百合 10 g，麦冬 10 g，甘草 6 g。7 剂，水煎服，分 2 次温服。指导患者监测排卵、同房试孕。

六诊：2022 年 1 月 20 日。末次月经：2021 年 11 月 27 日。患者因外出工作未及时复诊，现因月经逾期查尿 hCG 呈弱阳性。现无阴道流血、腹痛腰酸等不适。现患者已妊娠，乳房稍胀痛，纳少，夜寐欠佳，二便调。舌淡红，苔薄白，脉沉滑。调整处方：菟丝子 20 g，续断 10 g，阿胶 9 g，桑寄生 15 g，党参 10 g，黄芪 10 g，白术 10 g，陈皮 6 g，百合 10 g，首乌藤 15 g，甘草 5 g。7 剂，水煎服，分 2 次温服。配合地屈孕酮片 10 mg，口服，每日 2 次，补充黄体功能。指导监测 β-hCG、孕酮、雌二醇。嘱禁房事及剧烈活动，饮食清淡营养，调畅情志。

七诊：2022 年 1 月 28 日。患者现无阴道流血、腹痛腰酸等不适，乳房稍胀痛，稍恶心，无呕吐，纳少，夜寐安，二便调。舌淡红，苔薄白，脉沉滑。查盆腔彩超：宫内早孕（8$^+$周），单活胎。β-hCG：78 901.10 mIU/mL，孕酮：42.20 ng/mL。原方去首乌藤、百合，另加紫苏梗 10 g，竹茹 9 g。7 剂，水煎服，分 2 次温服。嘱禁房事及剧烈活动，饮食清淡营养，调畅情志。

八诊：2022 年 2 月 5 日。服药后患者无不适。复查 β-hCG：110 982.10 mIU/mL，孕酮＞55.00 ng/mL。再投原方 7 剂，水煎服，分 2 次温服。嘱停地屈孕酮片，1 周后复查盆腔彩超。

九诊：2022 年 2 月 13 日。服药后患者无不适。复查 β hCG：140 273.70 mIU/mL，孕酮＞55.00 ng/mL。复查盆腔彩超：宫内早孕（10$^+$周），单活胎。再投原方 10 剂，水煎服，分 2 次温服。嘱定期产检，进一步完善优生检查。

以后数诊，治以补肾固冲安胎，继续治疗 3 周后停药。

2023 年 1 月电话回访，患者家属告知已自然分娩一足月健康女婴。

解析：滑胎，指堕胎或小产连续发生 3 次或 3 次以上者，该病具有"屡孕屡堕""应期而堕"的特点。此名就诊的女性患者每逢妊娠，均于妊娠 8 周左右发生自然流产，且连续发生 3 次，属于中医"滑胎"范畴，相当于现代医学之"复发性流产"。患者既往曾 2 次行人流手术，金刃损伤胞宫、胞脉，肾气亏损，冲任不固，故虽能有孕，但系胎无力，而致屡孕屡堕。肾阳亏虚，命门火衰，阳气不布，则精神疲倦；肾主骨生髓，腰为肾之府，肾虚则腰酸膝软，髓海不充，则记忆力减退；肾与膀胱相表里，肾为主水之脏，膀胱为贮水之腑，肾气虚，膀胱失约，则夜尿频多；肝主疏泄，肝气不舒，则多生情志改变，如喜叹气、情志抑郁。肝为水之子而肾为木之母，肝主疏泄，肾主封藏，二者间如藏泻失调，则可发为变证。舌淡暗，苔薄白、边有瘀点，脉沉细涩，是肾虚肝郁之征。

按语：本案为复发性流产，证似中医滑胎。本案病机为肾虚受胎不实、冲任不固。治疗上有孕前及孕后的区别。孕前以补肾培元、防治结合为主。一旦发现妊娠，应及早安胎。首诊中以补肾调经、疏肝解郁为主，在补肾固冲汤基础上进行化裁。方中重用菟丝子、女贞子、墨旱莲滋肾固冲，柴胡疏肝解郁，白芍养血柔肝，白术健脾益气，先后天相滋。全方重在调理肝肾、培护肝肾之阴血，为日后妊娠做准备。二诊时患者肾虚症状逐渐得解，在原方基础上再投补肾养血调经之品，增强补肾填精之功。三诊时为患者经前期，此时以阳长为主，气血充盈，宜阴中求阳，全方虽重在补益，但也酌情加入活血化瘀之品，因势利导。本案患者有强烈生育意愿，故王萍教授十分看重排卵期的调治，排卵期重阴必阳，血充气动，宜促动。待气血充足，肾气充盛，肝气条达之时，种子方能收效，壮母方能益子。而孕后积极鼓励保胎，防患于未然。王萍教授临证强调整体观念、治未病及辨证施治，切忌一方一法，临证巧妙加减，方能达到治病与安胎并举之效。

病案 8：妊娠恶阻

李某，女，27 岁，2023 年 1 月 8 日初诊。主诉：停经 56 天，剧烈恶心呕吐 4 天。15 岁初潮，平素月经规律，5～7 天 /28～30 天，月经量偏多，色暗红，较多血块，经期下腹胀痛，伴经前乳房胀痛。末次月经：2022 年 11 月 11 日。停经以来无阴道流血、腹痛腰酸，恶心，稍呕吐，但不影响正常进食。4 天前吹风感寒后恶心呕吐次数明显增多，每日 10 余次，呕吐物为未消化胃内容物及清水，恶闻食味，甚至食入即吐，不思饮食，体倦乏力，少气懒言，面色白，纳差，嗜睡，小便短少，大便 3 日未解。舌淡，苔薄白，脉缓滑无力。妇科盆腔彩超：宫内早孕（8⁺周），单活胎。血常规：血红蛋白 100 g/L。尿常规：酮体（++）。电解质：正常。

诊断：妊娠恶阻。

辨证：脾胃虚弱证。

治法：健脾和胃，降逆止呕。

主方：香砂六君子汤加减。

处方：党参 30 g，白术 10 g，茯苓 10 g，姜半夏 9 g，陈皮 6 g，木香 5 g，砂仁 5 g，大枣 5 粒，甘草 3 g。5 剂，水煎 400 mL，姜汤送服，少量多次频服。配合吴茱萸粉贴敷于双侧足底涌泉穴降逆止呕。嘱饮食以流质为主，调畅情志，慎起居。

二诊：2023 年 1 月 14 日。患者服药后呕吐次数明显减少，口中涎水异常增多，可少量进食半流质，但纳食不香，夜寐安，二便调。舌淡，苔薄白，脉缓滑。原方加益智仁 10 g，豆蔻 10 g。5 剂，水煎 400 mL，姜汤送服，少量多次频服。继续吴茱萸粉贴敷于双侧足底涌泉穴降逆止呕。嘱饮食清淡营养，切勿过饥过饱。

三诊：2023 年 1 月 20 日。服药后诸症皆消，可正常进食。复查盆腔彩超：宫内早孕（约 10 周），单活胎。复查尿常规：正常。复查血常规：正常。

解析：本案为妊娠恶阻之脾胃虚弱证。该案患者因感寒后胃气虚弱，加之孕后经血停闭，冲气上逆，失于和降，则频频作呕，或食入即吐；脾胃运化失司，则不思饮食；清阳不升，则体倦乏力、惰怠思睡。舌淡、苔薄白、脉缓滑无力皆为脾胃虚弱之征。

按语：孕后精血下注于冲任胞宫以养胎，肝血不足，冲脉气盛，肝气横逆犯脾。脾为仓廪之官，胃为水谷之海，脾主升清，胃主降浊，升降失调则发为本病。本病以香砂六君子汤为主方贯串治疗始终。党参、白术、茯苓、甘草、大枣健脾和胃、益气和中；姜半夏降逆止呕；砂仁、木香、陈皮理气和胃；再以姜汁送服增强止呕之效。二诊时患者呕吐虽较前缓解，但出现唾液涎水增多，古籍中称"脾冷流涎"，益智仁辛、温，入肾、脾经，可温脾开胃摄唾；豆蔻辛、温，归肺、脾、胃经，擅温中止呕。诸药合用常能起覆杯而愈之效。

病案 9：胎水肿满

何某，女，40 岁，孕 3 引产 2，2020 年 7 月 7 日初诊。主诉：孕 5⁺月，双下肢水肿 1 周。婚后曾孕 2 胎，均因孕无脑畸形引产。现孕第 3 胎，1 周前无明显诱因出现双下肢水肿，按之凹陷不起，面色萎黄，纳食不香，情绪不佳，神疲易倦，小便偏少，大便溏稀。舌淡，苔白厚腻，脉缓滑无力。查产科彩超：孕 21 周，活胎；羊水过多；建议复查。现继续妊娠意愿强烈。

诊断：胎水肿满。

辨证：脾肾不足，水湿内停。

治法：健脾补肾，利水消肿。

主方：五皮饮加减。

处方：陈皮 10 g，茯苓皮 15 g，桑白皮 15 g，生姜皮 15 g，大腹皮 15 g，党参 20 g，黄芪 20 g，续断 10 g，菟丝子 10 g，甘草 5 g。7 剂，水煎服，分 2 次温服。嘱定期产检，必要时进一步完善优生检查。

二诊：2020 年 7 月 15 日。服药后水肿消退。复查产科彩超：孕 22 周，活胎；建议复查。舌淡胖，苔白，脉缓滑。原方再投 5 剂，水煎服，分 2 次温服。

后未继续就诊。

解析：妊娠 5～6 个月后出现胎水过多，腹大异常，胸膈胀满，甚至遍身浮肿，喘不得卧，成为胎水肿满，又称"子满"，相当于西医学羊水过多。本病主要病机是水湿无制、水渍胞中。故治疗以利水除湿为大法，根据虚实、水肿部位具体辨证。本案中患者脾虚失运，水湿停滞于胞中，故发为胎水肿满；水湿泛滥于下肢皮肤，则出现双下肢水肿；脾不能升清，中阳被湿邪所困，故少食、神疲、面色萎黄。脾主运化水湿，肾为主水之脏，土不能制水，水液代谢失司，则尿少便溏。舌淡、苔白厚腻、脉缓滑无力是脾肾两虚之征。

按语：五皮饮主治在皮之水。君药茯苓皮甘淡，专行皮肤水湿，以奏健脾渗湿、利水消肿之功；大腹皮行气消胀，主行浸渍于胞中之水；陈皮理气和胃、醒脾化湿，与大腹皮同为臣药；生姜皮散皮间水气以消肿；桑白皮降肺气通调水道。方中加入党参、黄芪健脾益气，气行则水行，消水而不伤胎；续断、菟丝子固肾安胎。妇人妊后脏气本弱，治疗时切忌一味通利，须严格掌握药物剂量及用药时间，"衰其大半而止也"。

病案 10：子嗽

王某，女，32 岁，孕 2 顺产 1，2022 年 10 月 18 日初诊。主诉：停经 40 天，干咳半月。既往月经规律，10 岁初潮，4～5 天 /28 天，量偏少，色红，质稠，有血块，无痛经。末次月经：2022 年 9 月 9 日。行经如常。发现妊娠以来无阴道流血、腹痛腰酸等不适。半月前出现咳嗽，以干咳为主，无痰，口干咽燥，手足心热，午后潮热，形体消瘦，小便黄，大便干结，如羊粪状。舌红，苔薄黄而干，脉细数。

诊断：子嗽。

辨证：肺肾阴虚证。

治法：润肺滋肾，止咳化痰。

主方：百合固金汤加味。

处方：熟地黄 15 g，生地黄 15 g，白芍 10 g，甘草 9 g，桔梗 10 g，玄参 15 g，川贝母 8 g，麦冬 10 g，百合 20 g，火麻仁 10 g。7 剂，水煎服，分 2 次温服。嘱多饮水，可每日适当煲煮银耳雪梨羹等清润药膳进食。

二诊：2022 年 10 月 26 日。服药后咳嗽明显好转，无咽干、便秘等症状。舌淡红，苔薄白，脉细滑。原方去火麻仁，再投 7 剂，水煎服，分 2 次温服。后未继续就诊。

解析：《证治准绳·女科》提出："盖肺属辛金，生于己土，嗽久不愈者，多因脾土虚而不能生肺气……或因肺气虚不能生水，以致阴火上炎所致。"本案病例发病时间为秋季，肺所对应自然界四时为秋季，肺为清虚之脏，喜润而恶燥，秋季气候多清凉干燥，故此时阴虚体质的患者最易出现肺燥之证。加之孕妇孕后阴血下聚于胞宫养胎，阴血骤虚，阳气易浮，因孕重虚，虚火内生，灼肺伤津，则出现干咳无痰、口干咽燥；阴虚生内热，则手足心热、午后潮热；肺与大肠相表里，肺津不能向下传导濡润大肠，肠燥津亏，故大便干结、状如羊粪。舌红、苔薄黄而干、脉细数为阴虚之征。

按语：百合固金汤以百合、生熟地黄为君药，生熟地黄皆可滋肾壮水，有"壮水之主，以制阳光"之妙用，百合可滋阴润肺、清热止咳，三者合用起到"金水并补"的作用；麦冬、玄参助熟地黄、生地黄滋阴壮水，利咽喉、清虚热；川贝母清热润肺、化痰止咳；桔梗载药上行、直达病所；白芍补血敛肺止咳；火麻仁润肠通便，大肠传导正常，有利于肺气肃降；甘草调和诸药。全方相合，滋阴凉血、降火消痰。

病案 11：妊娠腹痛

古某，女，37 岁，孕 4 人流 1 异位妊娠 1 顺产 1 存 1，2022 年 2 月 12 日初诊。主诉：停经 90 天，下腹痛 2 天。14 岁初潮，平素月经规律，3～5 天/26～28 天，月经量偏多，色红，无血块，经行小腹坠痛，经前乳房胀痛。末次月经：2021 年 11 月 14 日。停经以来至今无阴道流血。2 天前与人争执后出现下腹坠胀疼痛，叹息，情志不爽，心烦易怒，纳食少，夜寐欠佳，小便调，大便稍干。舌淡暗，苔薄白，边有瘀点，脉弦滑。体查：腹软，无压痛及反跳痛。盆腔彩超：宫内孕（12$^+$ 周），单活胎。

诊断：妊娠腹痛。

辨证：血虚气郁证。

治法：养血疏肝，行气解郁。

主方：四物汤合逍遥散加味。

处方：生地黄 15 g，当归 8 g，白芍 15 g，茯苓 15 g，炒白术 10 g，柴胡 10 g，太子参 15 g，黄芩 10 g，珍珠母 20 g，夜交藤 15 g，甘草 5 g。7 剂，水煎服，分 2 次温服。嘱调畅情志，清淡饮食，保持大便通畅，忌辛辣刺激。

二诊：2022 年 2 月 20 日。患者服药后腹痛较前明显好转，但时有坠胀感，休息后可缓解，情绪紧张不宁，喜叹息，夜寐转安，大便通畅。舌淡暗，苔薄白，边有瘀点，脉弦滑。原方去珍珠母、夜交藤，加山药、续断、桑寄生各10 g。7 剂，水煎服，分 2 次温服。嘱调畅情志，注意休息。

三诊：2022 年 2 月 27 日。上述不适症状均已消失。嘱定期产检。

解析：清代闫纯玺所著《胎产心法·诸痛论》："如不时腹痛，名曰胎痛，有血虚、有气滞二因，然血虚居多"，重点指出妊娠腹痛，血虚者居多。纵观上述病例，是以血虚肝郁为主。妊娠后血聚胞宫以养胎，阴血益虚，胞脉失养，加之患者与人发生争执后，肝失条畅而气郁，故出现下腹坠胀疼痛；肝气不舒，气郁则出现叹息、情志不爽、心烦易怒；肝火上逆，则口苦；心为君主之官、五脏六腑之大主，又主血脉，胞脉者属心而络于胞中，故当阴血不足、心神失养时，则可出现夜寐不宁；舌淡暗、苔薄白、边有瘀点、脉弦滑是血虚肝郁之征。心主行血，肝主藏血；心藏神，肝主疏泄。女子以血为用，孕后阴血易虚，阳气易浮，只有藏泻得宜，才能胎安母强。故治疗上以养血疏肝、行气解郁为法。

按语：《医宗金鉴·妇科心法要诀》提出"孕妇腹痛，名为胞阻"，《金匮要略心典》中说"胞阻者，胞脉阻滞，血少而气不行也"，由此指出妊娠腹痛的发病机理在于胞脉失养，气血运行不畅，胞脉阻滞，不通则痛。如果先天肾气不足，后天脾气亏虚，气血失养，冲任不足，带脉无力维系胞胎。略受寒热，或情志不畅，或跌仆劳累，则气不行、血不随，胞脉阻滞而发为妊娠腹痛。治疗上，如果补偏救弊，则气畅血和，胞脉得养而痛止。如果失治误治，则可能导致胎元不固而凋陨，发为胎动不安、堕胎或胎死不下。王萍教授谨守病机，首诊以四物汤合逍遥散加味为主方，四君子汤中重用人参，但由于妇科妊娠以后生理变化，王萍教授因人制宜，原方中将人参易以太子参，取其甘苦、性平，既健脾益气，又生津而不助火；炒白术可助太子参补益脾胃之气，更以其苦温之性，健脾燥湿，助脾运化；茯苓补利兼优，使得参、术补而不滞；逍遥散肝脾同调，气血兼顾，柴胡疏肝解郁，当归甘辛苦温、养血和血，白芍养血柔肝、缓急止痛，归芍与柴胡合用，补肝体而助肝用，使气血和则肝和，血充则肝柔；木郁则土衰，肝病易传脾，此时四君子汤的联合使用，非但实脾土以御木乘之，且使得营血生化有源；患者兼有心烦不寐，酌加夜交藤养血安神，珍珠母平肝潜阳、清肝安神；气郁化火，则加黄芩，同时还能助柴胡清解少阳之力，黄芩与白术通用还具有清热安胎之功；甘草调和诸药。二诊时热象已清，但仍有气郁之证。《傅青主女科》曰："世人用四物治胎前诸症者，正以其能生肝之血也。然补肝以生血，未为不佳，但生血而不知生气，则脾胃衰微，不胜频呕，犹恐气虚则血不易生也。"故原方加入山药，健脾益气、气血兼治，以期达到"脾旺不受邪"的目的。肾藏精、主生殖，"胞胎系于肾"，且乙癸同源，只有肾精充盛才能荣养胞胎，肝血也源于肾精的充养，若肾气亏虚，则肝血无以化生，易生肝阴不足、肝阳上亢之兆。诸药合用，始终将"治疗与安胎并举"的妊娠病治疗观念贯串于本病的治疗始末。

病案 12：滑胎

陈某，女，37 岁，孕 5 自然流产 4 存 0，2020 年 3 月 17 日初诊。主诉：停经 30 天，要求保胎治疗。患者结婚 10 年余，婚后连续堕胎 4 次，每次妊娠至 8 周左右应期而堕，末次流产时间距今约半年。夫妻双方各项检查结果均未见明显异常。平素月经基本规律，3～5 天 /23～25 天，月经量偏多，色淡红，有小血块，经期及周期尚准。末次月经：2020 年 2 月 17 日。行经情况如常。自停经以来无阴道流血、腹痛腰酸等不适，乳房稍胀痛。平素神疲乏力，腰酸痛，下腹下坠感，白带偏多，色白，质地清稀如唾，无异味，活动后易汗出，纳食少，胃口欠佳，夜寐不安多梦，二便调。舌淡，苔白，脉沉细滑。尿hCG：阳性；β-hCG：101.68 mIU/mL，孕酮：23.00 ng/mL；盆腔彩超：宫内膜增厚（约 16 mm），请结合临床。

诊断：滑胎。

辨证：气血虚弱证。

治法：健脾益气，养血固冲。

主方：泰山磐石散加味。

处方：黄芪 30 g，党参 30 g，川续断 10 g，黄芩 9 g，白芍 10 g，熟地黄10 g，白术 10 g，阿胶 9 g，砂仁 5 g，甘草 6 g。7 剂，水煎服，分 2 次温服。另配合地屈孕酮片 10 mg，口服，每日 2 次。嘱注意休息，保持心情舒畅，严密观察腹痛、阴道流血，禁房事及剧烈活动，定期复诊。

二诊：2020 年 3 月 24 日。患者服药后无不适，现晨起有轻微恶心，无呕吐，纳食少，夜寐转安，二便调。舌淡，苔白，脉沉细滑。复查 β hCG：2617.10 mIU/mL，孕酮：40.91 ng/mL；复查盆腔彩超：宫内小液性暗区，请结合临床。原方去熟地黄、阿胶，加山药 20 g，陈皮 6 g，紫苏梗 10 g，桑寄生15 g。10 剂，水煎服，分 2 次温服。继续配合维持地屈孕酮片口服治疗。嘱保持心情舒畅，注意劳逸结合，均衡饮食，定期复诊。

三诊：2020年4月5日。患者目前妊娠反应逐渐明显，以晨起及进食后恶心呕吐为主，呕吐物为胃内容物或清水痰涎，喜热饮，神疲倦怠，思睡，纳少，夜寐可，小便调，大便2日一次。舌淡，苔白，脉沉细滑。复查β-hCG：50019.00 mIU/mL，孕酮：25.76 ng/mL；复查盆腔彩超：宫内早孕（约7周），单活胎；尿常规：酮体（－）；电解质：正常。

诊断：妊娠恶阻。

辨证：脾胃虚弱证。

治法：健脾和胃，降逆止呕。

主方：香砂六君子汤加味。

处方：党参30 g，黄芪20 g，白术10 g，茯苓10 g，姜半夏10 g，陈皮8 g，紫苏梗10 g，白芍10 g，木香5 g，砂仁5 g，火麻仁10 g，生姜3片，甘草5 g。5剂，水煎200 mL，少量频服。配合隔姜灸（取穴：中脘、足三里，交替治疗），维持地屈孕酮片口服治疗。嘱保持心情舒畅，注意劳逸结合，均衡饮食，定期复诊。

四诊：2020年4月10日。患者服药后呕吐次数明显减少，呕吐物为胃内容物或清水痰涎，但时有反胃呃逆，伴下腹坠胀感，无阴道流血及腰酸，神疲倦怠，思睡，纳少，夜寐可，二便调。舌淡，苔白，脉沉细滑。复查β-hCG：82 615.10 mIU/mL，孕酮：39.13 ng/mL。原方加续断10 g，桑寄生15 g，菟丝子20 g。7剂，水煎200 mL，少量频服。嘱多卧床休息，严密观察腹痛及阴道流血，禁房事及剧烈活动，切忌进食活血之品，如红糖、甜酒、韭菜、牛羊肉等。

五诊：2020年4月17日。患者服药后目前已无明显恶心呕吐，下腹坠胀感的发作次数也较前明显减少，今晨起如厕后纸拭见极少许淡粉色阴道血性分泌物，无血块，无肉样组织物排出，无腹痛腰酸，精神好转，食纳较前好转，夜寐可，二便调。舌淡，苔白，脉沉细滑。复查β hCG：100 345.90 mIU/mL，孕酮＞55.00 ng/mL。复查盆腔彩超：宫内孕（9⁻周），单活胎。原方去木香、砂仁、火麻仁、白芍，改菟丝子为30 g，加阿胶9 g，仙鹤草30 g，海螵蛸30 g，白及10 g，血余炭20 g，改续断为续断炭。7剂，水煎200 mL，少量频服。嘱多卧床休息，严密观察腹痛及阴道流血，禁房事及剧烈活动。

六诊：2020年4月27日。患者服药3天后阴道流血完全干净，无下腹坠胀感，进食后稍恶心、无呕吐，食欲逐渐恢复，夜寐安，二便调。原方去仙鹤草、海螵蛸、白及、血余炭，续断炭改为续断。再投7剂，水煎200 mL，分2

次温服。

后继续面诊 2 次，沿用原方 10 剂继续予以中药口服。

九诊：2020 年 5 月 7 日。现患者无阴道流血、腹痛腰酸等不适。2 日前感受风寒出现喷嚏、鼻塞，起初未引起重视。今晨起出现咳嗽咳痰，痰多，痰色白、质稀，周身乏力，无畏寒发热，脘腹痞闷，胃纳差，口淡，不思饮食，小便调，大便 2 日未解。舌淡胖，苔白而润，脉濡滑。查体：咽稍红，双侧扁桃体（-），双肺呼吸音清，未闻及明显干湿性啰音，双下肢无浮肿。

治法：健脾除湿，化痰止咳。

主方：六君子汤加味。

处方：党参 30 g，白术 10 g，茯苓 10 g，甘草 5 g，法半夏 9 g，陈皮 6 g，紫菀 10 g，款冬花 10 g，紫苏梗 10 g，枇杷叶 10 g，生姜 4 片，大枣 3 粒。7 剂，水煎 200 mL，分 2 次温服。忌肥甘厚腻、辛辣刺激之品。

十诊：2020 年 5 月 12 日。服药后几乎无明显咳嗽咳痰，其余无不适。复查盆腔彩超：宫内早孕（约 12 周），单活胎。建议产科定期产检。

后通过电话回访，翌年足月顺产一健康男婴。

解析：吴谦在《医宗金鉴》中提到："数数堕胎，则谓之滑胎"，本病具有"屡孕屡堕""应期而堕"的发病特点，在宋朝齐仲甫所著的《女科百问》中写道："妊娠三月曾经堕胎，至其月日复坠者，何也……若血气虚损……故数堕也。"由此可见，引起堕胎的主要病机是冲任损伤、胎元不固。其治疗也讲究"预防为主，防治结合"。一则提倡孕前预防，调摄母体，充母体之肾、坚母之肾气；二则主张受孕即成便行安胎之法，即一旦确诊妊娠便安胎，及早补肾安胎、益气固托。这一治疗思路源自《明医杂著·妇人半产》："下次有胎，先于两个半月后，即用固胎药十数服，以防三月之堕。"该患者就诊时是发现妊娠之初，由于患者曾有多次自然流产病史，妊娠之处虽不明妊娠着床部位，但患者及家属考虑本次妊娠极其珍贵，遂先予以保胎治疗。该患者治疗过程中密切随诊，动态观察，临证施治。该患者素体脾胃虚弱，脾能纳五味以养五脏，故脾胃虚弱则气血生化乏源，气血不足，冲任不足，不能养胎载胎，故以往虽易有妊，但屡孕屡堕；气血两虚，上不荣清窍，内不荣脏腑，则易感神疲乏力；脾气虚弱，运化失司，湿邪下注，损伤妊带，使任脉不固，带脉失约，而出现带下量多；气虚固涩津液无力，则活动后易汗出；中焦脾胃虚弱，运化水谷无力，则纳食少、胃口不佳；舌淡、苔白、脉沉细滑是气血虚弱之征。故本病属"滑胎"，辨证为"气血虚弱证"。治疗上，以健脾益气、养血固冲为法，根据其寒热虚实临证加减、灵活调整。

按语：患者反复自然流产4次，乃因先天禀赋不足，后天损伤，精血不充，无以养胎；肾气亏虚，冲任不固，胎失所载，故屡孕屡堕。王萍教授运用经方泰山磐石散加味对患者进行孕后安胎防治，将"治未病"的理念贯串本病治疗始终。受孕既成，便及时安胎，补肾气，健脾胃，结合病情对症用药，维持胚胎生长发育。泰山磐石散出自《古今医统大全》，此方功善益气健脾、补肾固胎，尤适用于气血虚弱所致的滑胎。方中黄芪、党参、白术、甘草四药共为君药，益气健脾以固胎元；白术与黄芩相配，健脾清热，为安胎之要药；白芍为臣药，养血和血以养胎元；加入川续断、阿胶与熟地黄合用，补益肝肾又保胎元；砂仁味辛、性温，归脾、胃、肾经，佐以少量砂仁理气醒脾，既可防益气养血之品滋腻碍胃，与党参、白术、熟地黄相伍，又可益气养血安胎。保胎治疗过程中动态监测患者孕酮、β-hCG及B超，了解胚胎发育趋势。重视中西医结合，灵活对药方随证加减化裁，把握干预时机，同时还配合以行之有效、不良反应小的西药，融会贯通，中西合璧。首诊后患者妊娠之相初显，出现了早期妊娠反应，王萍教授去掉原方中性味相对滋腻的熟地黄及阿胶，加山药、桑寄生、陈皮、紫苏梗。山药味甘、性平，药食同源，既可健脾益气，又可补肾养阴；桑寄生补肝肾、养血而固冲，与山药的搭配使用，突显出先后天相滋，强其母、壮其子。该患者素体脾胃虚弱，易生痰湿，阻碍中焦气血化生，孕后冲气上逆，克犯脾胃，加入陈皮健脾和中，另则陈皮辛香而行，但性温而不峻，善疏理气机、调畅中焦而使之升降有序，与紫苏梗相配功能降逆止呕、顺气安胎。王萍教授在给予患者药物保胎治疗过程中，时刻不忘对患者进行科普宣教，减轻其思想负担，指导其饮食起居，这是一种心理治疗，也是中医治疗中"疏肝解郁"的具体实施。随着患者孕周增大，三诊时患者妊娠反应较前明显加重，且影响到患者正常进食，当以"妊娠恶阻"论治。结合患者既往病史、临床表现及舌、脉、症，王萍教授辨证其为脾胃虚弱证。由于孕后血聚胞宫、胞脉以养胎元，孕后冲气偏盛，胃失和降，冲气夹胃气上逆，则出现频繁恶心呕吐；脾胃虚弱，运化失职，则呕吐未消化食物及清水痰涎、不思饮食；中阳不振，清阳不升，则体倦思睡。治疗上，选用健胃和中、降逆止呕的香砂六君子汤加味。党参、白术、茯苓、甘草皆可健脾养胃，益气和中；生姜为止呕之要药，姜半夏降逆止呕；砂仁、木香、陈皮理气和中；紫苏梗宽胸理气、顺气安胎；火麻仁味甘、性平，质润多脂，既能润肠通便，又兼有滋养补需之功，尤适用于孕妇，诸药合用补脾胃、降逆气、止呕吐。服药治疗后患者病情趋于稳定，数诊以后患者突发阴道流血见红，孕周与其既往流产孕周几乎相近，此阶段为本次治疗的重要转折点。如用药不当或对病情评估不充分，很难达到"挽回于顷刻"的疗效，该患者很有可能再次出现流产。故治疗上原方去木香、砂仁、火麻仁、白芍，加入菟丝子补肾益精、固摄冲任，肾旺自能荫胎；桑寄生补益肝肾、养血安胎；阿胶补血。与原方中党参、黄芪、白术相互作用，是以后天养先天，生化气血以化精，先后天同补。由于患者本身气虚，气虚则失于固涩，故止血以收敛为主，选用仙鹤草、海螵蛸、白及、血余炭，续断改为续断炭加强其止血之功。经反复治疗后患者漏红之症渐愈，且亦无其他不适，但由于患者本体虚弱，感受风寒后出现妊娠咳嗽，治疗上虽重在治肺，但兼顾治脾，故方选六君子汤加味。方中四君子汤加生姜、大枣调和脾胃，脾胃健运，痰湿自除。方中加入紫菀、款冬花、枇杷叶宽胸顺气，化痰止咳，标本同治，子嗽自愈。综观本病治疗，如《赤水玄珠》中言："凡保胎当理脾胃，脾胃为仓廪，五脏六腑之所禀受，胚胎由之以滋养也"；肾经属水，为滋润、濡养之意，具有滋润生殖系统、滋养胚胎的功效。二经同治，不仅滋养胚胎着床的沃土，还进一步提升胚胎生长发育的环境、滋养强壮胎元，达到固胎养胎的功效。

三、产后病

病案 1：产后恶露不绝

黄某，女，26 岁，2021 年 5 月 18 日初诊。主诉：平产后恶露不尽 50 余天。现病史：患者于 2021 年 3 月 24 日在外院平产一女婴，诉产后未哺乳，阴道流血淋漓不尽至今，色暗红，易情绪抑郁，伴下腹刺痛，按压加剧，血块排出后稍减轻，无腰酸痛，夜寐差，纳差，大小便正常。患者平素月经规律，14 岁初潮，月经周期 28 ~ 30 天，经期 5 ~ 6 天。既往曾有宫腔粘连分离术史。孕产史：已婚，孕 3 产 1 流产 2。舌暗红、边有瘀点，苔薄，脉弦涩。血常规基本正常。凝血功能基本正常。血 hCG < 0.5 mIU/mL。外院盆腔彩超：子宫大小约 10.5 cm × 9 cm × 8 cm，宫腔内可见稍高回声约 4.5 cm × 4 cm × 3.7 cm。提示子宫复旧不良及胎盘胎膜残留可能性大。

诊断：产后恶露不绝。

辨证：气虚血瘀证。

治法：活血化瘀，理血归经。

主方：生化汤加味。

处方：炮姜10g，当归10g，川芎6g，炙甘草9g，桃仁10g，益母草30g，党参30g，黄芪50g，白术10g，龙血竭5g，远志6g，酸枣仁10g，大枣3粒，柴胡10g，郁金10g。7剂，水煎服。

二诊：2021年5月24日。患者诉恶露仍然未净，服药期间有小块暗红色肉样组织排出，仍然稍感下腹刺痛，情绪较前好转，纳可，夜寐好转，服药后稍感恶心，无其他不适。舌暗红、边有瘀点，苔薄，脉弦涩。复查盆腔彩超：子宫大小约9cm×8cm×7cm，宫腔内可见稍高回声约2.5cm×2cm×1.3cm。提示子宫复旧不良及胎盘胎膜残留可能性大。原方加木香6g，砂仁3g。继续服7剂，水煎服。停药后复诊。

三诊：2021年6月1日。患者诉服药期间可见暗红色肉样组织排出，已无明显阴道流血，白带中加少许淡红色血性液体，偶伴下腹刺痛，心情明显好转，纳可，寐安，大小便正常。舌暗红、边有瘀点，苔薄，脉弦涩。复查盆腔彩超：子宫大小约8cm×7cm×6cm，子宫内膜13mm，凹凸不平。提示子宫内膜凹凸不平，请结合临床。原方去远志、酸枣仁、柴胡、郁金，加棕榈炭10g，血余炭10g。继续服7剂，水煎服。停药后复诊。

四诊：2021年6月8日。患者诉恶露已经干净3天，无腹痛，纳可寐安，二便调。舌暗红、边有瘀点，苔薄，脉弦涩。复查盆腔彩超：子宫大小约6cm×5cm×4cm，子宫内膜10mm。提示盆腔未见明显异常。

解析：该患者26岁，产后恶露不尽50余天。中医诊断为恶露不绝。西医诊断为胎盘胎膜残留。患者产后胞宫、胞脉空虚，加之情绪抑郁，情志不畅，气滞而血瘀，瘀阻冲任，血不归经，以致恶露过期不止；瘀血内阻，"不通则痛"，故下腹疼痛、按压加剧，块下瘀滞稍通，故使痛减。舌暗红、边有瘀点，苔薄，脉弦涩，均为瘀血阻滞之征。B超提示宫腔内稍高回声考虑胎盘胎膜残留，治疗以活血化瘀、理血归经为法。故予以生化汤加味促进残留胎盘胎膜排出。初诊服药后复查盆腔彩超示宫腔内稍高回声明显减少，续以原方7剂加入健脾行气之品，再继续服药7剂后复查盆腔彩超宫腔内未见明显稍高回声，仅内膜凹凸不平，故续以原方去远志、酸枣仁、柴胡、郁金后加入收敛止血之品。四诊患者复查盆腔彩超无异常,恶露已经干净,嘱患者日常调理即可。

按语:《医宗金鉴》:"产后恶露乃裹儿污血,产时当随胎而下。若日久不断,时时淋漓者,或因冲任虚损,血不收摄;或因瘀行不尽,停留腹内,随化随行者。当审其血之色,或污浊不明,或浅淡不鲜,或臭,或腥,或秽,辨其为实为虚,而攻补之。虚宜十全大补汤加阿胶、续断,以补而固之。瘀宜佛手散,以补而行之。"产后恶露不绝以产后胞宫、胞脉空虚,肝气郁结,气滞而血瘀,瘀血阻滞冲任,血不归经而致恶露不绝。方中以当归养血活血、化瘀生新为君;川芎、桃仁行瘀为臣;炮姜性温入血分,温经止痛为佐;炙甘草补中缓急为使;益母草、龙血竭活血化瘀;党参、黄芪、白术、大枣补中益气;远志、酸枣仁宁心安神;加柴胡、郁金疏肝解郁。全方活血化瘀、理血归经使胞宫、胞脉得养,肝气疏泄正常,气血阴阳调和,滋养冲任,恶露净,经血归经。

病案 2:产后恶露不绝

邓某,女,28 岁,2022 年 4 月 6 日初诊。主诉:剖宫产后恶露不尽 2 个月。现病史:患者于 2022 年 2 月 6 日在外院剖宫产一男婴,产后日夜需哺乳,恶露淋漓不尽至今,色淡红,精神倦怠,疲劳乏力,气短懒言,下腹空坠,偶伴下腹痛,面色㿠白,无腰酸痛,夜寐差,纳差,大小便正常。患者平素月经规律,14 岁初潮,月经周期 28 ~ 30 天,经期 3 ~ 4 天。既往体健。孕产史:已婚,孕 1 产 1 流产 0。舌淡红,苔薄白,脉缓弱。血常规基本正常。凝血功能基本正常。血 hCG < 0.5 mIU/mL。外院盆腔彩超:子宫大小 7.5 cm × 6 cm × 5 cm,子宫内膜厚约 7 mm,其内见少量无回声暗区。提示宫腔内无回声暗区,请结合临床。

诊断:恶露不绝。

辨证:气虚证。

治法:益气摄血固冲。

主方:补中益气汤加味。

处方:人参 10 g,黄芪 30 g,白术 10 g,炙甘草 9 g,当归 10 g,陈皮 6 g,升麻 6 g,柴胡 10 g,阿胶 9 g,炮姜 6 g,海螵蛸 30 g,仙鹤草 30 g,益母草 30 g。7 剂,水煎服。

二诊:2022 年 4 月 13 日。患者诉恶露量较前减少,色淡红,精神好转,疲劳乏力,下腹坠胀感减轻,无下腹隐痛,无腰酸痛,夜寐差,纳差,大小便正常。舌淡红,苔薄白,脉缓弱。原方中加入远志 6 g,酸枣仁 10 g 宁心安神,加入血余炭 30 g 收敛止血，继续服 7 剂，水煎服。停药后复诊。

三诊：2022 年 4 月 20 日。患者诉恶露已经干净 2 天，精神好转，稍感疲劳，偶感下腹坠胀，无腰酸痛，寐安，纳可，大小便正常。舌淡红，苔薄白，脉缓弱。原方中去炮姜、海螵蛸、仙鹤草、益母草、血余炭，继续服 7 剂，水煎服。停药后复诊。

四诊：2022 年 4 月 27 日。患者诉精神可，无下腹坠胀，无腰酸痛，夜寐安，纳可，大小便正常。舌淡红，苔薄白，脉弦。复查盆腔彩超：盆腔未见明显异常。嘱患者日常调理即可。

解析：该患者 28 岁，系剖宫产后恶露不尽 2 个月。中医诊断为恶露不绝。西医诊断为子宫复旧不良。患者产后胞宫、胞脉空虚，加之产后操劳，劳倦伤脾，中气不足，冲任不固，血失统摄，以致恶露不绝。血失气化，则色淡红；气虚中阳不振，则精神倦怠、疲劳乏力、气短懒言；中气不足，则小腹空坠；气虚清阳不升，则面色㿠白；气虚运血无力则瘀血内阻，"不通则痛"，故下腹疼痛；舌淡红、苔薄白、脉缓弱均为气虚之征。治疗以益气摄血固冲为法。故予以补中益气汤加味调之。服药后患者恶露干净，精神好转，寐安纳可，二便调。嘱患者日常调理即可。

按语：《医学心悟·恶露不绝》："产后恶露不绝，大抵因产时劳伤经脉所致也。其症，若肝气不和，不能藏血者，宜用逍遥散。若脾气虚弱，不能统血者，宜用归脾汤。若气血两虚，经络亏损者，宜用八珍汤。若瘀血停积，阻碍新血，不得归经者，其症见腹痛拒按，宜用归芎汤送下失笑丸，先去其瘀而后补其新，则血归经矣。"患者产后胞宫、胞脉空虚，加之产后操劳，劳倦伤脾，中气不足，冲任不固，血失统摄，以致恶露不绝。方中人参、黄芪益气为君；白术、炙甘草健脾补中为臣；当归补血，陈皮理气为佐；升麻、柴胡升阳为使；远志、酸枣仁宁心安神；海螵蛸、仙鹤草、血余炭收敛止血。全方共奏补中益气、摄血固冲归经之效，使恶露干净。

病案 3：缺乳

王某，女，31 岁，2021 年 8 月 1 日初诊。主诉：产后乳汁少 50 天。现病史：患者于 2021 年 6 月 11 日在外院平产一男婴，产后需哺乳，乳汁少，质清稀，乳房柔软，无胀满感，神倦乏力，纳差，面色无华，大小便正常。患者平素月经规律，13 岁初潮，月经周期 28～32 天，经期 5～6 天。既往体健。孕产史：已婚，孕 2 产 1 流产 1。舌淡红，苔少，脉细弱。血常规：血红蛋白 95 g/L，红

细胞 3.3×10^9/L，余基本正常。凝血功能正常。血 hCG < 0.5 mIU/mL。外院盆腔彩超：子宫大小 6 cm×5 cm×4 cm，子宫内膜厚约 6 mm，内膜回声均匀。提示盆腔未见明显异常。

诊断：缺乳。

辨证：气血虚弱证。

治法：补气养血，佐以通乳。

主方：通乳丹加味。

处方：人参 10 g，黄芪 30 g，当归 10 g，麦冬 10 g，木通 10 g，桔梗 10 g，猪蹄 2 个，阿胶 9 g，白芍 10 g，制首乌 12 g，熟地黄 10 g，炙甘草 9 g。7 剂，水煎服。

二诊：2021 年 8 月 8 日。患者诉乳汁量仍然偏少，质清稀，乳房柔软，无胀满感，精神好转，纳差，面色无华，寐不安，大小便正常。舌淡红，苔少，脉细弱。原方中加入远志 6 g，酸枣仁 10 g 宁心安神；加入炒白术 10 g，茯苓 10 g 健脾益气；加入路路通 10 g 通乳络。继续服 7 剂，水煎服。停药后复诊。

三诊：2021 年 8 月 15 日。患者诉乳汁量增多，质转稠，乳房充盈，有胀感，精神好转，纳可，面色红润，寐安，大小便正常。舌淡红，苔薄，脉细弱。嘱继续服原方 7 剂，水煎服。停药后复诊。

四诊：2021 年 8 月 22 日。患者诉乳汁量明显增多，质稠，乳房充盈，有胀满感，精神好，纳可，面色红润，寐安，大小便正常。舌淡红，苔薄，脉弦。嘱继续服原方 7 剂，水煎服。停药后按日常调理即可。

解析：该患者 31 岁，系产后乳汁少 50 天。中医诊断为缺乳。西医诊断为产后缺乳。患者素体气血亏虚，加之产时失血耗气，脾胃虚弱，以致气血虚弱，不能化生乳汁，因而乳汁少或无乳可下。气血虚弱，乳汁化缘不足，无乳可下，故乳汁少、乳汁清稀；乳汁不充，乳房空虚，故乳房柔软、无胀满感；气虚血少，不能上荣头面、四肢，故面色少华、倦怠乏力；阳气不振，脾虚健运，故神疲食少。舌质淡、苔薄白、脉细弱，均为气血虚弱之征。治疗以补气养血、佐以通乳为法。故予以通乳丹加味调之。服药后患者乳汁量明显增多，精神好转，寐安纳可，二便调。嘱患者日常调理即可。

按语：《傅青主女科·产后》："妇人产后绝无点滴之乳，人以为乳管之闭也，谁知是气与血之两涸乎！夫乳乃气血之所化而成也，无血固不能生乳汁，无气亦不能生乳汁。然二者之中，血之化乳，又不若气之所化为尤速。新产之妇，血已大亏，血本自顾不暇，又何能以化乳？乳全赖气之力，以行血而化之也。今产后数日，而乳不下点滴之汁，其血少气衰可知。气旺则乳汁旺，气衰则乳汁衰，气涸则乳汁亦涸，必然之势也……治法宜补气以生血，而乳汁自下，不必利窍以通乳也。方名通乳丹。"方中人参、黄芪补气；当归、麦冬养血滋阴增液；桔梗、木通利气通络；猪蹄补血滋养通乳；炒白术、茯苓健脾渗湿；阿胶、白芍、制首乌、熟地黄养血滋阴。全方共奏补气养血、佐以通乳之效，使乳汁可下。

病案4：缺乳

李某，女，30岁，2021年7月21日初诊。主诉：产后乳汁少28天。现病史：患者于2021年6月24日在外院平产一男婴，产后需哺乳，乳汁极少，质浓稠，乳房胀硬、疼痛，情绪抑郁，胸胁胀满，纳差，夜寐欠安，大小便正常。患者平素月经规律，13岁初潮，月经周期26～32天，经期5～6天。既往体健。孕产史：已婚，孕3产2流产1。舌淡红，苔薄黄，脉弦。血常规：血红蛋白105 g/L，红细胞3.6×10^9/L，余基本正常。凝血功能正常。血hCG < 0.5 mIU/mL。外院盆腔彩超：子宫大小7 cm×6 cm×5 cm，子宫内膜厚约6 mm，内膜回声均匀。提示盆腔未见明显异常。

诊断：缺乳。

辨证：肝郁气滞证。

治法：疏肝解郁，通络下乳。

主方：下乳涌泉散。

处方：柴胡12 g，青皮10 g，当归10 g，白芍10 g，川芎6 g，生地黄10 g，白芷6 g，穿山甲3 g，王不留行10 g，漏芦6 g，通草6 g，桔梗10 g，炙甘草9 g，炒白术10 g，茯苓10 g。7剂，水煎服。

二诊：2021年7月28日。患者诉服药后乳汁量稍增多，心情有所好转，乳房胀硬、疼痛均较前减轻，纳可，寐不安，二便调。舌淡红，苔薄黄，脉弦。原方中加入远志6 g，酸枣仁10 g，茯神10 g宁心安神。继续服7剂，水煎服。停药后复诊。

三诊：2021年8月3日。患者诉服药后乳汁量明显增多，心情好转，乳房无胀硬及疼痛，纳可，寐安，二便调。舌淡红，苔薄黄，脉弦。原方继续服7剂，水煎服。停药后复诊。

四诊：患者诉服药后乳汁量明显增多，心情好转，乳房无胀硬及疼痛，纳可，寐安，二便调。舌淡红，苔薄黄，脉弦。患者乳汁已可下，嘱患者日常调理即可。

解析：该患者30岁，系产后乳汁少28天。中医诊断为缺乳。西医诊断为产后缺乳。患者产后情绪抑郁，心情差，肝失条达，气机不畅，致乳络不通、乳汁运行不畅，因而缺乳，故乳汁少；乳汁壅滞，运行受阻，故乳房胀满而痛、乳汁浓稠；肝经布胁肋，肝气郁结，疏泄不利，故胸胁胀满；肝气不疏，故情志抑郁；肝气犯胃，脾胃受累，故纳差。舌淡红、苔薄黄、脉弦均为肝郁气滞之征。治疗以疏肝解郁、通络下乳为法。故予下乳涌泉散加减调之。服药后患者乳汁量明显增多，情绪好转，寐安纳可，二便调。嘱患者日常调理即可。

按语：《竹林女科证治》："乳汁乃冲任气血所化，故下则为经，上则为乳。产后饮食最宜清淡，不可过咸，盖盐止血少乳，且发嗽。若气血虚而乳少者，或产时去血太多，或产前有病……产后失于调理……气血渐衰，往往无乳，急服通脉汤，虚者补之也。若乳将至而未能过畅者，宜涌泉散，滞者通之也。"方中柴胡、青皮疏肝解郁；当归、白芍、川芎养血行血；生地黄补血滋阴；白芷入阳明，气味芳香以散风通窍；穿山甲、王不留行、漏芦通络下乳；桔梗、通草理气通络；远志、酸枣仁、茯神宁心安神；炒白术、茯苓健脾益气；炙甘草调和诸药。全方共奏疏肝理气、补血养血、通络行乳之效，故乳汁通畅而下。

病案5：产后情志异常

李某，女，25岁，2022年3月5日初诊。主诉：产后情绪郁闷1个月。现病史：患者于2022年2月3日在外院平产一女婴，平素性格内向，因夫家有重男轻女思想，加之产后需哺乳，患者情绪郁闷，心情低落，寡言少语，寐不安，心悸胸慌，纳差，大小便正常。患者平素月经规律，12岁初潮，月经周期26～50天，经期5～6天。既往体健。孕产史：已婚，孕1产1流产0。舌淡，苔薄白，脉细弱。血常规血红蛋白：血红蛋白103 g/L，红细胞 3.45×10^9/L，余基本正常。凝血功能正常。血 hCG < 0.5 mIU/mL。外院盆腔彩超：子宫大小 6.5 cm×6 cm×5 cm，子宫内膜厚约5 mm，内膜回声均匀。提示盆腔未见明显异常。

诊断：产后情志异常。

辨证：心血不足证。

治法：养血滋阴，补心安神。

主方：天王补心丹合甘麦大枣汤加减。

处方：人参10g，玄参15g，当归10g，天冬10g，麦冬10g，丹参10g，茯苓10g，五味子6g，远志6g，桔梗10g，酸枣仁10g，生地黄10g，柏子仁10g，炙甘草9g，大枣3个。7剂，水煎服。

二诊：2022年3月12日。患者症状同前。舌淡，苔薄白，脉细弱。原方加入柴胡10g，郁金10g以疏肝解郁。继续服7剂，水煎服。停药后复诊。

三诊：2022年3月19日。患者病情好转，心情好转，情绪郁闷较前明显好转，开始主动开口说话，夜寐安，纳差，二便调。舌淡，苔薄白，脉细弱。继续服二诊方7剂，水煎服。停药后复诊。

四诊：2022年3月26日。患者病情明显改善，心情好，情绪如常，主动开口说话，夜寐安，纳可，二便调。舌淡，苔薄白，脉细弱。继续服三诊方10剂，水煎服。停药后日常调理即可。

解析：患者25岁，系产后情绪郁闷1个月。中医诊断为产后情志异常。西医诊断为产褥期抑郁症。

患者素体性格内向，加之产后思虑太过，所思不遂，心血暗耗，血不养心，心神失养，故致产后情志异常。产后失血，加之思虑太过，所思不遂，心血暗耗，心失所养，神明不守，血虚不能养神，神不足则悲，故产后情绪郁闷、心情低落、寡言少语、寐不安、心悸胸慌。舌淡、苔薄白、脉细弱均为心血不足之征。治疗以养血滋阴、补心安神为法，予以天王补心汤合甘麦大枣汤加减。服药后患者病情明显改善，心情好，情绪如常，主动开口说话，夜寐安，纳可，二便调。嘱患者日后多做些令人开心的事情以日常调理。

按语：《陈素庵妇科补解》："产后恍惚，由心血虚而惶惶无定也。心在方寸之中，有神守焉，失血则神不守舍，故恍惚无主，似惊非惊，似悸非悸，欲安而忽烦，欲静而反忧，甚或头晕目眩，坐卧不安，夜则更加，饥则尤剧，宜天王补心丹。"方中生地黄、玄参、天冬、麦冬滋肾养阴液；人参、茯苓益心气；丹参、当归养心血，远志、柏子仁、酸枣仁、五味子养心安神，除烦安眠；桔梗载药上行。全方共奏滋阴降火、养心安神之效。故产妇服药后情志舒畅。

病案6：产后腹痛

黄某，女，26岁，2022年6月1日初诊。主诉：产后小腹疼痛半月。现病史：患者诉半月前平产后出现小腹隐痛至今，诉产时失血过多，喜揉按，恶露量少，色淡红，质稀无块；面色㿠白无华，伴头晕眼花，心悸，大便秘结，小便正常。舌质淡,苔薄白,脉细弱。患者平素月经规律,13 岁初潮,月经周期 26 ～ 40 天,经期 5 ～ 6 天。既往体健。孕产史:已婚,孕 1 产 1 流产 0。血常规:血红蛋白 103 g/L,红细胞 3.45×10^9/L,余基本正常。凝血功能正常。血 hCG < 0.5 mIU/mL。盆腔彩超提示盆腔未见明显异常。

诊断:产后腹痛。

辨证:气血两虚证。

治法:补血益气,缓急止痛。

主方:肠宁汤加味。

处方:当归 10 g,熟地黄 10 g,阿胶 9 g,人参 10 g,山药 10 g,续断 10 g,麦冬 10 g,肉桂 3 g,益母草 30 g,黄芪 10 g,白术 10 g,火麻仁 10 g。7 剂,水煎服。

二诊:2022 年 6 月 7 日。患者诉小腹隐痛较前好转,恶露量少,色淡红,质稀无块;面色㿠白无华,伴头晕眼花,心悸,大便好转,小便正常。舌质淡,苔薄白,脉细弱。原方中重用黄芪至 50 g,加入白芍 20 g 以补益气血、柔肝缓急止痛。继续服 7 剂,水煎服。停药后复诊。

三诊:2022 年 6 月 14 日。患者诉小腹隐痛明显好转,恶露已经干净;面色转红润,偶尔头晕眼花及心悸,纳可,寐不安,大小便正常。舌质淡,苔薄白,脉细弱。在二诊方基础上加入远志 6 g,酸枣仁 10 g 以宁心安神。继续服 7 剂,水煎服。停药后复诊。

四诊:2022 年 6 月 21 日。患者诉已经无小腹痛,无恶露;面色红润,精神好,纳可,寐安,大小便正常。舌质淡,苔薄白,脉细弱。复查盆腔彩超未见明显异常。三诊方继续服 7 剂,水煎服。停药后日常调理即可。

解析:患者 26 岁,系产后小腹疼痛半月。中医诊断为产后腹痛。西医诊断为产后宫缩痛。患者素体虚弱,气血不足,加之产时失血过多,因产重虚,胞宫、胞脉失养;且血少运血无力,血行迟滞,“不通则痛”,以致产后下腹隐痛、喜揉按。营血亏虚,冲任血少,则恶露量少、色淡红、质稀无块;血虚津亏,肠道失于濡养,故大便秘结。面色㿠白无华,伴头晕眼花,心悸,舌质淡,苔薄白,脉细弱均为气血虚弱之征。治疗以补血益气、缓急止痛为法。故以肠宁汤加益母草、黄芪、白术、火麻仁、白芍、远志、酸枣仁调之。患者服药后气血恢复,各项症状消失。

按语:《景岳全书·妇人规》:“产后腹痛,最当辨察虚实。血有留瘀而痛者,实痛也。无血而痛者，虚痛也。大都痛而且胀，或上冲胸胁，或拒按而手不可近者，皆实痛也，宜行之、散之；若无胀满，或喜揉按，或喜热熨，或得食稍缓者，皆属虚痛，不可妄用推逐之剂。"方中当归补血和营，活血行滞，既补虚又止痛；熟地黄、阿胶、白芍滋阴养血，以助当归补养阴血而调理冲任；麦冬养阴润燥；人参、山药补气健脾，以资阴血之生化；续断补肾养肝，强壮腰膝；肉桂温通经脉，散寒止痛；黄芪、白术益气升提；火麻仁润肠滋阴通便。全方共奏补血益气、缓急止痛之效。故产妇服药后腹痛症状消失，精神好。

病案7：产后腹痛——子宫复旧不良

邓某，女，27岁，2022年3月1日初诊。主诉：产后小腹疼痛10天。现病史：患者诉10天前平产一女婴后出现小腹疼痛，平素性格内向，情绪抑郁，诉产时失血过多，小腹疼痛拒揉按，恶露量少，色暗红，有血块，块下痛减；面色青白，伴胸胁、乳房胀痛，气短乏力，大小便正常。舌质紫暗，苔薄，脉沉紧。患者平素月经规律，14岁初潮，月经周期26～28天，经期5～6天。既往体健。孕产史：已婚，孕4产1流产3。血常规：血红蛋白102 g/L，余基本正常。凝血功能正常。血hCG＜0.5 mIU/mL。盆腔彩超：子宫大小7.5 cm×6 cm×5 cm，子宫内膜厚约5 mm，宫腔内可见无回声暗区。提示子宫复旧不良；宫腔内液性暗区，请结合临床。

诊断：产后腹痛。

辨证：瘀阻胞宫证。

治法：活血化瘀，温经止痛。

主方：生化汤加味。

处方：炮姜6 g，当归10 g，川芎6 g，炙甘草9 g，桃仁10 g，益母草30 g，党参10 g，黄芪30 g，柴胡10 g，郁金10 g，少许黄酒。7剂，水煎服。

二诊：2022年3月7日。患者诉小腹疼痛较前减轻，拒揉按，仍然情绪抑郁，恶露量少，色暗红，有血块，块下痛减；面色青白，伴胸胁、乳房胀痛，气短乏力，大小便正常。舌质紫暗，苔薄，脉沉紧。原方加入血竭3 g以化瘀止血；加白芍20 g，阿胶9 g以养血滋阴，加强缓急止痛之效。继续服7剂，水煎服。停药后复诊。

三诊：2022年3月14日。患者诉小腹疼痛较前减轻，情绪稍好转，恶露量少，色暗红，血块明显减少；面色好转，无胸胁、乳房胀痛，气短乏力减轻，纳差，大小便正常。舌质紫暗，苔薄，脉沉紧。二诊方基础上加入白术

10 g 健脾益气，继续服 7 剂，水煎服。停药后复诊。

四诊：2022 年 3 月 21 日。患者诉已经无小腹疼痛，情绪好转，恶露已经干净，面色红润，无胸胁、乳房胀痛，无气短乏力，纳可寐安，大小便正常。复查盆腔彩超未见明显异常。舌质淡红，苔薄白，脉弦。三诊方继续服 7 剂，水煎服。停药后日常调理即可。

解析：患者 27 岁，系产后小腹疼痛 10 天。中医诊断为产后腹痛。西医诊断为产后宫缩痛、子宫复旧不良。患者素体情绪抑郁，性格内向，加之产后情志不畅加重，肝气郁结，疏泄失常，气滞则血瘀，瘀血内阻，阻滞胞宫、胞脉，瘀血停留子宫，"不通则痛"，以致产后下腹疼痛、拒揉按；血行不畅，气滞血瘀，恶露当下不下，故恶露量少、色紫暗有块；涩滞不畅，血块排出则瘀滞缓解，故腹痛缓解；肝气郁结故胸胁、乳房胀痛；产后气血虚弱故气短乏力；血虚津亏，肠道失于濡养，故大便秘结；舌质紫暗、苔薄、脉沉紧均为瘀阻胞宫之征。治疗以活血化瘀、温经止痛为法。故以生化汤加益母草、郁金、柴胡、党参、黄芪、白芍调之。患者服药后气血正常，气血恢复，各项症状消失。

按语：《景岳全书·妇人规》："产后腹痛，最当辨察虚实。血有留瘀而痛者，实痛也。无血而痛者，虚痛也。大都痛而且胀，或上冲胸胁，或拒按而手不可近者，皆实痛也，宜行之、散之；若无胀满，或喜揉按，或喜热熨，或得食稍缓者，皆属虚痛，不可妄用推逐之剂。"方中当归补血活血，化瘀生新为君；川芎、桃仁行瘀为臣；炮姜性温入血分，温经止痛为佐；炙甘草补中缓急为使，用黄酒助药力直达病所，加强活血祛瘀之功；阿胶、白芍滋阴养血；白术健脾益气。全方共奏活血化瘀、温经止痛之效。故产妇服药后腹痛症状消失，精神好，气血恢复正常，情绪正常。

病案 8：产后发热——上呼吸道感染

欧阳某，女，24 岁，2022 年 5 月 6 日初诊。主诉：产后半月伴发热 3 天。现病史：患者诉半个月前行剖宫产产一男婴后，不慎外感风热，3 天前开始出现低热，体温波动在 37.5～38.2 ℃，微微出汗，伴头痛、咳嗽、咳黄痰、咽痛、口干、口渴喜饮冷，恶露已经干净，无小腹疼痛，无乳房胀痛，纳差，寐不安，大小便正常。舌质红，苔薄黄，脉浮数。患者平素月经规律，14 岁初潮，月经周期 30～32 天，经期 5～6 天。既往体健。孕产史：已婚，孕 3 产 1 流产 2。血常规：白细胞 10.8×10^9/L，中性粒细胞百分比 75%，血红蛋白

102 g/L，余基本正常。凝血功能正常。血 hCG < 0.5 mIU/mL。盆腔彩超：子宫大小 7.5 cm×6 cm×5 cm，子宫内膜厚约 5 mm，宫腔内膜尚均匀。提示盆腔未见明显异常。

诊断：产后发热。

辨证：外感风热证。

治法：辛凉解表，疏风清热。

主方：银翘散合四物汤加减。

处方：金银花 10 g，连翘 10 g，淡竹叶 10 g，荆芥穗 10 g，牛蒡子 10 g，薄荷 6 g，桔梗 10 g，芦根 10 g，熟地黄 10 g，白芍 10 g，当归 10 g，甘草 9 g。7 剂，水煎服。

二诊：2022 年 5 月 13 日。患者诉无发热，体温波动在 36.5～37.0 ℃，微出汗，无头痛，仍然咳嗽，咳黄痰，咽痛好转，口干，口渴喜饮冷，恶露已经干净，无小腹疼痛，无乳房胀痛，纳差，寐不安，大小便正常。舌质红，苔薄黄，脉浮数。原方加入柴胡 10 g 以解表里，加党参、白术健脾益气，继续服 7 剂，水煎服。停药后复诊。

三诊：2022 年 5 月 20 日。患者诉无发热，体温波动在 36.3～37.0 ℃，无汗，无头痛，轻微咳嗽咳痰，咽痛明显好转，无口干口渴，纳可，寐安，大小便正常。舌质红，苔薄黄，脉浮数。继续三诊方服 7 剂，水煎服。停药后复诊。

四诊：2022 年 5 月 27 日。患者诉无发热，无汗，无头痛，无咳嗽，无咽痛，无口干口渴，纳可，寐安，大小便正常。舌质淡红，苔薄白，脉弦。患者症状已经消失。嘱患者日常调理即可。

解析：患者 24 岁，系产后半月伴发热 3 天。中医诊断为产后发热。西医诊断为产褥期上呼吸道感染。患者新产后耗伤气血，百脉空虚，腠理不密，卫阳不固，以致风热之邪乘虚而入，正邪相争，营卫不和，以致发热。产后气血骤虚，卫外之阳不固，风热之邪袭表，热郁肌腠，卫表失和，故而发热；风性开泄，卫表不固，则微汗；风热上扰清窍，则头痛；肺失肃降，则咳嗽咳痰；风热之邪熏蒸清道，故咽痛口干；热邪伤津则口渴。舌质红、苔薄黄、脉浮数均为风热侵于肺卫之征。治疗以辛凉解表、疏风清热为法，予以银翘散合四物汤加减治之。患者服药后上述症状均消失。

按语：《古今医鉴·产后》："产后荣卫俱虚，腠理不密，若冒风发热者，其脉浮而微，或自汗。"方中方中金银花、连翘清热解毒，轻宣透表；荆芥穗辛散解表，透热外出；牛蒡子、桔梗、甘草合用，能解毒利咽散结，宣肺化痰；淡竹叶、芦根甘凉轻清，清热生津止渴。全方共奏辛凉解表、疏风清热之功。患者服药后各项症状消失。嘱日常调理即可。

病案 9：产后发热——胎盘胎膜残留

阳某，女，26 岁，2022 年 7 月 6 日初诊。主诉：产后 1 周伴发热 2 天。现病史：患者诉 1 周前平产一男婴，生产过程中出血多，2 天前无诱因出现低热，体温波动在 37.3～38.2 ℃，微微出汗，恶露量多，色淡红，伴小腹隐隐疼痛，无咳嗽咳痰，无咽痛、口干、口渴，寐不安，大小便正常。舌质淡红，苔薄白，脉细弱。患者平素月经规律，15 岁初潮，月经周期 26～32 天，经期 3～4 天。既往体健。孕产史：已婚，孕 1 产 1 流产 0。血常规：白细胞 $9.2×10^9$/L，中性粒细胞百分比 56%，血红蛋白 82 g/L，红细胞 $3.05×10^9$/L，余基本正常。凝血功能正常。血 hCG：6.5 mIU/mL。盆腔彩超：子宫大小 7.5 cm×6 cm×5 cm，宫腔内可见稍高回声约 1.2 cm×1.0 cm×1.0 cm。提示宫腔内可见稍高回声，请结合临床。

诊断：产后发热。

辨证：血虚证。

治法：养血益气，和营退热。

主方：八珍汤加生化汤加减。

处方：当归 10 g，川芎 6 g，白芍 10 g，熟地黄 10 g，人参 10 g，白术 10 g，茯苓 10 g，炙甘草 9 g，益母草 30 g，桃仁 10 g。7 剂，水煎服。

二诊：2022 年 7 月 13 日。患者诉仍然发热，体温波动在 36.3～38.0 ℃，微出汗，恶露量减少，色淡红，伴小腹隐隐疼痛，无咳嗽咳痰，无咽痛、口干，仍然口渴，寐不安，大小便正常。舌质淡红，苔薄白，脉细弱。原方加入柴胡以解表里，加党参健脾益气，加阿胶 9 g 滋阴养血。继续服 7 剂，水煎服。停药后复诊。

三诊：2022 年 7 月 20 日。患者诉无发热，偶尔出汗，恶露量明显减少，色淡红，伴小腹隐隐疼痛，无咳嗽咳痰，无咽痛、口干，无口渴，寐不安，大小便正常。舌质淡红，苔薄白，脉细弱。原方加入远志 6 g，酸枣仁 10 g 以宁心安神。继续服 7 剂，水煎服。停药后复诊。

四诊：2022 年 7 月 27 日。患者诉无发热，无汗，恶露已尽，无小腹疼痛，无咳嗽咳痰，无咽痛、口干，无口渴，寐安，大小便正常。舌质淡红，苔薄白，脉弦。复查盆腔彩超：盆腔未见明显异常。复查血常规：白细胞 $8.0 \times 10^9/L$，中性粒细胞百分比 60%，血红蛋白 95 g/L，红细胞 $3.2 \times 10^9/L$，余基本正常。凝血功能正常。血 hCG：3.0 mIU/mL。嘱继续服 3 剂，巩固疗效。嘱服完 3 剂后日常调理即可。

解析：患者 26 岁，系产后 1 周伴发热 2 天。中医诊断为产后发热。西医诊断为产褥期感染。患者素体气血虚弱，加之产时失血过多，血虚益甚，阳无所附，虚阳越浮于外，以致发热。血虚不能上荣清窍，则头晕眼花；血虚心神失养，则心悸少寐；气随血耗，气虚冲任不顾，则恶露量多；血虚不荣，故小腹隐痛；面色无华、心慌心悸、舌质淡红、苔薄白、脉细弱均为血虚之征。治疗以养血益气、和营退热为法，予以八珍汤加生化汤加减治疗。患者服药后上述症状消失。

按语：《医宗金鉴》曰："产后发热之故，非止一端。如饮食太过，胸满呕吐恶食者，则为伤食发热。若早起劳动，感受风寒，则为外感发热。若恶露不去，瘀血停留，则为瘀血发热。若去血过多，阴血不足，则为血虚发热。"方中八珍汤补血益气；益母草、桃仁活血化瘀止血；柴胡解表里；党参、白术健脾益气；阿胶滋阴养血；远志、酸枣仁宁心安神。全方共奏养血益气、和营退热、化瘀止血之功。故患者服药后体温恢复正常，宫腔内异常回声消失，患者日常调理即可。

病案 10：产后大便难

蒋某，女，28 岁，2022 年 9 月 6 日初诊。主诉：产后 1 个月伴大便干燥 10 余天。现病史：患者诉 1 个月前平产一男婴，生产过程中出血量偏多，10 余天前无诱因开始出现大便干燥，甚则艰涩难出，无明显腹痛腹胀，伴心悸，面色萎黄，肌肤不润，寐不安，小便正常。舌质淡，苔薄白，脉细弱。患者平素月经规律，13 岁初潮，月经周期 26～35 天，经期 4～5 天。既往体健。孕产史：已婚，孕 2 产 1 流产 1。血常规：白细胞 $7.0 \times 10^9/L$，中性粒细胞百分比 50%，血红蛋白 80 g/L，红细胞 $3.0 \times 10^9/L$，余基本正常。凝血功能正常。血 hCG：1.5 mIU/mL。盆腔彩超：子宫大小 7.5 cm×6 cm×5 cm，宫腔内膜回声均匀。提示盆腔内未见明显异常。

诊断：产后大便难。

辨证：血虚津亏证。

治法：滋阴养血，润肠通便。

主方：四物汤合增液汤加减。

处方：当归10 g，川芎6 g，白芍20 g，熟地黄10 g，党参10 g，白术10 g，玄参15 g，生地黄10 g，麦冬10 g，盐菟丝子30 g，甘草9 g，沙参15 g。7剂，水煎服。

二诊：2022年9月13日。患者诉大便干燥好转，无腹痛腹胀，仍然心悸，面色萎黄，肌肤不润，寐不安，小便正常。舌质淡，苔薄白，脉细弱。原方加入远志6 g，酸枣仁10 g以宁心安神，加阿胶9 g滋阴养血，加火麻仁10 g增液润肠通便。继续服7剂，水煎服。停药后复诊。

三诊：2022年9月20日。患者诉大便已能自解，无腹痛腹胀，无心悸，面色红润，寐安，纳可，小便正常。舌质淡，苔薄白，脉弦。复查盆腔彩超无异常。继续二诊方7剂，水煎服。停药后自行调理即可。

解析：患者28岁，系产后1个月伴大便干燥10余天。患者素体血虚，加之产时失血，营阴益不足，血虚伤津，肠道失于濡润，以致大便干燥不能下；非里实之证，故无腹胀腹痛；血虚不能上奉于心，心神失养，则心悸、寐不安；血虚不能上荣于头面肌肤，故面色萎黄、肌肤不润。舌质淡、苔薄白、脉细弱均为血虚之征。治疗以滋阴养血、润肠通便为法，予以四物汤合增液汤加减治疗。患者服药后大便正常，精神好，日后日常调理即可。

按语：《济阴纲目·产后门》："产后固不可轻用大黄，然大肠秘结不通，或恶露点滴不出，不得大黄以宣利之……利后即当以参、芪、白术、甘草及芎、归等药大剂调补之。不然，元气下脱，后将不可救矣。"方中四物汤滋阴养血，增液汤滋阴增液、润滑肠道，盐菟丝子滋肾养阴津，火麻仁增液润肠通便，远志、酸枣仁宁心安神，阿胶滋阴养血，全方共奏滋阴养血、润肠通便之功。经服药后患者大便自行能解，未见其他不适。嘱日后日常调理即可。

四、妇科炎症

病案1：妇人腹痛——盆腔炎性疾病后遗症

郭某，女，39岁，已婚，孕2产1人流1。2020年3月5日初诊。主诉：小腹胀痛2年余，加重半月。患者平素月经规律，5～6天/28～30天，量中等，色红，无痛经。患者2018年2月因避孕需求于当地社区医院放置宫内节育环，术后出现下腹部胀痛，腰骶部酸痛，偶有肛门坠胀感，伴有白带量增多，无发热，行经时间延长至 8 ～ 10 天干净，色暗。初起时未重视，此后症状反复发作。患者疑因宫内节育环所致，于 2018 年 10 月取出宫内节育环，但腹痛等症状并未改善，曾于当地社区医院行头孢类抗生素静脉滴注治疗 5 天，自觉症状有改善，但仍偶感下腹痛及腰部不适，且近半月同房后出现下腹疼痛加重。

末次月经：2020 年 2 月 21 日。量中等，色暗，月经持续 10 天干净。现下腹部胀痛伴腰骶酸痛，偶有肛门坠胀感，白带量多，色黄质略稠，偶有异味，倦怠乏力，食欲不振，小便黄，大便干结，舌暗红，苔黄腻，脉弦滑。妇科检查：阴道内见中量淡黄色分泌物，质稠，宫颈中度糜烂，轻微举痛，宫体及双侧附件区轻压痛，无反跳痛。辅助检查：血常规：正常；白带常规：清洁度Ⅲ度，余阴性；支原体、衣原体：阴性；盆腔 B 超：子宫无异常，双侧附件区增厚，压痛，直肠子宫陷凹积液（30 mm×26 mm）。

诊断：妇人腹痛；经期延长。

辨证：湿热瘀结证。

治法：清热利湿，化瘀止痛。

主方：清热调血汤加减。

处方：生地黄 10 g，牡丹皮 10 g，当归 15 g，川芎 6 g，赤芍 10 g，红花 6 g，桃仁 10 g，延胡索 15 g，马鞭草 12 g，大血藤 15 g，土茯苓 15 g，甘草 6 g，10 剂，水煎服。再配合外敷及中药保留灌肠疗法。自拟外敷方：白芷 10 g，皂角刺 10 g，羌活 10 g，独活 10 g，当归 10 g，红花 10 g，透骨草 30 g，艾叶 30 g，花椒 6 g。将上药 1 剂用温水调配后置于腹部纱布上，每天 1 次，10 天为 1 个疗程。自拟灌肠方：丹参 20 g，薏苡仁 20 g，皂角刺 20 g，败酱草 20 g，千年健 20 g，三棱 20 g，石见穿 20 g，千里光 20 g，莪术 20 g，水蛭 10 g。10 剂，日 1 次，排空大便后自行灌肠。（灌肠方法：将上述方药煎煮取浓汁 100 mL，保持药液在 35 ～ 37 ℃，嘱患者排空二便，运用肛管、注射器，将药液缓慢灌入肠中，使药液在体内保持半小时左右，每日 1 次，10 天为 1 个疗程。）

二诊：2020 年 3 月 16 日。腹胀及腰酸缓解，带下明显减少，仍感乏力，纳食欠佳，口稍干，二便调，舌暗红，苔薄黄，脉弦滑。妇科内诊检查：子宫及双侧附件区触痛明显减轻。上方加党参 15 g，白术 15 g。继续用药 10 日，水煎服，经期停药。

三诊：2020 年 3 月 26 日。患者诉已于 3 月 20 日月经来潮，量中等，色暗红，有少量血块，现仍有少量阴道流血，伴小腹及腰骶部酸胀，精神、食欲好转，口稍干，二便调，舌红，苔薄黄，脉弦略涩。予以原方去牡丹皮、当归、川芎、赤芍、红花、桃仁，加鹿衔草 10 g，茜草炭 10 g，地榆炭 10 g，海螵蛸 30 g，三七 5 g。5 剂，水煎服。

四诊：2020 年 4 月 12 日。患者自觉腹痛及腰酸症状消失，白带正常，乏力症状消失，色淡红，苔薄，脉略弦。妇科检查：子宫及双侧附件区触痛消失。B 超：子宫及双侧附件区无异常，盆腔未见明显积液。白带常规正常。

解析：该患者放置宫内节育环后出现下腹胀痛、腰骶部酸痛，考虑该患者手术或术后不慎，导致湿热内侵，流注于下焦，湿热与血相搏结而成"瘀"，冲任受阻，血行不畅，故少腹疼痛；湿热下注冲任，带脉失约，故带下量多、色黄质稠、有异味；湿热内伤，则纳呆、口干、小便黄、大便干结；湿热之邪蕴结冲任，扰动血海，血海不宁，故经期延长；病程日久，耗伤气血，正气受损，则出现倦怠乏力、劳累后病势加重；舌暗红、苔黄腻、脉弦滑为湿热瘀结之象。治以清热利湿、化瘀止痛之法。常"久病多瘀"，瘀久入络，治疗上若单纯给予清热利湿之法，效果往往不佳，且寒凉药物易伤脾阳及正气。故以活血化瘀为主，再酌加清热利湿药物，对于此类患者，效果反而更佳。

按语：《女科要旨》载："肝邪乘脾，则土受伤而有湿；湿生热，热则流通……如湿热拂郁于内，腹痛带下。"本例患者初次发病未及时治疗，病情反复 2 年余，以致邪恋胞宫，阻滞气机，下焦气化不利，水湿内聚，成湿热瘀阻之证，伤及胞宫、任带，故小腹痛、白带增多并见。患者病程虽长，但仍以邪实为主，故治宜祛邪为先。方选《古今医鉴》的清热调血汤加减治疗，方中生地黄、牡丹皮起到清热凉血、活血消瘀的作用。当归活血补血、润肠通便，川芎活血行气，二者皆为血分之主药，当归倍川芎，防其辛窜而伤气，二者合用能使瘀去而新生；赤芍凉血化瘀止痛，红花、桃仁均具有活血祛瘀之功，五者配合可增加活血祛瘀通络之功。延胡索可活血行气止痛，马鞭草、大血藤、土茯苓共用具有清热燥湿、泻火解毒之功效，甘草为使。湿邪困脾，病久损伤脾胃，加以白术、党参健脾益气。经期加用鹿衔草、茜草炭、地榆炭、海螵蛸、三七以清利化瘀止血。全方清热除湿、化瘀止痛，使瘀滞得消、蕴热得清、湿邪得祛，气血调和则腹痛得除。配合中药外敷法，同时以 TDP 神灯照射，TDP 神灯加热了药物，使中药的药理作用发挥到最好，这样可以加速腹部血液的循环，有促进炎性地快速吸收和其自身消化的作用。方中透骨草、艾叶、花椒温经止痛，行气活血；白芷、皂角刺、独活、羌活祛风除湿，通络止痛；当归、红花活血通经。配合以清热除湿、化瘀止痛之灌肠方，方中以丹参、三棱、莪术、水蛭活血化瘀；千年健、千里光、石见穿清热祛湿，活血化瘀消肿；薏苡仁、皂角刺、败酱草利湿消肿排脓。中药保留灌肠既避免了药物对胃肠道的刺激，又避免了肝脏的首过效应，使药物在肠系膜、肠壁及门脉系统中维持较高的药物浓度。加之直肠、乙状结肠的解剖位置与内生殖器官相毗邻，痔静脉丛与盆腔内诸静脉相互交通，从而使药效直达病所，可缓解局部的临床症状，提高临床疗效。

病案 2：妇人腹痛——盆腔炎性疾病后遗症

谭某，女，30 岁，已婚，孕 0 产 0，2021 年 3 月 3 日初诊。主诉：小腹疼痛 3 个月。患者平时贪凉饮冷，3 个月前爬山时涉雨后出现小腹疼痛，并伴有坠胀感，喜温拒按，得热则痛缓，伴白带增多，色白，质稀，无异味。既往月经周期长，35～45 天一至，行经时间 5～7 天，月经量可，色暗，夹血块，有痛经，严重时需服止痛药缓解，经期大便稀溏，末次月经：2021 年 2 月 14 日。就诊时小腹疼痛，痛处不移，伴腰骶冷痛，纳寐可，大便稀溏，小便频，舌暗，苔白，脉沉紧。妇科检查：阴道内可见清稀白带，量偏多，宫颈光滑，子宫前位，轻压痛，双侧附件增厚，压痛明显。辅助检查：妇科彩超：子宫、双侧附件未见明显异常，盆腔积液 23 mm；白带常规：正常；支原体、衣原体：阴性。

诊断：妇人腹痛；痛经。

辨证：寒湿瘀滞证。

治法：祛寒除湿，化瘀止痛。

主方：少腹逐瘀汤加减。

处方：肉桂 5 g，干姜 6 g，小茴香 6 g，当归 10 g，川芎 9 g，香附 12 g，蒲黄 10 g，五灵脂 10 g，延胡索 15 g，没药 10 g，白术 10 g，茯苓 10 g，甘草 6 g。7 剂，水煎服。

二诊：2021 年 3 月 11 日。小腹坠胀痛、腰骶冷痛较前好转，白带量仍偏多，大便稀，小便频，舌暗，苔白，脉沉细。上方加山药 20 g，芡实 10 g，金樱子 10 g。继服 7 剂。并嘱患者忌食辛辣生冷食物、多运动、保持心情舒畅。

三诊：2021 年 3 月 21 日。患者于 3 月 19 日月经来潮，就诊日为月经第 3 天，量中等，色暗，有少量血块，痛经较前减轻，可以耐受，大便不成形，小便正常，舌暗稍红，苔薄白，脉滑。上方去当归，加益母草 15 g，鸡血藤 15 g。继服 5 剂。

四诊：2021 年 4 月 5 日。患者下腹痛及腰酸症状基本消失，白带正常，二便正常，舌暗红，苔薄，脉沉。妇科检查：阴道分泌物不多，子宫及双侧附件区触痛消失；B 超：子宫及双侧附件区无异常，盆腔未见明显积液；白带常规正常。守原方继服 7 剂。2 个月后随访，月经周期缩短至 30 天左右，经期血块减少，痛经缓解。

解析：患者平素贪凉饮冷，加之冒雨涉水，致寒湿之邪凝滞于冲任、胞宫，血为寒凝，瘀阻冲任，血行不畅，故小腹疼痛、腰骶冷痛；得温则瘀滞暂通，故痛减；寒湿下注，则小便频数；任带失约，故带下量多、色白质稀；寒性凝滞，故常月经错后；经期气血下注冲任，冲任气血壅滞不畅，不通则痛，发为痛经，经色暗、有血块；寒湿之邪趁气血虚弱之际侵犯大肠，遂经期便溏。舌暗、苔白、脉沉紧为寒湿凝滞之象。治以祛寒除湿、化瘀止痛、温宫止痛之法。

按语：《济阴纲目·调经门》："经事来而腹痛者，经事不来而腹亦痛者，皆血之不调故也。"《素问·太阴阳明论》曰："伤于湿者，下先受之。"本例患者平时饮食起居不慎，致寒湿内生，寒凝血瘀，不通则痛，加之寒冷天气长时间户外活动且涉雨，使患者复感寒湿之邪，使"寒""湿""瘀"加重，而发为寒湿瘀滞之腹痛。本病以少腹逐瘀汤加减治疗，少腹逐瘀汤出自清代王清任的《医林改错》，为著名的五逐瘀汤之一，具有活血祛瘀、温经止痛之功效，在临床上应用颇为广泛，疗效确切。方中以肉桂、干姜、小茴香共为君药，其味辛而性温热，合为散寒止痛、温通经脉。当归、川芎、延胡索、香附共为臣药，其中当归味甘、辛，性温，既为活血行气之要药，又为补血之圣药，活血补血共用，使祛瘀而不伤阴血，生新而不留瘀滞；川芎味辛、性温，活血行气，善治女性瘀阻腹痛，为血中气药，可增强散血行气之功；因瘀致病，瘀而不通，不通则痛，故用延胡索、香附，突出气行则血行、治瘀先行气的特点，且延胡索为止痛要药，专治一身上下诸痛，标本兼治。蒲黄、五灵脂、没药活血化瘀止痛；白术，茯苓二者配伍可增强健脾祛湿之功；甘草为使药，调和诸药。经期加用益母草、鸡血藤以增加行血散瘀之功；加用山药、芡实、金樱子以健脾化湿、止带缩尿。全方祛寒除湿、化瘀止痛，使寒散血行，冲任、胞宫气血调和顺畅，而无疼痛之虞。

病案 3：妇人腹痛——盆腔炎性疾病后遗症

杨某，42岁，已婚，孕4产2人流2，2019年3月11日初诊。主诉：小腹胀痛5个月。患者平素月经规律，3～5天/30～32天，量中等，色红，无血块及痛经。5个月前与家人发生激烈争吵后出现小腹胀痛，拒按，伴白带量多，色黄质稠，乳房胀痛，烦躁易怒，时欲太息，月经量减少，色暗有块，食欲欠佳，二便正常，舌紫暗，边有瘀点，苔薄，脉弦涩。末次月经：2019年2月20日。量偏少，色暗红，有血块。妇科检查：外阴正常，阴道通畅，内见淡黄色分泌物，量偏多，宫颈轻度糜烂，无接触性出血，子宫前位，无压痛，双侧附件区呈条索状增粗，轻压痛。辅助检查：白带常规：正常；支原体、衣原体、淋球菌：阴性；妇科彩超：子宫体部靠左侧壁可见一15 mm×8 mm的低回声结节，形态规则，边界清，有包膜，考虑子宫肌瘤可能，直肠子宫陷凹积液（32 mm）。

诊断：妇人腹痛。

辨证：气滞血瘀证。

治法：行气活血，化瘀止痛。

主方：四逆散加减。

处方：柴胡10 g，郁金10 g，当归10 g，川芎6 g，赤芍10 g，丹参10 g，香附10 g，枳实10 g，路路通15 g，甘草6 g。10剂，水煎服，嘱患者若服药期间月经来潮，月经量不多可服药至月经第3天，若月经量多则月经来潮即停药。

二诊：2019年3月28日。自觉小腹胀痛较前减轻，乳房胀痛、食欲较前改善，偶有烦躁，白带量偏多，色淡黄，质稠，无外阴瘙痒，末次月经：2019年3月21日。经量增多，血块减少，舌暗红，苔薄，脉弦。原方加黄柏10 g，薏苡仁15 g，土茯苓15 g。继服10剂。并嘱患者保持心情舒畅。

三诊：2019年5月4日。患者情绪波动后轻微小腹胀痛，白带正常，无乳房胀痛，感疲乏无力，食纳欠佳，二便正常，舌暗红，苔薄，脉弦细。原方加黄芪10 g，白术10 g，鸡内金10 g。继服7剂。

四诊：2019年5月12日。患者无小腹胀痛，白带量、色正常，无烦躁等不良情绪，食纳正常，舌暗红，苔薄，脉稍弦。患者要求治疗子宫肿块，原方去郁金，加三棱10 g，莪术10 g。继服15剂。

五诊：2019年6月1日。妇科彩超：子宫体部靠左侧壁可见一12 mm×8 mm的低回声结节，形态规则，边界清，有包膜，考虑子宫肌瘤可能，直肠子宫陷凹积液（9 mm）。随访 1 年，腹痛未见复发，复查 B 超子宫肿块未见增大。

解析：肝藏血，主疏泄，既藏各脏腑化生之血，又可调畅一身气机。气为血之帅，血的运行赖气的推动和调节，若情志郁结，肝失条达，气机不利，气滞则血行不畅，日久致瘀，故肝功能失调与气滞血瘀关系密切。患者由于情绪激动，导致肝失条达，肝气郁滞，气血运行不畅，冲任阻滞，胞脉不畅，不通则痛，故小腹胀痛、拒按；肝失疏泄，气机不利，则见乳房胀痛、烦躁易怒、时欲太息；气血瘀结，带脉失约，故带下量多；肝郁克脾，脾失健运，则食欲欠佳；冲任气滞血瘀，经行不畅，故经量减少、色暗有块。本病的治疗当以疏肝为要，在疏肝基础上，加以活血之法。

按语：《内经》曰："木郁达之。"《血证论·经血》有云："血气二者，原不相离……则知瘀血阻滞者，乃血阻其气，是血之咎。故破散其血而气自流通。"肝气畅达，气行则瘀消，瘀血消，新血生，血载气行，气血调和。且肝气得疏，患者情志畅达，生活质量亦得以提高。四逆散为《伤寒论》方，由柴胡、芍药、枳实、甘草四味药组成，主治"少阴病，四逆，其人或咳，或悸，或小便不利，或腹中痛，或泄利下重"。王萍教授根据多年临床经验，认为临床使用四逆散时，只要病证表现与肝脏的生理病理有关，如月经不调、痛经、崩漏、带下病、绝经前后诸证等；或病证与肝经经络循行有关，如症见乳房、两肋胀痛，少腹胀痛，外阴瘙痒等，二者具一，不必悉具，以此为据，以四逆散为基本方，只要加减得当，可获捷效。方中柴胡入肝胆经，调肝解郁、疏理气机，与郁金相配，增加疏肝行气之功；当归、川芎、赤芍、丹参活血化瘀；香附乃"气病之总司，女科之主帅"，善疏肝理气、调经止痛，是血中之气药，又配以枳实调畅气机，行血祛瘀；路路通活血通络，助君臣行气化瘀止痛；甘草为使药。加用黄柏、薏苡仁、土茯苓利湿止带；加三棱、莪术活血化瘀消癥块；加用黄芪、白术、鸡内金益气健脾扶正。诸药合用，辛开苦降，气血同治，共奏疏肝理气、活血化瘀、通络止痛之功，使气血畅利，疼痛自除，诸症自愈。

病案 4：妇人腹痛——盆腔炎性疾病后遗症

蒋某，女，35 岁，已婚，孕 3 产 1 宫外孕 1 稽留流产 1，2021 年 5 月 21 日初诊。主诉：下腹部隐痛不适反复发作 1 年余。患者 2020 年 5 月初因"稽留流产"在当地医院行清宫术后出现下腹部隐痛，伴有腰酸，常劳累后症状加重，未予以重视。平素月经规律，月经 5 ～ 7 天 /28 ～ 30 天，量中等，色暗，有血块。近 3 个月下腹部疼痛时有发作，伴带下量多，色白，质稀，月经前 1 天及经期第 1～2 天下腹部冰凉，疼痛较平时更甚，痛及腰骶部，喜温喜按，伴有肛门下坠感，大便稀溏。其间曾间断服用头孢类抗生素及布洛芬等药物治疗，症状无明显改善。末次月经：2021 年 4 月 29 日。量偏少，经血暗、夹块。现患者下腹部隐隐作痛，伴腰酸，喜温喜按，时感体倦乏力，烦躁，食纳可，夜寐尚安，小便正常，大便稀溏，舌质暗红、苔薄白，脉沉细弦。妇科检查：宫颈轻度糜烂，子宫前位，正常大小，活动欠佳，有压痛，双侧附件区可触及条索样增粗并伴有压痛。辅助检查：阴道微生态：正常；妇科 B 超：子宫未见明显异常，双侧输卵管增粗，直肠子宫陷凹积液（约 35 mm）。

诊断：妇人腹痛。

辨证：肾虚血瘀证。

治法：温肾益气，化瘀止痛。

主方：温胞饮合失笑散加减。

处方：巴戟天 10 g，补骨脂 10 g，菟丝子 10 g，杜仲 10 g，熟地黄 10 g，蒲黄 10 g，五灵脂 10 g，大血藤 15 g，川楝子 10 g，延胡索 10 g，柴胡 6 g，白芍 10 g，党参 10 g，黄芪 10 g。10 剂，水煎服。

二诊：2021 年 5 月 30 日。末次月经：2021 年 5 月 29 日。现正值经期第 2 天，量中等，色暗红，有血块，下腹部疼痛好转，乏力减轻，仍腰部酸痛，大便稀、不成形，舌暗红，苔薄白，脉沉细滑。守前方加当归 10 g，川芎 6 g，续断 10 g，狗脊 10 g，砂仁 5 g，白术 15 g。连服 10 剂。

三诊：2021 年 6 月 15 日。患者自觉腹痛及腰酸症状基本消失，乏力症状改善，大便正常。妇科检查：子宫及双侧附件区触痛消失。B 超：子宫双侧附件区无异常，未见直肠子宫陷凹积液。守原方 10 剂，水煎服。3 个月后电话随访，腹痛未见复发，患者已怀孕 1 个月。

解析：患者清宫术后下腹部隐痛 1 年余，结合症状、体征及盆腔 B 超，可诊为妇人腹痛。患者房劳多产，且因宫腔操作后调养不慎，损伤肾气，长期失治伤阳，阳虚气弱，鼓动血行之力不足，气行不畅，血行受阻，瘀滞于冲任、胞宫脉络，故下腹隐隐作痛，腰为肾之府，并见腰骶酸痛；肾阳不足，全身失于温煦，故腹部冰凉、喜温喜按；肾阳虚弱，不能上温脾阳，出现大便稀溏；阳虚寒凝，血行不畅，故经血色暗有块；病程日久损伤正气，则感体倦乏力；患者心理负担加重，以致肝气郁结，可出现烦躁等情绪变化。舌脉亦是肾虚血瘀夹肝郁之象。一诊时王萍教授应用温胞饮合失笑散加减温肾化瘀、活血止痛，加党参、黄芪扶正益气，加柴胡疏肝解郁；二诊时患者仍腰酸、大便稀，故加续断、狗脊以补肾强腰，砂仁、白术健脾止泻，因患者正值经期，故加当归、川芎以增加活血化瘀之效。三诊患者诸症已去，守原方 10 剂巩固疗效。

按语：《素问·阴阳应象大论》曰："故积阳为天，积阴为地，阴静阳躁，阳生阴长，阳杀阴藏，阳化气，阴成形。"阳动而散，将有形之物化为无形之气，阳气虚弱，不能将有形之物化为无形之气，日久必瘀。故临床表现为典型的"虚""瘀"病理特点，用温阳化瘀法治疗可取得显著的疗效。因盆腔炎性疾病后遗症病程长，加之"女子以肝为先天"的特点，导致肾虚常累及肝郁，且肾阳虚弱日久，不能上温脾阳，造成脾肾阳气同时受损，治疗时肾、肝、脾同调，可取得事半功倍的效果。本病以温胞饮合失笑散加减治疗，方中以巴戟天、补骨脂、菟丝子、杜仲温肾助阳；熟地黄"大补五脏真阴"，用熟地黄、白芍与温阳药物同用，既可防止温热伤阴，又体现"善补阳者，必于阴中求阳，则阳得阴助而生化无穷"，使阴生阳长、水火相济，阳生阴长而阴平阳秘。蒲黄、五灵脂、大血藤活血散瘀止痛；延胡索为化气第一药，能行血中气滞、气中血滞，专治一身上下诸痛；川楝子行气止痛；方中党参、黄芪归肺、脾经，二者同用以补脾胃之气，后天之气充足，则先天之肾气化生有源，先天之气充足，使机体"正气存内，邪不可干"，且气行则血行，防止瘀血停滞于冲任胞脉；配以柴胡疏肝理气。综观全方，温热既不伤阴，化瘀亦有止痛，补气妙在理气，标本兼顾，共奏温阳益气、化瘀止痛之效。

病案 5：癥瘕——盆腔包裹性积液

李某，女，48 岁，已婚，孕 3 产 2 流产 1，2018 年 7 月 5 日初诊。主诉：双侧巧克力囊肿剥除术后 1 年，右侧附件囊肿穿刺术后 3 个月、复发 7 天。平时月经规律，4～5 天 /26～28 天，量中等，有血块，前 2 天痛经，能耐受。患者 1 年前在当地医院行腹腔镜下双侧卵巢巧克力囊肿剥除术，术后恢复满意。3 个月前行 B 超检查时发现右侧附件囊肿，大小约 6 cm，边界清楚，在当地医院 B 超引导行盆腔囊肿穿刺抽吸术，术后证实为包裹性积液。末次月经：2018 年 6 月 17 日。量中等，色红，有血块。患者 7 天前自觉右下腹胀痛，遂于当地医院就诊，行妇科 B 超提示子宫右侧可探及 6.5 cm×4.2 cm 的无回声团，形态欠规则，医师建议中医治疗，遂至我院就诊。症见右下腹胀痛，劳累后加重，带下量多、色黄，神疲乏力，心烦口苦，食欲不佳，大便秘结，2～3 日一行，小便正常。舌暗，苔黄腻，边有瘀点，脉弦涩。妇科检查：宫颈光滑，子宫大小正常，固定不活动，子宫右侧可扪及一直径约 6 cm 的包块，边界不清，有压痛。辅助检查：血常规：正常；红细胞沉降率：正常；C- 反应蛋白：正常；白带常规：Ⅳ度，霉菌、细菌阴性；支原体、衣原体：阴性。

诊断：癥瘕。

辨证：湿热瘀结证。

治法：清热利湿，化瘀消癥。

主方：自拟消癥排液汤。

处方：黄芩 10 g，赤芍 10 g，丹参 30 g，皂角刺 15 g，土茯苓 30 g，茯苓 15 g，三棱 10 g，莪术 10 g，大血藤 15 g，水蛭 1 条，土鳖虫 10 g，党参 15 g，黄芪 15 g。15 剂，水煎服，嘱其经期停药。

二诊：2018 年 7 月 25 日。患者末次月经：2018 年 7 月 15 日。量中等，血块减少，口服药物后下腹疼痛缓解，乏力较前减轻，有腰部酸痛，白带量减少、色淡黄，夜间时有潮热，大小便正常，纳可。上方基础上加枸杞子、山茱萸各 10 g。15 剂，水煎服，早、晚服用。

三诊：2018 年 8 月 12 日。患者已无下腹疼痛及腰部酸痛，无潮热盗汗，大小便正常，精神可，纳食可，夜眠欠安，易醒。原方基础上加远志 5 g，酸枣仁 10 g，夜交藤 15 g。15 剂，水煎服，早、晚服用，经期停服。

四诊：2018 年 9 月 1 日。患者无腰腹痛，大小便正常，纳食可，睡眠改善。继服 1 个月，用药 2 个月后复查 B 超提示盆腔包裹性积液消失。

解析：该患者盆腔包裹性积液继发于盆腔手术后，王萍教授认为手术最为损伤正气，正气亏虚则防御功能下降，邪气乘虚而入，留著于冲任，血行不畅，进而瘀血内结，阻于胞脉，日久发病。本患者外感湿热之邪与余血搏结，瘀阻冲任、胞宫、胞脉，血行不畅，则小腹胀痛、积块；湿热下注，损伤带脉，则带下量多、色黄；邪热留恋伤津，则心烦口苦、便结；病程日久损伤正气，则神疲乏力；舌暗、苔黄腻、边有瘀点、脉弦涩为湿热瘀结之象。本病治疗早期应以祛邪为主，主要以祛湿化瘀为主，湿多与热结，继而湿热下注，因湿为脾之所病，利湿之余配以健脾可功倍；后期则需加以扶正固本，祛湿化瘀、扶正相继而用，不仅邪实可除、瘀血可清，同时也固护正气。

按语：《景岳全书·妇人规》曰："瘀血留滞作癥，惟妇人有之。"本病的基本病机主要在于血瘀，但据其疾病的病理改变，多为"湿、瘀"胶着难解，临证多从"化瘀除湿"入手，以自拟消癥排液汤治疗，其中黄芩入脾经，主清热燥湿健脾；选用三棱破血中之滞，莪术逐气分之血瘀，配合赤芍、丹参、大血藤以增强活血消瘀散结之效；使用虫类药物水蛭、土鳖虫直入血络，破血逐瘀；皂角刺、土茯苓、茯苓健脾祛湿，其中土茯苓可清湿热；因盆腔炎性包块形成病程日久，病情缠绵，久病多虚，在治疗过程中加党参、黄芪益气扶正，"养正以除积"。二诊现阴虚之症，遂添滋肾阴之枸杞子、山茱萸。三诊现失眠，加远志、酸枣仁、夜交藤养心安神。全方以活血化瘀消癥为主，酌加清热利湿药物，兼顾扶正，攻补兼施，标本同治，病证自消。

病案 6：妇人腹痛——输卵管积水

唐某，女，32 岁，已婚，孕 3 产 0 人流 3，2017 年 9 月 3 日初诊。主诉：反复下腹部疼痛 2 年，检查发现输卵管积水 5 个月。患者平时月经规律，4～6 天 /26～27 天，色红，无血块，偶有轻微痛经。患者因继发不孕至当地生殖医院欲行体外受精－胚胎移植术，术前完善妇科 B 超提示双侧输卵管积水，大小分别为 5.2 cm×3.8 cm（左），6.5 cm×3.1 cm（右），呈腊肠样改变。生殖医院医师建议患者移植前行腹腔镜下双侧输卵管结扎术，患者因有手术顾虑遂至我院就诊要求中医治疗。末次月经：2017 年 8 月 19 日。量中等，色红，有血块，轻微痛经。症见下腹胀痛，腰酸，伴白带量多，色黄有异味，感头昏困重，精神难以集中，多梦易醒，易焦虑，大便结。舌紫暗、有瘀斑，苔黄腻，脉弦涩。妇科检查：阴道内见中量淡黄色分泌物；宫颈光滑，大小正常，子宫前位，正常大小，有压痛；双侧附件区增粗，有轻压痛。辅助检查：支原体、衣原体：阴性；白带常规：清洁度Ⅲ度，余正常；血常规、红细胞沉降率、C- 反应蛋白：正常。

诊断：妇人腹痛；断绪。

辨证：湿热瘀结证。

治法：清热利湿，化瘀消癥。

主方：自拟通管汤。

处方：土鳖虫 10 g，水蛭 5 g，三棱 10 g，莪术 10 g，丹参 10 g，泽兰 10 g，白芷 10 g，皂角刺 10 g，败酱草 30 g，路路通 10 g，王不留行 10 g，薏苡仁 20 g，茯神 15 g，夏枯草 15 g，生牡蛎 15 g，甘草 5 g。14 剂，水煎服，嘱经期停用。

二诊：2017 年 9 月 24 日。末次月经：2017 年 9 月 15 日。量中等，色红，有少量血块，精神、夜寐转佳，腰酸沉重仍存。舌暗红，苔薄黄，边有瘀点，脉弦涩。B超示双侧输卵管积水减少。续服原方14剂。再配合外敷及中药保留灌肠疗法。自拟外敷方：白芷10g，皂角刺10g，羌活10g，独活10g，当归10g，红花10g，透骨草30g，艾叶30g，花椒6g。将上药1剂用温水调配后置于腹部纱布上，同时配合TDP神灯照射30分钟，每天1次，10天为1个疗程。自制灌肠方：丹参20g，败酱草20g，千年健20g，山药20g，三棱20g，石见穿20g，千里光20g，莪术20g，水蛭10g。10剂，每日1剂，保留灌肠。

三诊：2017年10月12日。头昏困重去大半，腹痛腰酸减轻，夜寐安。舌红，苔白，脉细。查体下腹部无压痛。B超示双侧输卵管积水消除大半。上方去茯神，加生黄芪15g，炒白术15g。继续用药14剂。继前灌肠方、外敷方10剂，用法同前。

四诊：2017年10月29日。B超示双侧输卵管未见明显积水，无腰酸腹痛。继守前方14剂，停保留灌肠、外敷。5个月后电话随访，患者无腰酸腹痛，复查B超示积水未复发，已顺利于生殖医院行体外受精－胚胎移植术。

解析：输卵管积水是导致女性不孕的常见病因，若不干预治疗可导致积水反流至宫腔，影响胚胎着床，会增加人工辅助生殖胚胎植入后的流产率。该患者多次人流手术导致邪热余毒残留，与冲任气血相搏，瘀阻冲任胞宫，"血不利则为水"，凝聚不散，日积月累而渐成输卵管积水，血行不畅，不通则痛，故小腹疼痛；瘀阻胞脉，胞脉系于肾，故腰骶酸痛；湿热之邪伤及任带，故白带量多、有异味；湿热熏蒸，则头昏困重；热扰心神，故精神难以集中、多梦、易焦虑；邪热留恋伤津，故便结；舌紫暗、有瘀斑，苔黄腻，脉弦涩皆为湿热瘀结之征。临证从"湿""瘀"辨析，治以清热利湿、活血化瘀之法。湿除瘀化则气血流畅，往来无端。然若仅投攻伐，则邪未去真元更伤，反易助邪。然邪去时易伤真元，反易助邪，后继以利湿祛瘀损其余，佐益气固其本。

按语：《金匮要略·水气病脉证并治》曰："血不利则为水"，尤在泾注云："曰血分者，谓虽病于水，而实出瘀血也"，《丹溪心法》谓："痰挟瘀血，遂成窠囊。"输卵管积水的基本病机为血瘀，病位在胞宫，涉及肝、脾、肾。临证选用自拟通管汤，其中水蛭、土鳖虫以行血化瘀消癥；三棱、莪术、丹参共用活血化瘀；薏苡仁、泽兰利水化湿；白芷、皂角刺、败酱草以清热燥湿；路路通、王不留行活血通经；夏枯草、生牡蛎软坚散结，消肿除包；茯神安神；甘草调和诸药。诸药相伍令邪去正复、精神得养。三诊时邪已去大半，加生黄芪、炒白术以益气固本。配合外敷方、中药保留灌肠之灌肠方以清热利湿通络。治以内外并举，病证自消。

病案 7：妇人腹痛——盆腔炎性疾病

陈某，女，23 岁，未婚，有性生活史，孕 0 产 0，2022 年 7 月 22 日初诊。主诉：下腹痛伴发热 3 天。患者既往月经规律，6 ～ 7 天 /29 ～ 30 天，色红，无血块，偶有痛经。末次月经：2022 年 7 月 11 日。量、色、质正常。3 天前出现下腹部胀痛，伴腰酸胀痛，发热，体温高达 38.7 ℃，2 天前曾于药店自购头孢类抗生素及布洛芬口服，服药后疗效欠佳，热势起伏。症见下腹胀痛，伴腰骶部胀痛，发热，胃胀、饮食后加重，带下量多、色黄，精神不振，小便黄，大便稀溏，舌红，苔黄腻，脉弦滑。查体：下腹部压痛，无反跳痛。妇科检查：阴道内见大量脓性分泌物，宫颈充血，举痛明显，子宫前位，大小如常，有压痛，双侧附件区压痛明显。辅助检查：血常规：白细胞 13.1×10^9/L，中性粒细胞 10.2×10^9/L；红细胞沉降率：31 mm/h；白带常规：清洁度Ⅳ，余正常；经阴道彩超：子宫、附件未见明显异常，直肠子宫陷凹积液 35 mm。

诊断：妇人腹痛。

辨证：湿毒壅盛证。

治法：解毒除湿，活血止痛。

主方：五味消毒饮加减。

处方：金银花 15 g，连翘 10 g，蒲公英 15 g，紫花地丁 30 g，升麻 10 g，牡丹皮 10 g，丹参 10 g，薏苡仁 20 g，土茯苓 30 g，败酱草 30 g，黄柏 10 g，茵陈 10 g，川楝子 10 g，枳壳 10 g，甘草 6 g。5 剂，水煎服。

二诊：2022 年 7 月 28 日。患者小腹胀痛减轻，无胃胀，易疲乏，已无发热，纳可，寐欠安，小便正常，大便不成形。舌红苔白腻，脉弦滑。查血常规：正常。上方去川楝子、枳壳，加太子参 15 g，白术 10 g，远志 5 g。继续用药 7 剂，水煎服。

三诊：2022 年 8 月 9 日。诸症减轻，全身症状消失。妇科检查：外阴、阴道正常，宫颈光滑，子宫、双侧附件无压痛。妇科 B 超：直肠子宫陷凹未见积液。

解析：该患者因下腹部疼痛、发热就诊，经抗感染治疗疗效欠佳，为盆腔炎性疾病急性发作期，结合舌、脉、症，辨证为湿毒壅盛证。王萍教授认为急性盆腔炎多因房事不禁或摄生不慎，湿热毒邪乘虚而入，侵犯冲任及胞宫脉络，湿热与气血相搏结，困阻气机，气血运行不利形成瘀血，瘀血阻滞，"湿""热""瘀"互结发为本病，不通则痛，则下腹伴腰骶部胀痛；邪正交争，湿遏热伏，故发热；湿热内困中焦，脾胃运化失职，则胃胀、饮食后加重；湿毒蕴结下焦，损伤任带二脉，则带下量多、色黄；湿毒下注膀胱，则小便黄；湿毒内蕴，肠道传化失司，则大便稀溏；色红、苔黄腻、脉弦滑为湿毒壅盛之征。治疗上以清热解毒、清热利湿为主，佐以活血化瘀。

按语：《素问·太阴阳明论》曰："伤于湿者，下先受之。"急性盆腔炎以湿热毒邪蓄积下焦，损伤冲任、胞宫、胞脉、胞络，并与气血搏结而发病。根据"急则治其标，缓则治其本"的原则，治以祛湿热毒邪是当务之急。故临证选用五味消毒饮加减治疗，方中金银花、连翘、蒲公英、紫花地丁、升麻苦寒，可清热解毒除热；土茯苓、败酱草、黄柏、茵陈合用清热利湿，凉血解毒；川楝子清肝经郁热，行气止痛，与枳壳合用通脉行气导滞；丹参活血养血，"一味丹参饮，功同四物汤"，攻邪不忘扶正，配合牡丹皮凉血清热、活血散瘀；甘草为使。全方共奏清热解毒除湿、活血止痛之功，使热清、湿除、血行，胞脉畅通，诸症自消。

病案8：带下过多——细菌性阴道病

贾某，女，38岁，已婚，孕3产1人流2，2020年7月12日初诊。主诉：带下量多伴外阴瘙痒半年。患者既往月经规律，6～7天/27～30天，色红，无血块，偶有痛经。患者2020年初因计划外妊娠行人流术，术后出现带下量增多、色黄，伴外阴瘙痒。曾多次在外院治疗，每予以甲硝唑栓、苦参凝胶等药物阴道上药治疗，用药时症状改善，但常停药后不久复发。末次月经：2020年6月26日。量中等，经色暗，有血块，质稠，经行有痛经。现带下量多、色黄、质黏稠、味臭秽，伴外阴瘙痒，胸闷不畅，易烦躁，口苦口腻，食欲不佳，神疲，小便黄，舌红，苔黄腻，脉弦滑。妇科检查：外阴正常，阴道通畅，内见分泌物量多、色黄、质黏稠、有异味，宫颈中度糜烂，有接触性出血，子宫前位，大小如常，无压痛，双侧附件无异常。辅助检查：阴道微生态：白细胞（++），线索细胞（+），清洁度Ⅳ度；阴道腔内彩超：子宫、双侧附件无异常，无直肠子宫陷凹积液。

诊断：带下过多。

辨证：湿热下注证。

治法：清热利湿，凉血止带。

主方：自拟薏苡仁败酱汤。

处方：薏苡仁 15 g，败酱草 15 g，马鞭草 10 g，黄柏 10 g，白花蛇舌草 10 g，虎杖 10 g，牡丹皮 10 g，当归 10 g，柴胡 10 g，生地黄 10 g。7 剂，水煎服。再配以自拟土苓苦参汤方：土茯苓 15 g，苦参 10 g，金银花 10 g，防己 10 g，苍术 10 g，黄柏 10 g，白鲜皮 10 g。7 剂，煎煮后趁药液热时熏洗外阴，每日 2 次。

二诊：2020 年 7 月 22 日。患者带下量减少、色淡黄，仍时有外阴瘙痒，胸闷消失，食纳增加，口苦不显，二便正常，舌质淡红，苔微黄稍腻，脉濡。上方去柴胡，加苦参 10 g，蛇床子 10 g。继续用药 5 剂，水煎服。继续配以自拟土苓苦参汤方 5 剂水煎熏洗外阴。

三诊：2020 年 8 月 6 日，末次月经：2020 年 7 月 26 日。量中等，经色暗红，有少许血块。现带下量不多、色白、无臭味，外阴瘙痒减轻，无口干口苦，纳寐可，二便正常。舌质淡红，苔薄黄，脉濡。守上方继服 5 剂，水煎服。1 个月后随访，未再复发。

解析：该患者人工流产术后带下量增多半年，诊为带下过多。因术后湿热之邪乘虚而入，流注下焦，损及任带二脉，加之肝经之郁火内炽，下克脾土，脾土不能运化，水湿内停与郁热相搏结，以致湿热下注，直犯阴部，导致病情反复。湿热蕴结于下，损伤任带二脉，则带下量多、色黄、质稠、气味臭秽；湿热浸渍，则外阴瘙痒；湿热熏蒸，则胸闷、口苦口腻；湿热内阻中焦，脾失运化，清阳不升，则神疲、食欲不佳；湿热下注膀胱，则小便黄；舌红、苔黄腻、脉弦滑为湿热之征。治疗上以清热利湿、凉血止带之法。

按语：《傅青主女科·带下》曰："夫带下俱是湿症，而以'带'名者，因带脉不能约束而有此病。"湿邪是导致本病的主要原因，肝郁脾虚为病机关键。本病病程尚短，邪实症状明显，治当清热利湿、凉血止带。以自拟薏苡仁败酱汤治疗，方中薏苡仁、败酱草清热利湿以化浊；马鞭草、黄柏、白花蛇舌草清热解毒燥湿，去浊分清；虎杖、牡丹皮、当归、柴胡、生地黄疏肝凉血活血。诸药合用，引药直达病所，使邪无所藏，热清湿除带自止。二诊时患者仍外阴瘙痒明显，故加蛇床子、苦参以燥湿杀虫，祛风止痒。王萍教授在治疗带下时，除了辨证以清热利湿、凉血止带之内服药外，还配合清热解毒、燥湿止痒的外洗方，方中土茯苓解毒利湿；苦参、黄柏、白鲜皮清热燥湿，杀虫止痒；苍术燥湿健脾；防己辛能行散，苦寒降泻，既能祛风除湿，又能够清热，可防湿邪化热；金银花清热解毒。通过内服结合外洗法治疗本病，临床疗效显著。

病案 9：带下过多——非特异性阴道炎

范某，女，42 岁，已婚，2022 年 5 月 31 日初诊。主诉：带下量多 2 年。患者 2 年前出现带下量增多，色白，质稀如涕。平素神疲乏力，易倦怠，纳少，多食则胃胀，经量偏多，色淡红，行经时间正常。曾在外院以阴道上药治疗，症状未明显改善。现带下量多、色白、质稀、无臭味，无外阴瘙痒，神疲乏力，懒言，食欲不佳，大便溏，小便正常，舌淡，苔薄白，脉细濡。妇科检查：阴道分泌物量多、色白、质稀、无异味，宫颈轻度糜烂。查阴道微生态：清洁度Ⅲ度。

诊断：带下过多。

辨证：脾虚湿阻证。

治法：健脾益气，升阳除湿。

主方：完带汤加减。

处方：党参 15 g，白术 10 g，山药 15 g，白芍 10 g，苍术 10 g，陈皮 10 g，柴胡 10 g，荆芥 10 g，龙骨 10 g，牡蛎 20 g，海螵蛸 30 g，茜草 10 g，甘草 5 g。7 剂，水煎服。

二诊：2022 年 6 月 10 日。患者带下量明显减少，精神改善，纳食增加，二便正常。守上方继续用药 7 剂，水煎服。3 个月后随访，未再复发。

解析：该患者以带下量多为主症，还兼有月经量多和纳差，究其根本为脾虚湿盛、湿郁任带。脾气虚弱，运化失司，湿邪下注，伤及任带，任脉不固，带脉失约，故带下量多；脾虚中阳不振，则神疲乏力、懒言；脾虚失运，则食欲不佳、便溏；脾气虚则冲任不固，经血失于制约，则经量多、色淡；舌淡、苔薄白、脉细濡均为脾虚湿阻之征。王萍教授治疗本病立足于调理脾胃、运化水湿。她认为，脾胃位居中州，主运化水湿、气机升降，其功能失常与带下病的发生密切相关，在治疗本病时以祛湿为根本，不可离开脾胃，时时不忘顾护脾胃正气以治带下。

按语：《傅青主女科·白带下》曰："脾土受伤，湿土之气下陷，是以脾精不守，不能化荣血以为经水，反变成白滑之物。"脾胃损伤，任带失约，生湿致病。湿邪是导致本病的主要原因，脾胃功能失常为病机关键。选用治疗脾虚湿盛型白带的首选方剂完带汤化裁，药用党参以健脾益气，陈皮、白术以健脾燥湿、行气和胃，山药以健脾益气、固涩止带，白芍柔肝理脾，佐以辛散升阳的荆芥、柴胡，"使风木不闭塞于地中，则地气自升腾于天上，脾气健而湿气消，自无白带之患矣"，配以龙骨、牡蛎收敛固摄，海螵蛸、茜草二药取自《内经》中四乌鲗骨一芦茹丸，与龙骨、牡蛎并用收敛止带，共治带脉不束之带下过多。诸药合用健运脾胃、益气升阳、除湿止带，则带下自除。

病案 10：带下过多——人乳头瘤病毒感染

谭某，女，28 岁，已婚，2021 年 5 月 27 日初诊。主诉：带下量多 1 年余。患者 1 年多前出现带下量增多、色黄、有异味，伴有间断外阴瘙痒。曾于当地医院就诊，查白带常规：正常；宫颈液基薄层细胞学检查：未见鳞状上皮内病变，中度炎症反应；阴道镜检查：慢性宫颈炎；人乳头瘤病毒检查：16 型、18 型阳性。予以保妇康栓、干扰素阴道栓阴道上药 3 个疗程，患者症状未见明显改善，1 周前外院复查人乳头瘤病毒仍提示 16 型、18 型阳性。现带下量多、色黄、质稠、味臭秽，时有外阴瘙痒，口干口苦，小便黄，大便干结。舌红，苔黄腻，脉滑数。妇科检查：阴道分泌物量多，色黄，呈脓性；宫颈中度糜烂，子宫及双侧附件未扪及异常。辅助检查：妇科 B 超：子宫、附件未见异常；白带常规：未见异常；支原体、衣原体：阴性；宫颈病理学检查：（宫颈）慢性炎症。

诊断：带下过多。

辨证：湿毒蕴结证。

治法：清热解毒，除湿止带。

主方：金银蒲草汤。

处方：金银花 10 g，蒲公英 30 g，连翘 10 g，大青叶 30 g，野菊花 30 g，苦参 10 g，土茯苓 30 g，白花蛇舌草 30 g，贯众 10 g，马齿苋 30 g。10 剂，煎煮后趁药液热时熏洗外阴，每日 2 次，经期停药。

二诊：2021 年 6 月 15 日。带下量明显变少、色稍黄、质稀、无异味，外阴瘙痒减轻，二便调。舌红，苔黄稍腻，脉滑。守上方继续用药 10 剂，熏洗外阴。

三诊：2021 年 7 月 4 日，带下量中等、色白或淡黄、质稀、无异味，外阴无瘙痒，二便调。舌淡红，苔白，脉略滑。妇科检查：阴道分泌物量中等，色白，质稀；宫颈轻度糜烂，子宫及双侧附件未扪及异常。人乳头瘤病毒检查：高危型阴性。

解析：本例患者主要表现为阴道分泌物增多，传统中医学虽然并无"人乳头瘤病毒感染"的病名记载，但根据其症状归属于"带下过多"范畴，王萍教授认为高危型生殖道人乳头瘤病毒感染基本病因病机为机体正气亏虚，湿毒之邪乘虚内犯，客于胞门，内积而成。湿毒内侵，损伤任带二脉，故带下过多、色黄、味臭秽；湿浊热毒上蒸，故口干口苦；湿热伤津，故小便黄、大便干结；舌红、苔黄腻、脉滑数为湿毒蕴结之征。治疗施以外治祛邪泄实为主，故确立了"清热解毒、除湿止带"的基本治则，以自拟金银蒲草汤外阴熏洗治疗生殖道人乳头瘤病毒感染，可使药效直达病所确保疗效，祛邪而不伤正。

按语：本例属感染湿毒之邪，湿毒蕴结，损伤任带所致。其邪实症状明显，方用金银蒲草汤治疗。方中金银花、蒲公英、连翘、野菊花、大青叶、白花蛇舌草清热解毒燥湿，去浊分清；苦参、土茯苓清热利湿止带；贯众、马齿苋清热解毒除秽。诸药合用，清热解毒、除湿止带，外用使药直达病所，使邪无所藏，以达到快速治愈疾病的目的。

病案 11：经期延长——子宫内膜炎

欧阳某，女，36 岁，孕 3 产 1 流产 2，2020 年 6 月 21 日初诊。主诉：经期延长 2 年余。患者 12 岁月经初潮，既往月经正常，5～7 天 /28～30 天，量中等，色红，无痛经。患者 2017 年 10 月行剖宫产，产后恢复尚可。剖宫产后半个月月经复潮，但行经时间延长至半个月有余，前 3 天量中等，此后经量少，点滴状，呈暗红色，时有时无，持续 12～16 天始净，周期正常，伴有痛经。曾在其他医院就诊，考虑"经期延长"，口服避孕药治疗，治疗时经期缩短，停药后经期延长症状仍无改善。2020 年 4 月当地医院 B 超显示子宫内膜厚 5 mm，内膜回声均匀；子宫下段前壁可见一深约 3 mm 不规则液性暗区，边界清，与宫腔相通，距离浆膜层约 4 mm；双侧附件未见异常。进一步行宫腔镜检＋诊刮术，提示有剖宫产切口愈合不良，宫腔内未见明显赘生物，可见弥散性充血。宫腔刮出物病理提示内膜间质内有炎性细胞浸润。末次月经：2020 年 6 月 3 日。淋漓 10 余天方净，前 3 天有痛经。现无阴道流血，无腹痛，腰骶酸困、白带量偏多、色淡黄，心烦易躁，倦怠乏力，面色黄，纳食尚可，夜寐欠安，二便调，舌暗红，苔薄白，脉弦滑。妇科检查：子宫后位，子宫轻压痛，双侧附件区未见明显增厚及压痛。辅助检查：性激素六项基础值检查正常。

诊断：经期延长。

辨证：气虚，湿热瘀结。

治法：益气化瘀，清热利湿。

主方：归草汤。

处方：黄芪20 g，党参15 g，当归10 g，川芎6 g，红花6 g，益母草12 g，赤芍10 g，香附10 g，大血藤15 g，败酱草15 g，马鞭草12 g，鱼腥草15 g，甘草6 g。10剂，水煎服。

二诊：2022年7月5日。末次月经：2020年7月1日。时值月经第5天，量少，色暗。治以自拟止血方以益气化瘀、收敛止血。处方：党参15 g，黄芪30 g，白芍10 g，熟地黄10 g，田三七6 g，蒲黄炭10 g，地榆炭10 g，茜草10 g，海螵蛸30 g，白及10 g，益母草15 g，甘草5 g。7剂，水煎服。

三诊：2022年7月15日。患者诉服药后月经9天干净。乏力症状较前明显减轻，仍有心烦，夜寐欠安，入睡困难，易醒，醒后难眠，余一般情况良好，舌暗红，苔薄白，脉弦滑。归草汤加柴胡10 g，远志5 g，酸枣仁10 g，夜交藤15 g。10剂，水煎服。并续开止血方5剂，嘱其月经第3天开始服用。

四诊：2022年8月10日。患者诉7月29日月经来潮，量中等，行经时间缩短至8天，余一般情况良好，精神、睡眠较前改善，舌淡红，苔薄白，脉弦。依照前法经期、非经期中药口服治疗，用药3个月经周期，巩固疗效，调整方药随证加减。后停药随访6个月，月经经期基本正常，7天左右即净。复查盆腔彩超，子宫前壁下段未见明显异常。

解析：中医古籍中无"剖宫产切口假腔"病名，更无专论，根据其经期淋漓不净的症状，中医可归入"经期延长""崩漏"等妇科血证的范畴进行辨证治疗。王萍教授认为剖宫产术中金刃损伤胞宫、胞脉是剖宫产切口假腔形成的外在原因；剖宫产术失血伤气，气血虚弱是其内在原因。剖宫产术中金刃损伤胞宫，加之产后气血不足，金刃所伤之子宫切口得不到濡养修复，产后气虚则统摄无权，无力收敛伤口，子宫切口愈合不良，且产后气血不足，切口易感邪毒，入里化热，经年累月，蚀灼成腔，内外因相加，经久形成切口假腔。经血蓄积于假腔内，不能及时排出形成瘀血，"离经之血便是瘀"，瘀阻冲任，与邪毒入里之热相合，而成瘀热同病，新血不得归经，导致行经时间延长，过期不净；中气不足，阳气不布，故倦怠乏力、面色萎黄；湿热下注，则腰骶酸困，带下量多、色黄；久病多郁，肝失条达，则心烦易躁；舌暗红、苔薄白、脉弦滑为气虚、湿热瘀结之象。治以益气化瘀、清热利湿之法。根据月经周期用药因势利导，通过益气扶正配合清热利湿、活血化瘀之药，使湿热毒邪排出，祛瘀生新，助于病情好转和痊愈。

按语：《校注妇人良方·调经门》认为"或因劳损气血而伤冲任，或因经行而合阴阳，以致外邪客于胞内，滞于血海故也"。《女科证治约旨·经候门》认为本病乃因"气虚血热妄行不摄"所致。王萍教授主张两步疗法：非经期益气化瘀、清热利湿；经期益气化瘀、收敛止血以缩短经期。非经期方选归草汤治疗，黄芪、党参益气扶正，鼓动血行，托毒外出；当归和血补血、除积血，川芎活血补血，养新血而破宿血，畅血中之元气，二者与党参、黄芪合用能益气托毒、活血和营，有透脓散之义；红花、益母草、赤芍、香附以增强活血化瘀之功效；大血藤、败酱草、鱼腥草、马鞭草清热解毒，消肿排脓；甘草调和诸药。经期以自拟止血方治疗，方中重用黄芪补气健脾，固摄冲任，扶持中阳，引血归经，加之党参，使已损之气血得复，胞络充养，瘀滞得化，漏下自止；熟地黄、白芍调养冲任，敛阴遏流，宁固血海，助党参、黄芪益气举陷，摄血塞流；田三七、蒲黄炭、地榆炭、海螵蛸化瘀止血，使止血而无留瘀之弊；益母草与茜草合用为坤茜散，共奏祛瘀生新、缩宫止血之效；白及一味，取其收敛止血之功，寓通于涩，可解经血淋漓不净之急。两方合用，每多治验，但停药易复，故需巩固治疗，顾求根本，以堵后患。

病案 12：阴肿——前庭大腺脓肿

李某，女，25 岁，未婚，孕 0 产 0，2022 年 8 月 20 日初诊。主诉：反复外阴肿痛 3 月余，加重 5 天。患者平素工作压力大，情志不畅，2022 年 6 月食用小龙虾、烧烤等辛辣食物后，出现右侧外阴肿胀疼痛，就诊于星沙某医院妇科门诊，诊断为前庭大腺脓肿，予头孢类抗生素静脉滴注 5 天后效果不明显，症状未明显改善，收入院行前庭大腺脓肿切开引流术，术后予抗感染治疗及定期换药，出院后门诊规律复诊，1 周后肿痛消失、伤口愈合、肤色转常；5 天前患者无明显诱因外阴同一部位再次出现肿胀疼痛，至当地医院予抗生素治疗，症状未见减轻，红肿热痛日益加重，渐致行走困难，为寻非手术治疗，遂至我院门诊就诊。现症：外阴红肿胀痛，无发热恶寒，口苦，伴头昏，进食减少，夜寐不佳，大便溏，小便短且次数增多，舌质红，苔微黄而腻，脉弦。妇科检查：右侧大阴唇中下部肿胀，可触及一大小约 3 cm×4 cm 的肿物，质中，边界清，局部肤温高，触之痛剧；左侧大小阴唇未见明显异常。辅助检查：血常规：白细胞 $10.35×10^9/L$，中性粒细胞 $7.8×10^9/L$，中性粒细胞百分比 72%；C-反应蛋白 12 mg/L；阴道微生态：清洁度Ⅲ度，未见霉菌、滴虫及细菌；妇科 B 超：子宫及双侧附件未见异常。

诊断：阴肿。

辨证：肝经湿热证。

治法：清肝利湿，消肿止痛。

主方：龙胆泻肝汤。

处方：柴胡 10 g，黄芩 10 g，栀子 10 g，生地黄 10 g，当归 10 g，车前子 15 g，白芷 10 g，皂角刺 10 g，败酱草 30 g，蒲公英 15 g，合欢皮 15 g，茯神 15 g，甘草 6 g。5 剂，水煎服。睡前清洗外阴后，用香油将如意金黄散调成糊状后，取药糊敷于患处，并嘱患者穿着宽松内衣物，注意阴部卫生，戒辛辣刺激食物。

二诊：2022 年 8 月 26 日。患者诉局部疼痛症状已明显减轻，纳眠较前改善，大便次数稍多，小便次数较前减少。妇科检查：右侧外阴肿胀大幅消退，肿物较前缩小，约 2.0 cm×2.5 cm，轻触之稍硬，按压有痛感。守上方继服 5 剂，继续配合如意金黄散外敷，用法同前。

三诊：2022 年 9 月 1 日。患处已无明显肿胀，肤红区域 2 cm×1 cm，颜色较前变浅，按压不痛，但稍有不适，睡眠改善，二便正常。上方去合欢皮、茯神，5 剂，水煎服。继续治疗 3 天后电话来诉阴部肿痛完全消失，二便调。嘱患者注意保持调畅情志，清淡饮食。1 个月后电话回访，患者诉未复发。

解析：本例患者平时工作劳累，情志不畅，肝失条达，肝郁日久化热，而又嗜食肥甘厚味之品，损伤脾胃运化功能，致痰湿内生、湿热互结，湿热郁遏阴部，故外阴红肿胀痛；肝经湿热熏蒸于上，则口苦；湿困脾胃，则纳差；湿热内伤，则夜寐不安；湿热停滞大肠，则大便溏；湿热之邪，蕴结膀胱，气化不利，则小便短赤；舌质红、苔微黄而腻、脉弦为湿热之征。治以清肝利湿、消肿止痛之法。

按语：《景岳全书·妇人规》所载："妇人阴肿，大都即阴挺之类，然挺者多虚，肿者多热。"其发病机制常为肝经湿热下注，脾虚湿浊内盛，湿热互结下注，浸及阴户而成脓肿。治疗上以龙胆泻肝汤治疗，方中柴胡疏肝利胆，与黄芩、栀子合用直清肝胆之热以竭其源；当归、生地黄活血散瘀，通达营卫，以消肿止痛，且可养血柔肝，以防苦寒伤肝；白芷、皂角刺通经活络，消肿排脓；车前子清热利湿；加败酱草、蒲公英以消肿止痛；合欢皮、茯神解郁安神；甘草清热解毒，调中诸药。诸药合用，共奏清肝利湿、消肿散结、通络止痛之功效。清代吴师机有言："外治之理，外治之药，亦即内治之药，所异者法耳。"如意金黄散也即利用中医外治之法，因势利导，去宛陈莝。如意金黄散，源于明代陈实功《外科正宗》。其中大黄、姜黄、黄柏具有清热燥湿、泻火解毒、活血祛瘀、通经止痛之功效；白芷、天花粉解毒消肿；陈皮、厚朴燥湿行气。各药配合，共奏清热燥湿、凉血消肿、通络止痛之功效。本病内外同治，疗效显著。

病案 13：阴痒——外阴白斑

刘某，女，64 岁，已婚，孕 5 产 2 人流 3，2021 年 5 月 23 日初诊。主诉：反复外阴瘙痒 5 年余。患者 51 岁自然绝经，5 年前无明显诱因出现外阴瘙痒，夜间加重，奇痒难忍后经搔抓，局部时见破溃，破溃后外阴皮肤有灼热疼痛感，患者曾尝试外用软膏、微波等治疗，治疗后略有缓解，后又反复，近 5 年一直在进行相关治疗。患者平素易怒，头晕目眩，五心烦热，时有烘热汗出，伴腰膝酸软，口干口苦，失眠，纳可，大便干，小便正常。舌质红，苔少，脉弦细而数。妇科检查：外阴可见小阴唇萎缩；大阴唇、小阴唇、阴唇间沟处皮肤黏膜色素减退明显，呈灰白色，皮肤增厚变硬，纹理明显，弹性降低，可见抓痕，未破溃；阴道分泌物少，呈白色黏稠状，有异味；宫颈萎缩；子宫附件未扪及明显异常。辅助检查：阴道微生态：清洁度Ⅳ度，乳酸杆菌少；盆腔彩超：老年子宫，子宫、双侧附件无异常。外阴活检：皮肤组织鳞状上皮部分增生，部分萎缩，表面角化过度。

诊断：阴痒。

辨证：肝肾阴虚证。

治法：滋肾养肝，祛风止痒。

主方：知柏地黄汤。

处方：知母 15 g，黄柏 10 g，生地黄 15 g，熟地黄 10 g，山茱萸 15 g，制首乌 15 g，枸杞子 10 g，柴胡 10 g，白芍 10 g，合欢皮 10 g，茯苓 10 g，泽泻 10 g，牡丹皮 10 g，白鲜皮 15 g，酸枣仁 10 g。15 剂，水煎服，日 1 剂，分早、晚温服。予以自拟外阴白斑外洗方：首乌 30 g，补骨脂 15 g，生地黄 15 g，苦参 30 g，蛇床子 30 g，白鲜皮 30 g，地肤子 30 g，野菊花 30 g，地龙 15 g。用法：以纱布将中药包裹，加水适量，煎煮 30 分钟，先以汤药蒸气熏蒸外阴，待汤药温度合适后坐浴 30 分钟，每晚 1 次，每次 1 剂。同时嘱咐患者勿食辛辣发物，调节心情，合理作息，勿穿化纤类内裤，宜穿纯棉内裤等透气衣物，避免对外阴的局部刺激，嘱患者 15 日后复诊。

二诊：2021 年 6 月 10 日。服药后患者外阴瘙痒有所改善，不用搔抓，仍有心烦、口干口苦，失眠，腰膝酸痛，阴道有少量分泌物、有异味。方药：上方加龙眼肉 20 g，杜仲 10 g，狗脊 10 g，土茯苓 15 g。15 剂，日 1 剂，分早、晚 2 次温服。继续中药外洗方外洗，调护同前。

三诊：2021 年 6 月 27 日。患者外阴瘙痒症状明显减轻，五心烦热、腰膝酸软、睡眠等症状明显改善，无口苦，白带正常。妇科检查：外阴白斑面积明显缩小，外阴皮肤较前光滑、有弹性，无抓痕及破溃。方药：上方去柴胡、合欢皮、酸枣仁。15 剂，日 1 剂，分早、晚 2 次温服。继续中药外洗方外洗，调护同前。

四诊：2021 年 7 月 14 日。患者诉偶有外阴瘙痒，无阴道分泌物，无情绪异常，无腰膝酸软，无口干口苦，二便正常。妇科检查：服药后大小阴唇白斑处皮肤色素加深，弹性改善，外阴皮肤无破溃渗出。效不更方，随证加减，连续治疗 3 个月后，外阴已无瘙痒，外阴皮肤基本恢复正常。3 个月后随访未复发。

解析：本例患者系绝经后女性，年老体衰，精血亏损，加之患者平素急躁易怒，肝气郁结，久而化热，久病耗伤阴血，而肝脉过阴器，肾司二阴，肝肾阴虚，精血亏少，冲任血虚，阴部肌肤失养，则外阴黏膜色素减退变色；阴虚生风化燥，风动则痒，则外阴瘙痒难耐；风盛则肿，故阴部皮肤增厚；肝郁化火，则心烦易怒、口干口苦；阴虚内热，则五心烦热；肝阳偏亢，则烘热汗出；肾虚则腰膝酸软；灼阴伤津，则大便干；舌红苔少、脉弦细而数为肝肾阴虚之征。王萍教授认为老年女性外阴白斑病变主要涉及肝肾，辨证为肝肾阴虚兼血虚风燥证，治疗需以滋补肝肾之阴调治其本，祛风止痒调治其标，因病变部位在外阴，治疗本病时要标本兼顾，内外合治，结合中药外洗方局部用药以祛风止痒。

按语：《女科经纶》云："妇人阴痒……肝经血少，津液枯竭，致气血不能运荣。"《诸病源候论·虚劳阴疮候》曰："肾荣于阴器，肾气虚，不能制津液，则汗湿，虚则为风邪所乘，邪客腠理，而正气不泄，邪正相干，在于皮肤，故痒，搔之则生疮。"肝经绕阴部，肝主藏血，肾主生殖、开窍于二阴，故肝肾阴虚、血虚生风是外阴白斑的主要病机。王萍教授治疗本病予以知柏地黄汤滋阴清热亦补肝肾，同时加以祛风养血止痒之药物，随证组方加减。方中熟地黄填精益髓、滋补阴精；生地黄、山茱萸滋养肝肾、涩精；肾为水火之宅，肾虚则水冷，阴虚而火动，故佐以泽泻利湿泄浊，并防熟地黄之滋腻；牡丹皮清泻相火，并制山茱萸之温涩；茯苓健脾渗湿；知母清热泻火、滋阴润燥；黄柏清热燥湿、泻火解毒、清虚热；制首乌、枸杞子补肝肾、益精血，使气血充盈调和，以营养肌肤；柴胡疏肝理气；白芍酸苦微寒、养血敛阴；白鲜皮清热解毒、祛风止痒；合欢皮、酸枣仁养心安神。诸药合用，共奏调补肝肾、祛风止痒之功。二诊患者仍腰酸、失眠、阴道分泌物异常，故加杜仲、狗脊以补肾强腰，加龙眼肉以增加养心安神之效，加土茯苓以清热除湿止痒。三诊患者睡眠已安，无口干口苦，故去柴胡、合欢皮、酸枣仁。因病变部位为外阴，因而配合自拟外阴白斑外洗方，使药物直接作用于病灶，药效直达病所。方中首乌归肝、肾经，补益精血，现代药理研究表明，首乌有增强免疫功能、抗炎杀菌的作用；补骨脂补肾壮阳，现代药理研究表明，补骨脂酚有雌激素样作用，可增强免疫功能；生地黄养阴凉血润燥；苦参、地肤子、蛇床子、白鲜皮清热燥湿止痒；野菊花清热解毒；地龙搜风止痒。本病内治法与外治法配合，标本兼治，故临床疗效确切。

五、妇科杂病

病案 1：癥瘕——子宫肌瘤、子宫腺肌瘤

甄某，女，32 岁，2022 年 11 月 22 日初诊。主诉：子宫肿块高强度聚集超声（简称"海扶"）治疗后 1 个月，要求配合中医治疗。患者因"进行性经行下腹疼痛 2 年余"多次于多家医院就诊，诊断为①子宫肌瘤；②子宫腺肌瘤。患者因要求保留子宫故拟行海扶治疗，术前 MRI 检查完善后海扶定位顺利，遂于 2021 年 1 月行海扶治疗，检查报告提示子宫肌瘤合并子宫腺肌瘤，术中见右侧后壁浆膜下子宫肌瘤，常规步骤性病灶海扶治疗；子宫腺肌瘤病灶太小，距离内膜、浆膜无安全距离，未行治疗。末次月经：2022 年 10 月 26 日。量多，色暗，有较多血块，腹痛剧烈，难以耐受。月经干净后 1 周至该院复查妇科彩超：子宫 61 mm×50 mm×43 mm，子宫低回声结节 44 mm×38 mm，内膜厚 5 mm，左侧卵巢 30 mm×26 mm，右侧卵巢 32 mm×24 mm。患者考虑虽行海扶治疗，但月经时间长、量多及腹痛症状仍未见明显好转，意欲进行调治，缓解症状，患者为求中医治疗转至我科门诊。现患者无明显腹痛，但觉腹胀，无明显腰酸，无法集中精力，疲乏困顿，无烦躁，无胸闷气促，食欲可，寐安，二便尚正常。舌偏暗，苔白，脉弦细涩。既往因"输卵管妊娠"行腹腔镜下手术

切除患侧输卵管（具体不详）。自诉曾服用"地诺孕素片"，因胃肠道反应过大，无法用药故而自行停药。无其他手术及药物过敏史。孕2产1存1，无生育要求。

　　诊断：癥瘕。

　　辨证：气虚血瘀证。

　　治法：健脾理气，消癥散结。

　　主方：桂枝茯苓丸合四逆散加味。

　　处方：黄芪15g，党参15g，桂枝10g，茯苓15g，当归15g，牡丹皮10g，桃仁10g，赤芍10g，柴胡6g，枳壳10g，陈皮6g，荔枝核10g，白芍20g，鸡内金10g，甘草5g。14剂，水煎服，日1剂，分2次温服。

　　二诊：2022年12月10日。末次月经：2022年12月4日。至今未净，起初量多，色暗，较多血块，第1、第2天下腹疼痛，但较前明显好转，可耐受，伴胸胀。月经周期第7天，量已转少接近干净，偶有口苦，无口干，易疲劳，精神状态较前好转，纳寐可，二便正常。舌偏暗，苔白，脉弦细涩。复查妇科彩超：子宫50mm×42mm×54mm，子宫低回声结节39mm×40mm×41mm，内膜厚3.4mm，左侧卵巢25mm×18mm，右侧卵巢24mm×16mm。辨证及治法同前，守前方21剂。

　　三诊：2023年1月1日。末次月经：2022年12月4日。9天完全干净，总量较既往减少约1/2，色暗，有血块，有痛经，但可耐受，未服用止痛药物。现稍有疲倦乏力感，精神可集中，无烦躁，无胸闷气促，食欲可，寐安，二便尚正常。舌偏暗，苔白，脉弦细涩。辨证及治法同前。守前方21剂。月经来潮停药，月经第5天可再次开始服药。

　　解析：患者子宫肌瘤及子宫腺肌瘤已确诊并行针对性治疗，部分症状如月经量多、痛经症状未见改善，患者因此而就诊，虽为有形之标实，但究其根本仍为气血、脏腑失调，故治疗以调整肝脾之功能为主，佐以活血化瘀、消癥散结药物，本病处方以桂枝茯苓丸合四逆散加味而成，以达治疗之效。

　　按语：桂枝茯苓丸出自东汉张仲景的《金匮要略·妇人妊娠病脉证并治》，由桂枝、当归、牡丹皮、桃仁、茯苓组成，原文载"妇人宿有癥病，经断未及三月，而得漏下不止，胎动在脐上者，为癥痼害。妊娠六月动者，前三月经水利时，胎也。下血者，后断三月，衃也。所以血不止者，其癥不去故也，当下其癥，桂枝茯苓丸主之"。最初用于治疗因包块引起的妊娠胎动不安，后人引申采用"异病同治"法，认为凡妇人经、胎、产之疾属瘀血阻滞胞宫而致下腹结块性疾病，皆可用本方祛瘀消癥，故临床常用于女性月经不调、闭经、痛经、子宫内膜炎、附件炎、子宫肌瘤、卵巢囊肿等疾病。四逆散则出自东汉张仲景《伤寒论》，由柴胡、枳实、芍药、炙甘草组成，原文载"少阴病，四逆，其人或咳，或悸，或小便不利，或腹中痛，或泄利下重者，四逆散主之"。原方有疏肝解郁、理气活血、调和肝脾、通达郁阳之功。此两方合用，调理肝脾、活血消癥，再加党参、黄芪补益气血，加用赤芍、陈皮、荔枝核、鸡内金，以调畅气机、助脾胃运化、活血散结，以达到临床治疗之目的。

病案 2：癥瘕——子宫肌瘤

廖某，女，40 岁，2021 年 3 月 20 日初诊。主诉：发现子宫肿块增大 1 个月。患者自 2009 年体检发现子宫肿块，直径约 2 cm，医师未予特殊处理，建议定期观察。患者 1 个月前于当地卫生保健服务中心行体检，妇科彩超提示子宫肿块较前明显增大，直径约 5 cm，患者于附近医院就诊，医师建议行手术治疗。患者住院完善术前检查后考虑再三，仍不愿意手术治疗，遂至我科门诊要求中医治疗。15 年前于妊娠时发现"心动过速"，足月剖宫产后复查未见异常。孕 1 剖宫产 1，无生育要求。平素月经周期、经期均正常：3 天 /30 天，量少，色暗，少量血块，无痛经症状。末次月经：2023 年 3 月 6 日。本次月经经期较既往无明显诱因延长，7 天方完全干净，但总量未见明显增加，月经第 4 天开始仅为内裤上极少许血迹。现小腹微胀，无腰酸，平时易急躁，乳房微胀，胃脘不舒，常有尿胀感，无尿频、尿急、尿痛，大便正常。舌淡暗，苔薄白，舌下脉络稍迂曲，脉弦。

诊断：癥瘕。

辨证：气滞血瘀证。

治法：理气行滞，消癥散结。

主方：香棱丸加减。

处方：当归 15 g，川芎 10 g，三棱 10 g，莪术 10 g，陈皮 6 g，枳壳 10 g，枳实 10 g，香附 10 g，醋鳖甲 6 g，炒麦芽 15 g，神曲 5 g，砂仁 3 g，山楂 3 g，木香 5 g，槟榔 10 g，泽泻 10 g，甘草 6 g。7 剂，水煎服，日 1 剂，分 2 次温服。

二诊：2021 年 3 月 27 日。患者服药觉尿胀症状明显好转，近日连续与亲朋好友聚餐，饮食不节，近 2 日晨起觉口淡而无味，无周身困重，带下量多，色白，呈糊状，小便正常，大便色略黑。舌淡，苔厚白，舌下脉络稍迂曲，脉弦而略滑。辨证：湿气困脾，肝气不利。治法：利湿健脾，消癥散结。主方：完带汤合当归芍药散加味。党参 15 g，白术 15 g，苍术 10 g，车前草 10 g，陈皮 6 g，山药 10 g，赤芍 10 g，黑芥穗 10 g，柴胡 5 g，枳实 10 g，泽泻 10 g，当归 15 g，桂枝 3 g，川芎 10 g，茯苓 15 g，桃仁 10 g，土茯苓 15 g，土鳖虫 10 g，羌活 10 g，甘草 5 g。7 剂，水煎服，日 1 剂，分 2 次温服。

三诊：2020 年 4 月 10 日。患者诉 4 月 3 日月经来潮，量较平素略有增多，色转红，质地正常，经期乳房胀痛，月经来潮末期觉疲倦及乏力，休息后可缓解。现：月经完全干净，无特殊不适，偶觉注意力无法集中，食欲一般，睡眠基本正常，醒后嘴角有涎水渍，小便正常，大便稍黏。舌淡暗，苔薄白，舌下脉络稍迂曲，脉弦。妇科彩超：子宫增大，子宫肿块约 41 mm×40 mm，位于左侧壁，4 型肌瘤，双侧附件未见明显异常，直肠子宫陷凹未见明显积液。辨证：气滞血瘀证。治法：疏肝健脾，活血消癥。主方：逍遥散加味。党参 15 g，白术 15 g，黄芪 10 g，柴胡 10 g，当归 10 g，白芍 10 g，茯苓 15 g，桂枝 5 g，桃仁 10 g，牡丹皮 10 g，三棱 10 g、莪术 10 g，鸡血藤 15 g，土茯苓 15 g，土鳖虫 10 g，生姜 5 g，甘草 5 g。

解析：患者平素症状不显，根据气血津液辨证，考虑癥瘕多与气机不利相关，且患者有尿胀症状，故起手予以理气消滞、消癥散结之法。在治疗过程中，患者因饮食不节，损伤脾胃之气，致中焦水运不利，脾虚湿泛之症逐渐明显，故调整治疗方案，以健脾利水、调气、散结为法进行治疗。患者月经干净后，治疗主方仍以健脾疏肝，活血消癥治法为主。整体治疗方案皆根据患者月经周期及气血变化进行调整，以达阴平阳秘之效。

按语：香棱丸出自《丹溪心法》，可治五积六聚气块，因患者虽有气滞症状，但并不过于严重，故去疏肝破气、消积化滞之青皮、莱菔子、干漆，以观其效。在治疗过程中，患者因饮食不节，损伤脾胃之气，致中焦水运不利，脾虚湿泛之症逐渐明显，故调整治疗方案，以健脾利水、调气、散结为法进行治疗。完带汤出自《傅青主女科》，原方常用于治脾虚湿泛之带下过多，原文载"夫带下俱是湿证，而以'带'名者，因带脉不能约束而有此病，故以名之。盖带脉通于任督，任督病而带脉始病……加以脾气之虚，肝气之郁，湿气之侵，热气之逼，安得不成带下之病哉？故妇人有终年累月下流白物，如涕如唾，不能禁止，甚则臭秽者，所谓白带也。夫白带乃湿盛而火衰，肝郁而气弱，则脾土受伤，湿土之气下陷，是以脾精不守，不能化荣血以为经水，反变成白滑之物，由阴门直下，欲自禁而不可得也。治法宜大补脾胃之气，稍佐以疏肝之品，使风木不闭塞于地中，则地气自升腾于天上，脾气健而湿气消，自无白带之患矣"。以黑芥穗配羌活，取祛风寒湿、利关节以止痛之治法，并配伍当归芍药散，且内含桂枝茯苓丸。当归芍药散，此方出自《金匮要略》，为常用理血剂之一，具有养血调肝、健脾利湿之功效。主治妇人妊娠或经期，肝脾两虚，腹中拘急，绵绵作痛，头晕心悸，或下肢浮肿，小便不利，舌质淡、苔白腻。恰逢此患者正值月经前期，改白芍为赤芍，引用此方健脾祛湿、调和肝脾、引血归经。方内含桂枝茯苓丸，且加入土鳖虫，以期达到健脾祛湿、消癥散结之效。患者月经干净后，治疗主方仍以健脾疏肝、活血消癥治法为主，因正值月经后期，以调和肝脾气血为主，故方选逍遥散加味，逍遥散同名方剂约有 16 首，其中《太平惠民和剂局方》记载者为常用方。其组成为柴胡 10 g，当归 10 g，芍药 10 g，白术 10 g，茯苓 10 g，炙甘草 5 g，煨生姜 3 g，薄荷 3 g。具有疏肝解郁、健脾养血之功效。主治因肝气郁结、脾虚血弱所致的肝郁脾虚证，现代常用于治疗消化系统（肝胆、胃肠）疾病，亦常用于女性乳腺增生症、更年期综合征、盆腔炎、子宫肌瘤等属肝郁血虚脾弱者的治疗。本方应用时因患者无肝郁化火之症，无里热之象，故去薄荷，加党参、黄芪益气养血，又配伍桂枝茯苓丸及三棱、莪术、土鳖虫消癥散结，以奏其效。

病案 3：癥瘕——子宫腺肌病并腺肌瘤

程某，女，28 岁，2020 年 11 月 13 日初诊。主诉：经行腹痛并发现子宫肿块 3 年余，月经紊乱 1 年余。患者诉 3 年前无明显诱因出现经行腹痛，尤以经期前 2 天痛甚，严重时可出现面色苍白，恶心呕吐，甚至晕厥。患者起初未予重视，后因疼痛难以耐受至当地医院就诊，完善彩超，提示子宫腺肌病并腺肌瘤，予以口服止痛药治疗后症状缓解，1 年前无明显诱因出现月经紊乱，6～10 天 /30～60 天，量较前减少，末次月经：2020 年 10 月 7 日。量少，色暗，有血块，经行腹痛如前，难以耐受，血块下而痛可缓。至今未潮，现患者为求中医治疗就诊。无手术史及药物、食物过敏史。平素性情急躁，亦容易被琐事困扰，闷闷不乐。未婚，有性生活史，暂无生育要求。现月经未至，双侧乳房轻微胀痛，小腹轻微坠胀，白带量不多，色质可，平素易忧易怒，饮食、睡眠尚可，精神欠佳，二便正常。舌淡紫，苔薄白，舌下络脉迂曲，脉弦涩。妇科检查：外阴正常；阴道畅，内可见少量白色分泌物；宫颈轻度糜烂，质地、大小可；子宫后位，大小正常；双侧附件未扪及明显异常。妇科彩超：子宫腺肌病并腺肌瘤，子宫内膜回声不均匀。

诊断：痛经。

辨证：肝郁血瘀证。

治法：疏肝解郁，活血化瘀。

主方：疏肝化瘀汤。

处方：当归10g，白术10g，白芍10g，益母草10g，党参10g，土茯苓15g，土贝母6g，香附10g，郁金10g，柴胡10g，远志15g，莪术10g，水蛭3g，三棱10g，土鳖虫10g，甘草5g。14剂，水煎服，日1剂，分2次温服。

二诊：2020年12月19日。末次月经：2020年11月28日。觉此次月经来潮时小腹疼痛明显缓解，疼痛剧烈时仍恶心欲呕，伴腹胀及肛门坠胀，严重疼痛仅持续1天即好转，未服用止痛类药物，月经量较前增多，色红，血块较前减少，经前乳房胀痛明显减轻。现患者正值月经间期，自觉畏寒，余无特殊不适，精神可，纳可，睡眠可，二便正常。舌淡暗，苔薄白，舌下络脉迂曲，脉弦涩。原方加乌药10g，延胡索10g，桂枝6g，炮姜6g。7剂，服药后无明显痛经即可停药。

解析：育龄期女性，平素即容易受情绪因素影响，情志不畅而肝气郁结，气血运行失调，不通则通发为痛经，又因气血运行不畅，瘀滞胞宫，久而成癥，阻碍气血运行，导致经血非时而下，发为月经异常。故本病首重肝，而及肾、脾，以疏理气机、活血化瘀为基本大法。

按语：根据古文对五脏六腑之生理病理认识，生理上肝为五脏之贵，病理上肝为五脏之贼、百病之长。医者善于调肝，乃善治百病。肝为五脏之一，主疏泄和藏血，性如风木，喜条达而恶抑郁，故有"刚脏"之称；体阴而用阳，以血为体，以气为用，与五脏六腑之间有着密切的联系。清代医家黄元御在《四圣心源》一书中认为肝属"厥阴风木"，并提出"风木者，五脏之贼，百病之长。凡病之起，无不因于木气之郁"。与此类似，清代医家魏玉横称早在《内经》中就有"肝为万病之贼"的说法，《续名医类案》中云："夫肝木为龙，龙之变化莫测，其于病也亦然。明者遇内伤症，但求得其本，则其标可按藉而稽矣。此天地古今未泄之秘，《内经》微露一言曰：肝为万病之贼。六字而止，似圣人亦不欲竟其端矣。殆以生杀之柄，不可操之人耳。余临症数十年，乃始获之，实千虑之一得也。世之君子，其毋忽诸。"清代李冠仙在《知医必辨》中阐述为"人之五脏，惟肝易动而难静。其他脏有病，不过自病……惟肝一病，即及延及他脏"。女性忧思、郁怒均可伤肝，肝失疏泄，气机郁结，则情志抑郁；久郁不解，失其柔顺舒畅之性，故急躁易怒；气郁生痰，痰随气升，搏结于咽则见梅核气，积聚于颈项则为瘿瘤；气病及血，气滞血瘀，冲任不调，故月经不调或经行腹痛。气聚血结，日久成癥瘕积聚。患者此次经行腹痛、双侧乳房轻微胀痛、小腹坠胀，皆属肝经病变；加之舌淡紫、舌下络脉迂曲、脉弦涩，为血瘀之象，综合考虑为肝郁血瘀证。女子以肝为先天，肝主疏泄，具有疏通、宣泄、条达、升发的生理功能，可调畅气机、通利气血经水、促进脾胃的运化及调畅情志，因此治疗以疏肝解郁为主，配合健脾补肾、活血化瘀之药物，以达其效。

病案 4：断绪——继发不孕

蔡某，女，39 岁，2019 年 6 月 13 日初诊。主诉：未避孕未孕 1 年余。患者 2014 年行剖宫产术，术后 3 年严格避孕。2018 年初开始备孕，性生活正常，一直未避孕未孕，患者配偶拒行检查，近期有性生活未避孕。既往有慢性肾小球肾炎病史 10 年余，半年前复诊后已停用所有治疗药物，末次复诊时间为 1 个月前，医师未予特殊药物，嘱半年后复查，前次妊娠时尿蛋白及尿红细胞增多，但未使用特殊药物。14 岁初潮，平素月经规律，5～6 天 /32 天，近半年月经周期及经期异常 6～10 天 /21～32 天，末次月经：2023 年 5 月 19 日。量偏少，色暗，质地中等，少许血块，行经第 1 天下腹隐胀痛，可耐受，经前乳房胀痛。孕 3 产 1 流 2。现患者情绪焦虑，有倾诉欲望，脱发且白发多，觉阴道干涩，性欲不高，平素精神欠佳，易疲倦，腰酸，偶有双膝关节酸胀，耳鸣，寐差，梦多而易醒，尿频，夜尿 2～3 次 / 晚，大便偏结。舌淡暗，苔薄白，脉弦沉。

诊断：断绪。

辨证：肾虚肝郁证。

治法：补肾填精，疏肝调经。

主方：毓麟珠加味。

处方：党参 20 g，白术 15 g，茯苓 10 g，赤芍 10 g，川芎 10 g，甘草 6 g，当归 15 g，熟地黄 15 g，淫羊藿 9 g，菟丝子 30 g，杜仲 10 g，覆盆子 10 g，山茱萸 5 g，牡丹皮 10 g，柴胡 10 g，郁金 10 g，石菖蒲 10 g。7 剂，水煎服，日 1 剂，分 2 次温服。

二诊：2019 年 6 月 30 日。患者服上药后疲倦感好转，睡眠稍有改善，经前乳房胀痛较前好转，月经按期来潮，末次月经：2019 年 6 月 20 日。量仍偏少，色红，无血块，但至今未净，色已暗，无腹痛，但觉下腹稍有坠胀感，腰酸，偶有双膝关节酸胀，耳鸣，小便正常，夜尿 2 次 / 晚，大便正常。舌淡暗，苔薄白，脉沉细。治法：补肾益精，止血调经。主方：安冲汤加味。党参 20 g，白术 15 g，茯苓 10 g，白芍 10 g，山药 15 g，海螵蛸 15 g，生龙骨 10 g，生牡蛎 15 g，棕榈炭 15 g，续断炭 10 g，地黄炭 15 g，益智仁 10 g，仙鹤草 10 g，酸枣仁 10 g，甘草 6 g。5 剂，水煎服，日 1 剂，分 2 次温服。

三诊：2019 年 7 月 5 日。患者服上药后阴道流血已完全干净，无腹痛，下腹稍有坠胀感，腰酸，同房时仍略有干涩感，兴致不高，同房后腰酸明显，偶有双膝关节酸胀，耳鸣，白日多思，情绪不稳定，夜间多梦，小便正常，夜尿 2 次 / 晚，大便稍溏。舌淡暗，苔薄白，脉沉细略弦。治法：补肾益精，理气调经。主方：毓麟珠加味。党参 20 g，白术 15 g，茯苓 10 g，白芍 10 g，川芎 10 g，甘草 6 g，当归 15 g，生地黄 15 g，熟地黄 10 g，丹参 10 g，山茱萸 5 g，山药 15 g，柴胡 10 g，生姜 5 g，大枣 5 枚，桑椹 10 g，淫羊藿 6 g，益智仁 10 g，酸枣仁 10 g，远志 6 g。14 剂，水煎服，日 1 剂，分 2 次温服。嘱可同房不避孕。

四诊：2019 年 7 月 20 日。患者昨日按期出现阴道流血，但量极少，色暗，无腹痛，下腹坠胀感明显，略有腰酸，近期未觉耳鸣，纳可，寐一般，二便正常。舌淡暗，苔薄白，脉沉细略弦。测尿 hCG：弱阳性。治法：补肾益精止血。主方：寿胎丸加味。菟丝子 15 g，桑寄生 10 g，续断 15 g，阿胶 3 g，白及 10 g，海螵蛸 15 g，党参 15 g，白术 15 g，山药 10 g，陈皮 5 g，紫苏梗 10 g，甘草 6 g。5 剂，水煎服，日 1 剂，分 2 次温服。嘱隔日监测血 hCG、孕酮及雌二醇。

五诊：2019 年 9 月 2 日。患者诉上次就诊后遵医嘱于社区医院监测血 hCG，最高值为 90 mIU/mL，后下降，阴道流血较前明显增多，稍多于平素月经量，色红，无血块，下腹微胀。因个人原因推迟复诊，末次月经：2010 年 8 月 30 日。现为月经周期第 4 天，量较平素稍增多，色红，无血块。自上次"生化妊娠"后一直觉乳房胀痛，无腹痛腰酸，食欲正常，寐差，多梦易醒，白日多思，精神差，觉乏力，小便正常，夜尿 2 次 / 晚，大便稍溏。舌淡暗，苔薄白，脉沉细略弦。治法：补肾益精，理气调经。主方：毓麟珠加味。党参 20 g，白术 15 g，茯苓 10 g，白芍 10 g，川芎 10 g，甘草 6 g，当归 15 g，生地黄 15 g，熟地黄 10 g，丹参 10 g，山茱萸 5 g，山药 15 g，柴胡 10 g，生姜 5 g，大枣 5

枚，桑椹 10 g，益智仁 10 g，酸枣仁 10 g，远志 6 g。21 剂，水煎服，日 1 剂，分 2 次温服。嘱可同房不避孕。

六诊：2019 年 10 月 8 日。患者复诊，诉连续 3 日测尿 hCG 为阳性，社区医院测血 hCG：4000 mIU/mL，孕酮：15 ng/mL，妇科彩超：宫内可见一液性暗区，右侧附件区黄体囊肿。患者一直有极少许阴道流血，仅在内裤上可见少许血迹，色暗，下腹微胀，纳可，寐一般，夜尿频，3 次 / 晚，大便正常。舌淡暗，苔薄白，脉沉细。治法：补肾健脾，固冲止血。方选：寿胎丸加味。菟丝子 15 g，桑寄生 10 g，续断 15 g，阿胶 3 g，党参 15 g，白术 15 g，白及 10 g，海螵蛸 15 g，山药 10 g，陈皮 5 g，紫苏梗 10 g，甘草 6 g。10 剂，水煎服，日 1 剂，分 2 次温服。黄体酮胶丸：1 粒，口服，每日 2 次。

解析：患者因不孕就诊，根据既往是否有过妊娠分为"断绪""全不产"，断绪是指既往有妊娠，未避孕而连续 1 年不孕者。有多种因素可导致不孕的发生，而中医一般从"虚""实"或"虚实夹杂"来进行诊治。患者既往有肾炎病史，大病、久病耗伤肾精，肾精亏虚，则孕卵不足，无法正常与男精相结合，故可导致不孕，此为"虚"，为病之本；而在与患者沟通过程中发现患者妊娠需求急迫，且因配偶态度不配合，情绪焦灼，肝气内郁，气机不畅，阻碍两精相合，此为"实"。虚实夹杂而为病，在治疗中时时注意补肾的同时调畅气机，以达到疏肝健脾而助孕的效果。

按语：王萍教授根据患者病情随时调整治疗方案，选方以毓麟珠为主，本方出自《景岳全书》，治妇人气血俱虚，经脉不调，或断续，或带浊，或腹痛，或腰酸，或饮食不甘，瘦弱不孕。平素根据患者病情随时调整治疗方案，配伍疏肝养阴类药物一并舒畅情志、调畅气血，在患者孕后用寿胎丸加味以补肾固冲安胎。患者终得其孕。特别指出的是，育龄期女性在早孕期间除"异位妊娠"需排除外，仍需排除如"生化妊娠"一类妊娠。体质敏感的女性在停经后即可有轻微妊娠反应，但监测血 hCG 上升幅度不超过 200 mIU/mL，伴随血 hCG 下降，月经来潮，即考虑为"生化妊娠"，《竹林女科证治》提及"唯一月堕胎，人皆不知有胎。但谓不孕，不知其已受孕而堕也。一月属肝，怒则堕"，谓之"暗产"，古人认为多为郁怒不舒、房事不节所致。李樾《达生撮要》："种子须防暗产。初交之后，最宜将息。弗复交接，以扰其子宫，盗泄母阴，夺养胎之气。盖浮火一动，则摇撼肾脉，胞门亦由之而不闭，胎始堕也"，认为在妊娠早期亦应补肾、疏肝、补益气血、节制房事。

病案 5：癥瘕、不孕症——子宫腺肌病、巧克力囊肿、继发不孕

陈某，女，37 岁，2022 年 10 月 12 日初诊。主诉：下腹痛进行性加重 8 年，未避孕未孕 1 年余。患者 2014 年于当地医院行剖宫产一女，产后半年复潮，月经周期基本正常，如既往月经，但出现伴随月经周期而发作的下腹疼痛，月经第 1 天明显，下腹隐胀痛，可耐受，患者未予重视。然而疼痛逐渐加重，患者 4 年前开始于经期服用布洛芬胶囊止痛，起初服药后疼痛可缓解，但疼痛程度越发加重，时间延长，伴月经量增多，有血块，患者服药剂量及服药日期加大加长，亦只能减轻腹痛症状。患者一直未就诊。2021 年初患者因再次备孕，于当地医院就诊，行妇科彩超检查，提示子宫腺肌病、巧克力囊肿，医师建议放置曼月乐环，患者及其家属拒绝后，医师予以屈螺酮炔雌醇片口服行人工周期，服药后月经量稍有减少，但痛经症状未见明显缓解。患者在朋友推荐下至我院就诊，要求治疗。现月经周期、经期基本正常：6～7 天 /28～30 天，量多，第 1 天需使用夜用卫生巾，更换 6 片左右，均浸透，色红，有大量血块，至第 3 天方转少。行经前 1～2 天下腹隐胀痛，逐渐加重，于行经第 1 天明显加剧，难以耐受，需 24 小时粘贴"暖宝宝"，每次服用布洛芬胶囊 2 粒，每日 3 次，方略有好转，下腹冷胀痛，腹部及臀部均感觉于冷水中浸泡，肛门坠胀，四肢冰冷，得温略缓，不思饮食，胃脘部冷痛且时时欲呕，小便少，大便稀溏。服药需持续到月经周期第 5 天方可停药，但仍有隐胀痛，可耐受，持续至月经周期第 9 天方可完全缓解。平时腹部及臀部均有冷感，下肢冰冷，精神差，疲倦乏力，纳差，寐安，小便正常，大便溏。末次月经：2022 年 10 月 1 日。舌淡暗，苔薄白，脉细缓。

诊断：①癥瘕；②不孕症；③痛经。

辨证：里寒证。

治法：温经散寒，调经止痛。

主方：温经汤加味。

处方：党参 20 g，吴茱萸 9 g，麦冬 10 g，当归 15 g，白芍 10 g，川芎 10 g，桂枝 10 g，阿胶 6 g，牡丹皮 10 g，香附 10 g，延胡索 10 g，艾叶 6 g，川牛膝 10 g，干姜 5 g，生姜 5 g，法半夏 6 g，甘草 5 g。14 剂，水煎服，日 1 剂，分 2 次温服。中成药：散结镇痛胶囊：6 粒，口服，每日 3 次；乌鸡白凤片：2 片，口服，每日 2 次。

二诊：2022 年 10 月 26 日。患者诉上药后觉下腹及臀部疼痛感较前好转，下肢温度上升，乏力感较前好转，纳可，寐安，二便正常。舌淡暗，苔薄白，脉细缓。治法：温经散寒，调经止痛。主方：温经汤加味。党参20g，黄芪15g，吴茱萸9g，麦冬10g，当归15g，赤芍10g，川芎10g，丹参15g，鸡血藤15g，桂枝10g，牡丹皮10g，香附10g，延胡索10g，蒲黄10g，桔梗10g，艾叶6g，川牛膝10g，生姜5g，法半夏6g，甘草5g。7剂，水煎服，日1剂，分2次温服。中成药：散结镇痛胶囊：6粒，口服，每日3次。红花逍遥片：3粒，口服，每日3次。嘱中药及红花逍遥片服用至月经来潮停药。

三诊：2022年11月4日。末次月经：2022年10月30日。患者此次月经来潮前下腹无明显疼痛，行经第1天仍疼痛，但较前程度减轻，冷痛感较前好转，服用布洛芬胶囊2粒，每日2次，服用3天觉下腹疼痛明显减轻即停药，月经量减少，第1天量较前减少约1/3，色红，有血块。今日为月经周期第6天，基本干净。舌淡暗，苔薄白，脉细缓。治法：温经散寒，调经止痛。主方：温经汤加味。上方仍有2剂未服完，嘱患者服完后改为首诊方，加桃仁10g，土鳖虫5g，土茯苓15g，荔枝核10g，海螵蛸15g，生牡蛎10g。4剂，水煎服，日1剂，分2次温服。嘱1周后复查妇科彩超。

四诊：2022年11月11日。患者于当地医院复查妇科彩超：子宫腺肌病，右侧附件区优势卵泡（21mm×18mm），直肠子宫陷凹积液15mm。舌淡暗，苔薄白，脉细缓。治法：温经散寒，暖宫助孕。党参20g，吴茱萸9g，麦冬10g，当归15g，白芍10g，川芎10g，桂枝10g，阿胶3g，牡丹皮10g，香附10g，艾叶6g，川牛膝10g，生姜5g，法半夏6g，鸡血藤15g，甘草5g。14剂，水煎服，日1剂，分2次温服。嘱11月11日及12日同房，停用散结镇痛胶囊。

五诊：2022年11月28日。末次月经：2022年11月27日。昨日量中等偏多，较前次月经相似，量多，色红，有血块，腹痛，此次服用布洛芬胶囊2粒，仅晨起服用1次，下腹及下肢有冷感，贴"暖宝宝"后可耐受疼痛，纳差，不思饮食，寐可，二便正常。舌淡暗，苔薄白，脉细缓。自测尿hCG：阴性。治法：温经散寒，调经止痛。党参20g，白术15g，黄芪15g，白芍10g，海螵蛸15g，生龙骨10g，生牡蛎15g，棕榈炭15g，续断10g，茜草炭10g，蒲黄15g，五灵脂10g，香附10g，肉桂3g，生姜5g，甘草5g。5剂，水煎服，日1剂，分2次温服。嘱月经周期第5天开始服用。

六诊：2022年12月7日。末次月经：2022年11月27日。此次月经6天干净，自第 3 天开始无腹痛及全身冷感。近 2 日觉口淡无味，畏寒，无发热，似有鼻塞症状，无咳嗽咳痰，寐可，二便正常。舌淡暗，苔薄白，脉细而浮紧。告知患者为外感初起。治法：益气疏风。主方：参苏丸加味。党参 15 g，紫苏叶 10 g，葛根 10 g，前胡 10 g，茯苓 15 g，陈皮 6 g，桑叶 10 g，淡豆豉 10 g，白芷 15 g，连翘 10 g，甘草 5 g。5 剂，水煎服，日 1 剂，分 2 次温服。

七诊：2022 年 12 月 19 日。患者中度热，体温 38.7 ℃，自测新型冠状病毒抗原：阳性。

嘱停药备孕 3 个月。

八诊：2023 年 2 月 8 日。末次月经：2023 年 12 月 27 日。量中等稍多，色红，血块较前减少，有腹痛，仅服用布洛芬胶囊 1 粒 1 次，后无不适。新型冠状病毒感染症状持续 3 天即缓解，后稍有咳嗽。月经干净后未避孕，今日晨起自测尿 hCG：阳性。当地医院抽血查血 hCG：2580 mIU/mL。现患者无特殊不适，下腹微胀，纳可寐安，二便正常。舌淡暗，苔薄白，脉沉细略滑。治法：健脾补肾，固冲安胎。主方胎元饮加味。党参 15 g，当归头 5 g，杜仲 10 g，白芍 10 g，熟地黄 10 g，生地黄 15 g，白术 10 g，陈皮 6 g，山药 10 g，石斛 10 g，甘草 6 g。10 剂，水煎服，日 1 剂，分 2 次温服。嘱定期复诊。

解析：时人现喜谈"宫寒"之症，何谓"宫寒"，不仅仅是胞宫受寒或胞宫内寒之症，"宫寒"应是对"里寒"之症重而致使全身出现不适症状之一，或月经失调，或痛经症状明显，或不孕，或滑胎、堕胎，故治疗因根据其下症状综合分析治疗。

按语：里寒证指脏腑阳气不足，阴寒内生，或寒邪直中脏腑，或寒邪由表传里，以形寒肢冷、面色苍白、口淡不渴、喜热饮、小便清长、大便溏泄、舌淡苔白润、脉沉迟等为常见的证候；里寒证又指伤寒阴证，即中寒，如太阴病的理中汤证，少阴病的四逆汤证，厥阴病的当归四逆汤证等；里寒证亦指慢性病的脏腑内寒证，症见脘腹冷痛、呕吐清水、大便溏泄、小便清长、畏寒肢冷、面色苍白、舌淡苔白滑、脉沉迟或微细等，治宜温中祛寒为主，方如吴茱萸汤、附子理中汤等。本病患者主症里寒之证明显，且因寒致气血不通而成有形之"癥"，治当温里，若以大火内攻，反而致寒气内闭，火旺于上，形成假热真寒、外热内寒之寒热错杂之证，因此治疗需温文之火徐徐图之，化而散之，以达到温中散寒祛邪之效，方选《妇人大全良方》之温经汤，主治因冲任虚寒、瘀血阻滞所致之病，方中吴茱萸、桂枝温经散寒，通利血脉，其中吴茱萸功擅散寒止痛，桂枝长于温通血脉，共为君药。当归、川芎活血祛瘀，养血调经；牡丹皮既助诸药活血散瘀，又能清血分虚热，共为臣药。阿胶甘平，养血止血，滋阴润燥；白芍酸苦微寒，养血敛阴，柔肝止痛；麦冬甘苦微寒，养阴清热。三药合用，养血调肝，滋阴润燥，且清虚热，并制吴茱萸、桂枝之温燥。人参（改为党参）、甘草益气健脾，以资生化之源，阳生阴长，气旺血充；法半夏、生姜辛开散结，通降胃气，以助祛瘀调经；其中生姜又温胃气以助生化，且助吴茱萸、桂枝以温经散寒，以上均为佐药。甘草尚能调和诸药，兼为使药。诸药合用，温清补消并用，但以温经补养为主，且大量温补药与少量寒凉药配伍，能使全方温而不燥、刚柔相济，以成温养化瘀之剂。

病案 6：不孕症——原发不孕、多囊卵巢综合征

苏某，女，25 岁，2016 年 3 月 3 日初诊。主诉：未避孕未孕 3 年。患者 14 岁初潮即出现月经周期不规律，7 天 /45～90 天，偶有推迟 6 个月，量、色、质基本正常，患者一直未予重视。22 岁（2013 年）结婚，婚后性生活正常，一直未避孕未孕，2015 年 2 月于当地医院就诊检查：配偶精液检查正常；患者双侧输卵管通畅。医师结合"月经稀发""雄激素过高"，考虑为多囊卵巢综合征，予以炔雌醇环丙孕酮片口服 3 个疗程，服药期间月经规律，量、色、质基本正常，停药 3 个月，月经正常，但仍未妊娠。2015 年 7 月月经再次如既往月经一般出现推迟，患者再次至医院就诊，医师予以促排卵治疗，监测卵泡发育欠佳，连续促排卵 4 个月仍未妊娠。患者遂至门诊要求中医调治。患者末次月经：2023 年 1 月 15 日。量、色、质正常，至今未潮，无特殊不适，无腹痛腰酸，无乳房胀痛，常觉外阴潮湿，动则汗出多，易疲倦，喉中总有异物感，痰多，口干，无口苦，纳一般，不思饮食，无味，寐一般，小便正常，大便溏结不调。体格检查：形体肥胖，体重指数：29，腰臀比：0.81。毛发浓密，面部散发痤疮，面色暗沉，颈项部、背部、腋下有色素沉着样改变。内向性格。舌淡胖，苔白腻，脉滑。妇科彩超：子宫大小正常，内膜厚 5 mm，双侧卵巢多囊样改变，宫颈腺囊肿。

诊断：①不孕症；②月经后期。

辨证：脾虚痰湿证。

治法：健脾豁痰，升阳除湿。

主方：苍附导痰丸加味。

处方：苍术 10 g，香附 10 g，陈皮 9 g，胆南星 5 g，瓜蒌皮 10 g，枳壳

10 g，法半夏 5 g，川芎 6 g，茯苓 15 g，泽泻 10 g，薏苡仁 15 g，党参 15 g，桔梗 10 g，山药 10 g，连翘 10 g，菊花 10 g，甘草 6 g。14 剂，水煎服，日 1 剂，分 2 次温服。嘱控制体重，忌碳酸饮料、辛辣刺激食物、海鲜，减少碳水摄入。

二诊：2016 年 3 月 19 日。患者月经仍未来潮，觉痰涎较前略有减少，无腹痛腰酸，无乳房胀痛，外阴潮湿无瘙痒，动则汗出多，易疲倦，无口干口苦，纳一般，不思饮食，无味，寐一般，小便正常，服用上药后大便略溏，日解 3～4 次，第 1 次成形，后均未成形。近期体重未见下降。舌淡胖，苔白腻，脉滑。妇科彩超：子宫大小正常，内膜厚 7 mm，双侧卵巢多囊样改变，右侧有一稍大卵泡，约 9 mm×5 mm，宫颈腺囊肿。原方去连翘，加入防风 10 g，荆芥穗 10 g，柴胡 5 g，生地黄 10 g，玫瑰花 10 g，覆盆子 9 g。14 剂，水煎服，日 1 剂，分 2 次温服。余嘱同前。

三诊：2016 年 4 月 10 日。患者近期与朋友聚餐较多，饮食复杂，觉下腹微胀，无腰酸，无乳房胀痛，白带量增多、色黄，稍有外阴瘙痒，无异味，汗多，乏力，口干口苦，喜冷饮，咽喉及牙龈稍有肿痛，晨起有口气，纳差，小便色黄，大便偏结。近期体重下降后反弹。舌淡胖，苔黄腻，脉滑数。妇科彩超：子宫大小正常，内膜厚 7.5 mm，双侧卵巢多囊样改变，右侧可见优势卵泡，约 15 mm×9 mm，宫颈腺囊肿。主方：二妙散加味。苍术 10 g，黄柏 10 g，萆薢 10 g，盐知母 10 g，黄芩 10 g，栀子 10 g，牡丹皮 9 g，地骨皮 10 g，白芍 10 g，山药 10 g，生地黄 15 g，青蒿 10 g，茯苓 15 g，当归 10 g，怀牛膝 10 g，桔梗 10 g，甘草 5 g。7 剂，水煎服，日 1 剂，分 2 次温服。余嘱同前。

四诊：2016 年 4 月 17 日。患者服上方后大便略稀，但每日仅一解，下腹微胀，无腰酸，无乳房胀痛，白带量多、色白、黏稠，无外阴瘙痒及异味，汗出少，乏力感好转，无口干及口苦，咽喉及牙龈肿痛已缓解，小便正常。舌淡胖，苔白，脉滑略弦。妇科彩超：子宫大小正常，内膜厚 9.0 mm，回声欠均匀，双侧卵巢多囊样改变，右侧可见优势卵泡，约 21 mm×17 mm，宫颈腺囊肿。苍术 10 g，香附 10 g，陈皮 9 g，枳壳 10 g，当归 15 g，川芎 6 g，茯苓 15 g，泽泻 10 g，薏苡仁 15 g，党参 15 g，桔梗 10 g，山药 10 g，川牛膝 10 g，鸡血藤 15 g，穿破石 20 g，王不留行 10 g，甘草 6 g。5 剂，水煎服，日 1 剂，分 2 次温服。嘱隔日同房。

五诊：2016 年 4 月 23 日。患者无腹痛，略有腰酸，无乳房胀痛，白带量转少、色白，无外阴瘙痒及异味，汗出少，无口干及口苦，二便正常。舌淡胖，苔白，脉弦略滑。当归15g，赤芍10g，生地黄15g，熟地黄9g，党参15g，黄芪10g，女贞子10g，墨旱莲10g，苍术10g，茯苓15g，陈皮6g，山药10g，杜仲10g，桑寄生10g，甘草5g。12剂，水煎服，日1剂，分2次温服。嘱注意勿服用禁忌药物。

六诊：2016年5月15日。患者自测尿hCG呈阳性。觉近日口水涎唾多，无恶心呕吐不适，食欲一般，寐安，二便正常。治法：健脾益气安胎。党参15g，白术15g，茯苓15g，山药10g，苍术10g，陈皮10g，苎麻根10g，桑寄生10g，续断15g，菟丝子15g，白扁豆10g，甘草6g。嘱补充孕酮，半个月后行B超检查。

解析：多囊卵巢综合征是育龄期女性最常见的内分泌疾病，是以稀发排卵或无排卵、高雄激素或胰岛素抵抗、多囊卵巢为特征的内分泌紊乱综合征，临床常见包括月经稀发、闭经、慢性无排卵、不孕、多毛及痤疮等多种疾病。育龄期有妊娠需求的患者常因无排卵致不孕，或因卵泡质量欠佳而致流产，是临床常见病、难治病。对于有妊娠需求的就诊患者，目的在于调整体质，促进卵泡发育，改善卵泡、内膜质量，指导受孕。除药物治疗外，指导改变生活方式及态度、有效的精神开导均属于医师的辅助治疗方案。

按语：王萍教授认为肥胖型多囊卵巢综合征的发病是由于脾肾功能失司导致痰湿瘀血内蕴而成，肥胖乃痰湿征象，"脾虚不健，痰湿阻滞"是肥胖之根本，肥人多痰，百病多由痰作祟。脾胃五行属土，是人后天生存之根本，居中焦，主运化水湿、水谷，脾胃气虚，则水湿停聚，聚湿生痰，痰湿内蕴满溢而发为肥胖，《丹溪心法》曰："若是肥盛妇人，禀受其厚，恣于酒食之人，经水不调，不能成胎，谓之躯脂满溢，闭塞子宫。"因此，若脾虚致水湿痰饮停滞于冲任、胞宫，卵泡发育不足，无法与精子相结合，治疗宜健脾除湿、化痰启宫，推动卵泡发育，在氤氲之时与男子之精相合，再以药物推动冲任气血运转，促使孕卵着床，从而得孕。

病案7：阴挺——子宫脱垂

缪某，女，62岁，2018年9月20日初诊。主诉：阴道有物脱出半年。患者自诉半年前行走时觉两腿间有异物感，于医院就诊，告知"子宫脱垂"，建议配合缩肛运动，患者未坚持锻炼，异物感时有加重，时有减轻，如行走多，则症状加重，如活动少或行走后卧床休息，则可有所缓解，白带量不多，外阴偶有瘙痒，未见血迹，小便频，时有尿意，夜间明显，尿量时多时少，色淡，无腹痛，偶有腹胀，有肛门坠胀感，有腰酸，耳鸣、间歇性发作，纳一般，寐差，基本 1～2 个小时醒一次，膝盖及脚踝处酸痛，大便结。舌暗，苔薄白，脉沉细。13 岁初潮，既往月经正常，48 岁绝经。孕 7 顺产 3，已结扎。妇科检查：外阴萎缩型，未见皮损及色素减退，阴道前壁轻度膨出，宫颈下脱至阴道口，嘱患者屏息、咳嗽时阴道前壁膨出明显，子宫及宫颈脱出未见加重，未见尿液溢出，阴道畅，极少许清亮分泌物，宫颈已萎缩，未见破损及溃疡，子宫前位，已萎缩，双侧附件未扪及异常。

诊断：阴挺。

辨证：脾肾两虚证。

治法：补肾健脾，升阳固脱。

主方：大补元煎。

处方：党参 30 g，山药 15 g，熟地黄 15 g，杜仲 15 g，桑寄生 15 g，当归 15 g，山茱萸 10 g，枸杞子 15 g，升麻 10 g，黄芪 20 g，白术 15 g，山药 15 g，鹿角胶 6 g，肉苁蓉 10 g，酸枣仁 15 g，远志 6 g，龙眼肉 10 g，甘草 5 g。14 剂，水煎服，日 1 剂，分 2 次温服。

二诊：2018 年 10 月 11 日。服上药后觉略有上火，晨起口干口苦，有眼屎，白带量少，外阴偶有瘙痒，未见血迹，夜尿次数减少，白日如有事情，则未觉尿意明显，尿量时多时少，色淡，无腹痛，无明显腹胀，有肛门坠胀感，有腰酸，耳鸣、间歇性发作，纳一般，睡眠较前改善，每晚可熟睡 4 个小时左右，膝盖及脚踝处酸痛，大便结。舌暗，苔薄黄，脉沉细。上方去鹿角胶、龙眼肉，改升麻为 5 g，山茱萸为 6 g。14 剂，水煎服，日 1 剂，分 2 次温服。

三诊：2018 年 11 月 2 日。服上药后未觉特殊不适，略有腰酸，耳鸣发作次数减少，如久走觉膝盖及脚踝处酸痛，平时未觉特殊不适，小便正常，夜尿 1 次 / 晚，寐同上次就诊状态，大便正常。舌暗，苔薄白，脉沉细。守方继续口服 21 剂。

解析：盆腔器官脱垂是中老年女性常见的疾病，虽非致命，但往往极度影响患者工作生活质量，常见症状包括自觉阴道膨出或感觉有东西掉出阴道，以及压力性尿失禁、便秘及性功能障碍等相关压迫性症状。

按语：本病为中医理论中的"阴挺"，又名阴菌、阴脱、茄子疾等。"阴挺"一名首见于晋代，且早在《华佗神方》一书中即对该病单独列出章节进行论述，《妇人大全良方》曰："妇人阴挺下脱，或因胞络伤损，或因子脏虚冷，或因分娩用力所致。"薛立斋按：阴挺下脱，当升补元气为主。若肝脾郁结，气虚下陷，补中汤。若肝火湿热，小便赤涩，龙胆汤。经总结诊治"阴挺"的临证经验，脾肾两虚为发病之本，气虚血亏为发病之源，冲任督带失固为发病关键，提出"脾肾两虚，带脉失约，胞脉失固"为本病的基本病机，确立了"健脾补肾，固冲升提"的治疗大法，随证加减。患者为年逾八七之年的老年女性，肾气已衰，加之患者既往房劳多产损耗肾精，故肾气衰竭，无力固系冲任胞宫，带脉失约，脏腑下垂，遂致本病。治疗宜补肾益精，但需知老年女性，各脏腑之气均衰退，应健脾强胃，促进水谷精微之气运化从而以后天之本补养全身之气，从而达到治疗目的。

病案 8：阴痒——外阴白斑

辜某，女，52 岁，2019 年 5 月 14 日初诊。患者既往月经规律，13 岁初潮，46 岁绝经，绝经后无异常阴道流血流液。1 年前患者无明显诱因出现外阴瘙痒，于医院就诊，考虑为老年性阴道炎，予以中成药外洗配合阴道上药，用药时症状好转，停药后 1 周左右再次出现外阴瘙痒症状，夜间及遇热后明显，如以凉水冲洗则可短暂缓解，患者使用多种民间疗法均未见好转，1 个月前于外院就诊后医师告知为外阴白斑，建议行超声聚焦疗法，术前活检未见恶性病变，但患者要求先尝试中医保守治疗，遂至门诊。现外阴瘙痒，遇冷得湿均稍可缓解，夜间加重，白带量不多、色黄，手足心热，心烦，有潮热感，盗汗，纳差，不思饮食，寐欠佳，多梦而易醒，醒时有心悸感，小便少而色黄，偶有气味，大便稍结。妇科检查：外阴已萎缩，两侧大阴唇内侧面及小阴唇外侧面可见斑驳的色素减退，可见皮损及抓痕，皮质增厚，阴道畅，其内可见少许水样分泌物，宫颈已萎缩，质地正常，无接触性出血，子宫及双侧附件未扪及异常。舌红，苔薄黄，脉细数。

诊断：阴痒。

辨证：阴虚血热证。

治法：滋阴清热，止痒。

主方：当归六黄汤加味。

处方：当归 10 g，黄芪 15 g，黄柏 10 g，生地黄 15 g，熟地黄 10 g，黄芩 10 g，黄连 5 g，醋鳖甲 5 g，生龙骨 10 g，煅牡蛎 15 g，远志 5 g，甘草 9 g，麦冬 10 g，大枣 6 枚，酸枣仁 15 g，柏子仁 10 g。14 剂，水煎服，日 1 剂，分 2 次温服。另予以外洗坐浴方：蒲公英 15 g，紫草 15 g，红花 10 g，徐长卿

10 g，菟丝子 10 g，黄柏 15 g，墨旱莲 15 g，苦参 15 g，防风 10 g，荆芥 10 g。10 剂，煎水 1500 mL，放凉至 37 ℃左右，坐浴 10 分钟，擦干，涂维生素 E 油或肤痔清软膏。谷维素片：1 片，口服，每日 3 次；维生素 E：1 粒，口服，每日 2 次；维生素 B：1 片，口服，每日 3 次。

二诊：2019 年 6 月 8 日。患者用药后诉症状较前好转，仍有外阴瘙痒，夜间明显，但可耐受，白带量不多，手足心热及心烦感好转，仍有潮热，盗汗明显好转，纳一般，稍食辣即有口腔溃疡，寐好转，仍有梦，但醒后心悸感消退，二便正常。原方加入地骨皮 10 g，栀子 10 g，陈皮 6 g。14 剂，水煎服，日 1 剂，分 2 次温服。外洗坐浴方同前。

解析：外阴白斑是临床常见的慢性病之一，此病通常以女性外阴皮肤和黏膜组织色素改变、变性得名，又被称为"外阴硬化性苔藓""外阴硬化性萎缩"等，是妇科常见且难治的疾病之一，此病具有病程长、病情反复发作等特点，组织病理学是诊断的金标准，其发病年龄有两个高峰，最多见于绝经后女性（平均年龄 52.6 岁），其次是青春期前女童（平均年龄 7.6 岁）。

按语：王萍教授认为阴痒之病因病机有虚实两端，《诸病源候论·妇人杂病诸候》曰："妇人阴痒，是虫食所为。三虫、九虫在肠胃之间，因脏虚，三虫动作，蚀于阴内，其虫作势，微则痒，重者乃痛。"《女科经纶·杂证门》记载："薛立斋按：前证属肝经所化，当用龙胆泻肝汤、逍遥散，以主其内外，以桃仁研膏，和雄黄末，和鸡肝研饼，纳阴中，以制其虫，仍用清肝解郁之药。此证有郁怒伤肝脾所致，肢体倦怠，阴中闷痒，小便赤涩者，归脾汤加山栀、柴胡、丹皮。有肝脾气虚，湿热下注，阴内痛痒，不时出水，食少体倦者，归脾汤加山栀、白芍、甘草、丹皮。李氏按：阴中生虫如小蛆者，乃湿热甚而心气又郁，气血凝滞而生，宜藿香养胃汤、补心汤、硫鲤丸，外用艾煎汁，调雄黄末烧薰之。又以蛇床子煎汤频洗，同梓树皮焙末，入枯矾、麝香少许，敷之立效。慎斋按：以上二条，序妇人有阴痒生虫之证也。厥阴属风木之脏，木朽则蠹生，肝经血少，津液枯竭，致气血不能荣运，则壅郁生湿，湿生热，热生虫，理所必然。故治法不外渗湿清热，外以杀虫为治。然其本元，又当滋养肝血，补助脾土，益阴燥湿也。"治疗当以患者本身脏腑、气血津液辨证为主，或滋阴，或清热，或化瘀，或祛湿，不可一味使用清热解毒、凉血止带止痒类药物，改善患者体质偏颇，使其阴平阳秘，则邪去而正安，病自愈也。此患者治疗以口服配合中药坐浴，口服药物辨其体质用药，外用药物中以燥湿活血、疏风通经，其中红花辛、温，《汤液本草》及《雷公炮制药性解》认为其入心、肝经，《本草经解》则注：入足厥阴肝经、手太阴肺经。《本草再新》认为"入肝、肾二经。功能主治：活血通经，去瘀止痛。治经闭，癥瘕，难产，死胎，产后恶露不行、瘀血作痛，痈肿，跌仆损伤"。《本草纲目》则认为红花可"活血，润燥，止痛，散肿，通经"。菟丝子甘、辛，平，入肝、肾经，滋补肝肾，固精缩尿，安胎，明目，止泻，用于阳痿遗精、尿有余沥、遗尿尿频、腰膝酸软、目昏耳鸣、肾虚胎漏、胎动不安、脾肾虚泻；外治白癜风。墨旱莲，《神农本草经疏》注：入肾、肝、胃、大小肠经，可凉血，止血，补肾，益阴。治吐血，咯血，衄血，尿血，便血，血痢，刀伤出血，须发早白，白喉，淋浊，带下，阴部湿痒。《日华子本草》注：排脓，止血，通小肠，敷一切疮并蚕瘻。《滇南本草》：固齿，乌须，洗九种痔疮。《生草药性备要》：杀蛆、止痒、干水。以上配合防风、荆芥祛风，以蒲公英、紫草、徐长卿、黄柏、苦参燥湿止痒。临床用之有效可验。

病案9：阴疮——前庭大腺脓肿

李某，女，23岁，2021年12月21日初诊。主诉：反复发作的外阴肿痛3个月。患者诉2021年10月于性生活后开始出现左侧外阴肿痛，起初未予重视，疼痛逐渐加重，外阴逐渐肿大，最大时如鸡蛋大小，就诊后考虑为前庭大腺脓肿，入院拟行手术治疗，住院当日即溃破，医师予以冲洗5天配合抗生素静脉滴注后出院。间隔1个月左右，再次出现左侧肿大疼痛，无法碰触，再次住院后行手术治疗，术后1周出院。出院3天觉疼痛明显，至门诊就诊，医师于创口抽吸出约2 mL黏稠脓液，再次冲洗上药后症状缓解。间隔1个月左右，即5天前无明显诱因出现右侧肿痛，可扪及明显肿块，约2 cm，有波动感，加压后可见脓液渗出，则痛缓肿消。现右侧外阴肿痛，行走时肿痛明显，白带量增多、色黄，外阴无明显瘙痒感，纳差，不思饮食，寐尚可，小便正常，大便结。妇科检查：右侧小阴唇内侧面中上段可扪及一直径约2 cm的肿块，与周围组织界限尚清，有波动感，触痛明显，稍加压可见有脓液自小阴唇内侧面流出，色黄，质稠。舌红，苔薄黄，脉弦滑。

诊断：阴疮。

辨证：湿热瘀结证。

治法：清利湿热，消脓散结。

主方：龙胆泻肝汤加味。

处方：龙胆草 10 g，黄芩 10 g，山栀子 10 g，泽泻 15 g，通草 15 g，车前子 9 g，当归 6 g，生地黄 20 g，柴胡 10 g，草薢 10 g，萹蓄 10 g，蒲公英 15 g，茵陈 10 g，甘草 6 g。10 剂，水煎服，日 1 剂，分 2 次温服。外治法：如意金黄散外敷。嘱忌辛辣刺激食物及海鲜。

二诊：2023 年 1 月 31 日。患者诉使用上述治疗后症状逐渐缓解，肿块消退。1 周前，因月经来潮使用卫生巾后再次出现右侧外阴肿痛现象，症状同前，仍有脓液渗出。纳差，不思饮食，寐尚可，小便正常，大便结。妇科检查：右侧小阴唇内侧面中上段可扪及一直径约 2 cm 的肿块，与周围组织界限尚清，有波动感，触痛明显，稍加压可见有脓液自小阴唇内侧面流出，色黄，质稠。舌红，苔薄黄，脉弦滑。守原方口服并继续配合外治法。

解析：患者外阴肿物反复发作及溃破，局部症状明显，而全身症状不明显，结合脏腑经络辨证，肝经绕阴器而行，故治疗多以疏肝、清肝为法进行治疗，以根治其病。

按语：《神农本草经》多次述及此病，《金匮要略·妇人杂病脉证并治》论述 "少阴脉滑而数者，阴中即生疮。阴中蚀疮烂者，狼牙汤洗之"。《景岳全书·妇人规》曰："妇人阴中生疮，多由湿热下注，或七情郁火，或纵情敷药，中于热毒。"有医家认为 "若气血虚弱，补中汤举而补之；肝经湿热，龙胆泻肝汤渗而清之。又有肝脾郁怒，元气下陷，湿热壅滞，朝用归脾汤加升、柴，解郁结，补脾气；夕用加味逍遥散，清肝火，生肝血，除湿热"。《妇人大全良方》论曰："妇人或肝经湿热下注，或郁怒伤损肝脾。外证或两拗小腹肿痛，或玉门肿作痛，或寒热往来，憎寒壮热。内证或小便滞涩，或腹内急痛，或小腹痞闷。若两拗小腹肿痛，肝经湿热壅滞也，用龙胆泻肝汤。玉门肿胀，肝火血虚也，加味逍遥散，及龙胆泻肝汤加木香。若概投散血攻毒之剂，则误甚矣"。清代肖埙认为 "足厥阴经环阴器，妇人阴户为肝经之分，是经血虚火燥，则为肿为痛，痛者火也。实则泻其子，龙胆泻肝汤、加味逍遥散，虽为本经的对之药，不若大剂导赤散加黄连，以泻肝之子，而以六味饮滋化源，以补其母之胜也"。医者临证认为肝经绕阴器而行，外阴肿痛、肿块多与肝经相关，故有湿有热可从肝而治，以验其效。

病案 10：脏躁——绝经综合征

凌某，女，45 岁，2020 年 11 月 4 日初诊。患者诉 44 岁即月经停闭，无异常阴道流血流液。停经前即有手足心热感，心烦热，未予重视。因本身从事社区调解工作，平时工作时情绪压力过大，上班时压抑，回家后烦躁易怒，难以自制，乍热乍寒，心慌心悸，偶有胸闷气不得舒，乳房胀痛，热时觉手足心有热球感，纳一般，寐差，盗汗，小便正常，大便于凌晨4点左右即因腹痛需立即上厕所，稍稀。妇科彩超：子宫萎缩，双侧附件区未见异常。舌红，苔薄黄，脉弦细数。

诊断：脏躁。

辨证：阴虚兼肝郁化火证。

治法：滋阴清热，疏肝解郁。

主方：知柏地黄丸加味。

处方：知母10g，黄柏10g，生地黄15g，熟地黄10g，山药10g，山茱萸9g，牡丹皮10g，泽泻10g，茯苓15g，女贞子10g，墨旱莲10g，炙甘草9g，石斛10g，大枣6枚，柴胡15g，当归6g，白术15g，煅牡蛎15g，五味子5g。7剂，水煎服，日1剂，分2次温服。

二诊：2020年11月12日。服上药无特殊不适，感各症状均稍有减轻。舌红，苔薄黄，脉弦细数。守方10剂，水煎服，日1剂，分2次温服。

三诊：2020年11月23日。服上药后汗出好转，未觉明显盗汗，但仍易怒，食欲转好，睡眠正常，二便正常。舌淡红，苔白，脉弦细。上方改炙甘草为5g，大枣3枚，加百合10g，益智仁10g。14剂，水煎服，日1剂，分2次温服。

四诊：2020年12月15日。服药后近期状态可，未觉特殊不适。予以停药观察。

解析：根据患者症状考虑其是"阴虚"为本，"肝郁"为辅。一方面，患者素体阴虚，加之年过六七之年，肾精亏虚，无力滋养肾阴，导致阴虚证加重；另一方面，患者工作环境导致患者情绪内郁，肝气不疏，郁而化火，灼烧阴液，更加重阴虚证，遂致本病。治疗上清肝化或，滋阴补肾可达其效。

按语："脏躁"一词始见于《金匮要略·妇人杂病脉证并治》："妇人脏躁，喜悲伤欲哭，象如神灵所作，数欠伸，甘麦大枣汤主之。"本病是以精神情志异常为主的病证，可发生于女性各个时期。与患者的体质因素关系密切。女性七七之年，肾气渐衰，天癸渐竭，冲任二脉逐渐亏虚，在此生理转折时期，受身体内外环境影响。患者阴虚体质，精亏血少，加之平素工作压力过大导致肝气内郁不得舒，气郁于内，营血暗耗，阴虚而阳亢，阳盛甚伤阴，加重阴虚血热之证，遂致本病。治疗时需标本兼顾，滋阴清热为治本，但中医学认为精神活动与心、肝、肺、脾、肾五脏都有密切关系，在治疗时需兼顾肝、脾、心、肺等其他脏腑的调理以治标，从而使阴平阳秘，诸症乃消。故本方以知柏地黄丸为主方，乃六味地黄丸加知母、黄柏而成，出自清代名医吴谦的《医宗金鉴》，功能滋阴降火。主治阴虚火旺所致骨蒸潮热，虚烦盗汗，头晕目眩，耳鸣耳聋，牙痛，口干舌燥，咽喉痛，腰膝酸痛，遗精尿黄，舌质红，尺脉独大。配以二至丸，由女贞子、墨旱莲组成，本方出自《证治准绳》，功能滋肾养肝，服之可以补益肝肾，从而使阴液充足而虚火自平。再配以柴胡疏肝，当归活血通经，五味子、煅牡蛎敛阴止汗，随证加减，以验其效。

病案 11：癥瘕——卵巢巧克力囊肿

杨某，女，26岁，2021年5月6日初诊。主诉：复发性盆腔包块3月余。患者自诉因盆腔包块大于8 cm，2019年8月于外院行腹腔镜下右侧卵巢囊肿剥除术及盆腔粘连松解术，术中及术后病检医师均告知为卵巢巧克力囊肿，术后患者一直服用地诺孕素片治疗，术后1年月经停闭，停药后月经来潮，月经周期、经期及量、色、质均基本正常。患者于2021年3月无明显诱因出现行经时间缩短，改为25天一行，经期及量、色、质仍正常。患者于4月中旬至外院就诊，行妇科彩超检查：左侧卵巢33 mm×19 mm，内可见一直径约23 mm×15 mm囊性结节，右侧卵巢约33 mm×21 mm，内可见一直径约9 mm×9 mm囊性结节，右侧卵巢旁见一无回声区约38 mm×33 mm，内透声差。患者未予重视，但此次月经突发推迟，故就诊。现腰膝酸软，胸胁及乳房处胀痛，心烦，有口干口苦，纳寐可，二便正常。末次月经：2021年3月28日。前次月经：2021年3月3日。量中等，色暗，稍有血块，无痛经。孕0产0，有性生活史，有妊娠需求。舌暗红，苔薄白，脉弦细。辅助检查：孕酮12.3 ng/mL、雌二醇102.0 pg/mL、hCG < 1.2 mIU/mL。妇科彩超：子宫后位，46 mm×39 mm×48 mm；内膜厚8.8 mm；左侧卵巢33 mm×16 mm，内可见一直径约12 mm×11 mm囊性结节，考虑黄体囊肿；右侧卵巢约47 mm×22 mm，内可见一直径约37 mm×26 mm囊性结节，考虑巧克力囊肿；宫颈腺囊肿。

诊断：癥瘕。

辨证：肾虚肝郁兼血瘀证。

治法：疏肝补肾，消癥散结。

主方：定经汤加味。

处方：菟丝子30 g，白芍30 g，当归30 g，熟地黄15 g，山药15 g，茯苓15 g，荆芥穗10 g，柴胡6 g，夏枯草10 g，郁金10 g，百合10 g，山楂6 g，鸡内金15 g，陈皮6 g，香附10 g，延胡索10 g，甘草6 g。14剂，水煎服，日1剂，分2次温服。嘱月经来潮复诊。

二诊：2021年5月27日。末次月经：2021年5月17日。量中等，色暗红，转为褐色后干净，无血块。现腰酸软，心烦，白带稍黄，晨起有口干及口苦，食欲尚可，睡眠正常。舌偏暗，苔薄黄，脉弦细。辅助检查：妇科彩超：子宫后位，46 mm×39 mm×48 mm；内膜厚4.2 mm；左侧卵巢33 mm×20 mm；内可见一直径约10 mm×10 mm的优势卵泡；右侧卵巢约47 mm×22 mm，内可见一直径约24 mm×22 mm囊性结节，考虑巧克力囊肿；宫颈腺囊肿。处方：菟丝子30 g，白芍30 g，当归30 g，熟地黄15 g，山药15 g，茯苓15 g，荆芥穗10 g，柴胡6 g，百合10 g，山楂6 g，鸡内金15 g，陈皮6 g，桂枝6 g，桃仁10 g，荔枝核10 g，鸡血藤15 g，枸杞子15 g，甘草6 g。7剂，水煎服，日1剂，分2次温服。嘱2021年6月3日复诊。

三诊：2021年6月3日。末次月经：2021年5月17日。遵医嘱复诊。现无特殊不适。舌淡红，苔薄白，脉弦细。妇科彩超：子宫后位，46 mm×39 mm×46 mm；内膜厚7.0 mm；左侧卵巢33 mm×27 mm，未见优势卵泡，另扫及28 mm×21 mm囊性暗区，透声可，可见光条分隔，考虑黄体囊肿；右侧卵巢约39 mm×29 mm，内可见一直径约24 mm×22 mm囊性暗区，透声差，可见密集光点光斑，考虑巧克力囊肿；宫颈腺囊肿；直肠子宫陷凹积液14 mm。处方：菟丝子30 g，白芍30 g，当归30 g，熟地黄15 g，山药15 g，茯苓15 g，荆芥穗10 g，柴胡6 g，百合10 g，山楂6 g，鸡内金15 g，陈皮6 g，香附10 g，延胡索10 g，甘草6 g。14剂，水煎服，日1剂，分2次温服。嘱半月后如月经未潮，自测尿hCG。

解析："癥瘕""不孕症""脏躁""阴疮""阴挺"分属于妇科杂病、前阴病范畴，虽不属于妇科疾病的经、带、胎、产、孕诸疾，但与女性解剖、生理特点有密切相关，甚至相兼为病。其疾病病情多变，治疗须以脏腑、经络、气血为核心辨证施治，王萍教授在临证时，从整体观念出发，因人制宜，始终以恢复脏腑、气血、冲任督带的正常功能为出发点，以脾、肝、肾为调治重点，多选用经方进行加减治疗，临床多能收效。

按语：王萍教授认为育龄期女性，在治病的同时往往要兼顾患者妊娠需求，而在治疗时往往需要谨慎用药避免伤胎。患者起病属肾虚肝郁，治疗宜补肾疏肝，方选定经汤加味，此方出自《傅青主女科》："夫经水出诸肾，而肝为肾之子，肝郁则肾亦郁矣；肾郁而气必不宣，前后之或断或续，正肾之或通或闭耳；或曰肝气郁而肾气不应，未必至于如此……治法宜疏肝之郁，即开肾之郁也，肝肾之郁既开，而经水自有一定之期矣。方用定经汤。"又载补"定经汤，菟丝子一两（酒炒），白芍一两（酒炒），当归一两（酒洗），大熟地五钱（九蒸），山药五钱（炒），白茯苓三钱，芥穗二钱（炒黑），柴胡五分。水煎服。二剂而经水净，四剂而经期定矣。此方舒肝肾之气，非通经之药也；补肝肾之精，非利水之品也，肝肾之气舒而精通，肝肾之精旺而水利，不治之治，正妙于治也。"因患者有附件区包块，故加用消癥散结之桂枝茯苓丸，而用药后恰如原文所言，患者月经稳定，从而得孕。

参考文献

[1]刘奇英，王萍.王萍从肝肾论治围绝经期综合征经验[J].湖南中医杂志，2021（7）：12.

[2]贺冰，王萍.王萍分年龄阶段治疗继发性闭经经验[J].中医药导报，2022（1）：028：176-178.

[3]刘奇英，伍琴，王萍.王萍教授从肝论治子宫内膜异位症经验[J].按摩与康复医学，2021，12（16）：74-75.

[4]贺冰，顾佳棋，王萍.王萍运用滋水涵木法联合耳穴压豆治疗绝经前后诸证经验[J].湖南中医杂志，2022（7）：038.

[5]袁娇，王萍，顾佳琪.王萍治疗肥胖型多囊卵巢综合征不孕经验[J].湖南中医杂志，2019，35（9）：36-37.

[6]徐立平，谢海平，王萍.王萍治疗青春期多囊卵巢综合征经验[J].湖南中医杂志，2018，34（4）：37-38.